重点专病专科系列丛书

黄斑病变的中医治疗

魏 伟 主编

科学出版社

北 京

内 容 简 介

本书从中西医方面全面阐述了对黄斑病变的基本认识，以及检查和治疗方法，详细论述了主要的黄斑病变和累及黄斑的主要眼底病的中西医诊断和治疗。本书大大深化了中医对黄斑病变的认识，在黄斑病变越来越被重视的今天，具有很大的现实意义。

本书适合对黄斑病变感兴趣的中医眼科医生和有志于中医、中西医结合治疗眼底病的医生学习。

图书在版编目（CIP）数据

黄斑病变的中医治疗／魏伟主编. —北京：科学出版社，2020.3
　（重点专病专科系列丛书）
　ISBN 978－7－03－064487－9

　Ⅰ. ①黄⋯　Ⅱ. ①魏⋯　Ⅲ. ①黄斑病变－中医治疗法
Ⅳ. ①R276.7

中国版本图书馆 CIP 数据核字（2020）第 030274 号

责任编辑：陆纯燕／责任校对：谭宏宇
责任印制：黄晓鸣／封面设计：殷　靓

科学出版社 出版
北京东黄城根北街 16 号
邮政编码：100717
http：//www.sciencep.com

南京展望文化发展有限公司排版
苏州市越洋印刷有限公司印刷
科学出版社发行　各地新华书店经销
*
2020 年 3 月第 一 版　开本：787×1092　1/16
2020 年 3 月第一次印刷　印张：18　1/4
字数：421 000

定价：100.00 元
（如有印装质量问题，我社负责调换）

前　言

　　眼睛是我们的视觉器官,眼球在结构上就如同一台相机,视网膜就如同底片,黄斑是其中最为重要的部分。黄斑的任何病理改变都会对我们的视觉产生严重的影响。随着眼科学的进步,其他眼部疾病,尤其是传统的致盲性眼病的治疗难题逐步得到解决,使得黄斑病变导致的视觉障碍越加突出,加上人类平均寿命的增加,相关疾病的发病率也逐年增高。

　　但是,在眼科学发展的历程中,由于检查手段的限制,对眼底病的认识长期处于模糊不清的状态,一直到荧光素眼底血管造影的出现,眼科学中的眼底病学才进入了一个快速发展的时期。进入 21 世纪以后,光学相干断层成像的出现及其快速发展使得我们对视网膜尤其是对黄斑的认识(从生理到病理)更加深入了。从中医学来说,也是由于检查手段的限制,历史上对于内障眼病的认识非常粗犷,因此传统上并没有黄斑病变的概念。一直到 20 世纪 70 年代陆绵绵教授提出眼底症的中医辨证之后,中医眼科学对于眼底及黄斑病变的认识才开始逐步完善。中医眼科学在这个领域的发展带有明显的中西医结合特征。

　　由于黄斑病变在发病位置上的特殊性,病因趋向先天性,且与年龄相关性较大,病理变化错综复杂,导致不论中医还是西医眼科研究都远远不能满足临床的需要。中西医结合取长补短不失为较好的办法。

　　笔者早年就从事中医眼科学的教学与临床工作,曾师从陆绵绵教授,长期致力于中西医结合治疗疑难眼底病,特别是黄斑病变的研究。所在科室为全国中医药重点专科和江苏省中医药重点学科单位,年龄相关性黄斑变性是其主要的特色病种之一。所在团队在眼底内科的检查、诊断和治疗方面居于全省领先地位,在全国也有相当的影响力。在此理论与实践相结合的基础之上我们编写了本书。

　　由于中医眼科传统上对于内眼病仅以视觉改变加以分类和命名,如暴盲、青盲、视瞻昏渺、视物有色等,虽然近年来根据眼底检查和现代医学的认识略有细化,但是仍然不能表达临床复杂的实际情况,尤其是现代医学对黄斑病变的认识也在不断深入,因此,本书以西医病名加以论述。中医眼科对于许多黄斑病变的认识尚在逐步完善之中,许多问题从病名概念、病因病机到辨证治疗都没有形成一致的认识,尤其是在将现代的基础理论、治疗方法与传统的中医治疗相结合方面大家仍处于摸索阶段,因此,我们除将传统理论和个人经验结合之外,还借鉴了许多中西医眼科同道的经验体会,在此表示感谢。中医眼科对于黄斑病变的认识远远落后于近年来突飞猛进的现代医学,我们想对此做出一点贡献,虽微不足道,但希望本书能够对黄斑病变的临床诊疗起到一定的帮助作用,同时能够引导中西医眼科同道更深入推动这个领域的学术发展,这就是我们写作本书的初衷。

魏　伟

2019 年 8 月于南京

目　　录

第五章　黄斑病变的预防与护理
——— 63 ———

下篇　各　　论

第六章　年龄相关性黄斑变性
——— 71 ———

第七章　中心性浆液性脉络膜视网膜病变
——— 84 ———

第八章　中心性渗出性脉络膜视网膜病变
——— 101 ———

第十八章 急性后极部多灶性鳞状色素上皮病变

—— 239 ——

第十九章 急性视网膜色素上皮炎

—— 245 ——

第二十章 多灶性脉络膜炎

—— 251 ——

第二十一章 白塞综合征

—— 258 ——

第二十二章　伏格特-小柳-原田综合征
—— 266 ——

第二十三章　眼底黄色斑点症
—— 275 ——

上篇　总论

第一章 黄斑的胚胎发育与解剖生理

黄斑为眼底视网膜后极部中央微黄的呈横椭圆形或近似圆形的凹陷区域,水平径约 1.5 PD*(约 2.5 mm),垂直径约 1 PD(约 1.5 mm)。其位于视盘颞侧 3~4 mm 处,略低于视盘,临床上其位置可有一定变异,可低于视盘下缘,也可超过视盘中心以上。黄斑在巩膜外相对应的位置是下斜肌鼻侧端附着处的鼻上 2.2 mm 处,是临床上常用的黄斑定位标志。由于黄斑中央的无血管凹陷区含有叶黄素,因此其外观呈黄色。黄斑是人体眼球的光学中心区,其中央部的凹陷名为中心小凹(foveola),是视力的最敏锐部分。

第一节 黄斑的胚胎发育

一、黄斑胚胎的发生和形成

眼底视网膜是大脑的延伸,因此,眼的发育与中枢神经系统发育关系密切。黄斑胚胎由表面外胚叶、神经外胚叶和中胚叶组成,发源于胚板上的中枢神经系统。胚长 3.2 mm 时,发生于前脑泡两侧的 2 个初级视泡(primary optic vesicle)是眼的始基。视泡逐渐生长发育增大,而与前脑的连接慢慢变细,称为视柄(optic stalk)。胚长 5.5 mm 时,发育中的初级视泡的前壁与表面外胚叶生长,该处的表面外胚叶增厚,形成晶状体板(lens plate),且渐向视泡内凹陷,形成晶状体泡,并与表面外胚叶分离独立嵌入视泡中。初级视泡的各部生长速度不同,远端变平,前壁凹陷形成杯状,称为视杯(optic cup),即二级视泡(secondary optic vesicle)。视杯的前壁与后壁接近并接触后,初级视泡逐渐消失,视杯实际上由两层神经外胚叶构成,内层发育成视网膜的内 9 层,外层则发育成视网膜色素上皮层(retinal pigment epithelium, RPE)。

因此,视网膜的发育来源于神经外胚层的视杯,而黄斑的发育并不同于其他部位视网膜。黄斑区域视网膜发育最早,但发育完成却比视网膜其他部位迟,直至出生后 4 个月才逐渐完成。胚胎 3 个月以前,在视网膜各部分发育过程中,黄斑的发育一直处于领先地位。胚胎 3 个月以后,黄斑发育开始陷于停顿。

二、视网膜和黄斑胚叶的发育

(一)视网膜

胚胎 3~7 个月是视网膜发育的特化阶段,视网膜的各种功能细胞及分层开始形成。内层神经细胞层发育较早,形成三种细胞:神经节细胞(占该层的绝大部分)、Müller 细胞、无长突细胞。外层神经细胞层发育相对较晚,也形成三种细胞:双极细胞,水平细

---

* PD 是指视盘直径,1 PD 约 1.5 mm。

胞,视杆、视锥细胞。视杆、视锥细胞的内节来源于其胞体近视泡腔的胞质向外突出,穿过外界膜(external limiting membrane, ELM)而形成;外节则来自视泡腔内侧面的纤毛结构,外节的膜盘结构要到胚胎 7 个月时出现。视网膜的整个胚胎发育过程中表现出一定的方向性(从内到外),神经节细胞出现最早,视杆、视锥细胞出现最晚。胚胎第 2 个月,视网膜神经上皮层发育到赤道部附近,胚胎 3 个月后达锯齿缘。视杯两层间的视泡腔逐渐变窄、消失,但仍存在一潜在腔隙,临床上视网膜脱离(retinal detachment, RD)即发生于此处。

（二）黄斑

胚胎 6 个月时,黄斑核分散变薄的现象不及后极部其他视网膜明显,黄斑的神经节细胞有 7~9 层,其他部位视网膜只有 4 层,此时黄斑较厚,不仅无凹陷,反而稍微隆起。到胚胎 7 个月时黄斑才开始迅速生长,神经节数量减少,中心凹开始形成。

胚胎 8 个月时,黄斑中心部位的神经节细胞只有 2 层,出生时只有 1 层,中心凹凹陷逐渐形成。随着黄斑神经节细胞层(ganglion cell layer, GCL)变薄,神经节细胞和双极细胞的细胞轴突拉长,外丛状层(outer plexiform layer, OPL)增宽,神经节细胞向中心凹周围外移,黄斑中心开始形成一个有倾斜边缘的凹陷。该处外丛状层纤维的走行与视网膜平面近似平行,从黄斑中心凹呈放射状走出,即 Henle 层。这就是临床所见黄斑硬性渗出呈放射状星芒状的解剖学基础。出生后视网膜其他部位的发育已基本完成,但黄斑仍持续发育。出生时 Chievitz 纤维层大部分消失,黄斑中心凹只有一层外颗粒层而无视杆细胞,缺少神经纤维层和内丛状层(inner plexiform layer, IPL),外丛状层较宽,视锥细胞较短小,此时黄斑尚未发育完全,因而婴儿出生时尚不能固视。

婴儿出生后 4 个月,随着黄斑 Chievitz 纤维层消失,中心凹仅有散在的神经节细胞和双极细胞,视锥细胞数量逐渐增加,开始变细变长,以至外界膜轻度凹陷,即一般所说的"外部黄斑"。

婴儿出生后 15 个月,黄斑中心凹部视锥细胞的外段长度仅为成人的一半。

婴儿出生后 45 个月,黄斑中心凹部视锥细胞的密度接近成人水平,但外段长度仍较成人略短。由于黄斑到出生后仍在发育,当各种原因导致出生后眼的屈光间质混浊,剥夺黄斑接受正常光觉及形觉刺激的机会时,则黄斑功能的发育受到影响,形成弱视。

第二节　黄斑的组织解剖

一、黄斑的解剖特点

黄斑位于视盘偏颞侧 3~4 mm,水平线偏下 0.8 mm,是视网膜的特殊部位,由于视网膜内层向中心逐渐变薄,视网膜内表面呈凹形,其平均厚度仅为 0.25 mm,为相邻后部视网膜的 1/2,其在中心凹中央最薄,仅厚 0.1~0.13 mm,沿斜坡厚度逐渐增加,在中心凹周围达 0.23 mm,向周边视网膜继又逐渐变薄,在赤道部厚 0.2 mm,锯齿缘处厚 0.1 mm。该区视网膜层组成和排列独特,以利于获得更佳的视力和色觉效果。其边界与颞侧血管弓相吻合,直径约为 5.5 mm,由中心凹(直径约 1.5 mm)、旁中心凹和中心凹周围区组成,其主要解剖结构包括边缘、斜坡和底。凹部(umbo)是黄斑中心凹陷的底,底对应中心小凹为黄斑的精确中心,约 0.35 mm,光感受器完全由视锥细胞组成,该处视力最敏锐。中心凹直径约 1.5 mm,黄斑中心凹的主要视细胞是视锥细胞。视锥细胞在凹部 0.15~0.2 mm 处的密度最大,被称为中央视锥细胞束。中央视锥细胞束处视锥细胞的密度可高达 385 000 个/mm^2。其主要组织解剖结构如下。

(一) 中心小凹

中心小凹是眼底视力最敏锐处,离视盘颞侧缘约 3 mm,在视盘中心水平线下 0.8 mm 处,与视盘下缘相当,中心小凹内有中央视锥细胞束,直径 0.35 mm,厚 0.15 mm。在病理条件下,中心小凹反光的消失提示神经细胞的异常(如急性神经细胞损伤、水肿),这种损伤可以是原发性的或通过紧贴于内界膜(inner limiting membrane, ILM)上的玻璃体介导的。因此,中心小凹反光的消失首先提示神经胶质细胞受到牵引或水肿,其次是视锥细胞受到牵引或水肿,故中心小凹在外伤时容易发生黄斑裂孔(macular hole, MH)。

(二) 中心凹

中心凹的边缘在生物显微镜下常可看到内界膜的反光晕,直径约 1.5 mm,相当于视盘大小,厚 0.55 mm,平均厚度约 0.37 mm。它包括 1 个薄薄的底、1 个 22°的斜坡和 1 个厚的边缘。22°的斜坡表示内核层(inner nuclear layer, INL)第二、第三级神经元的侧移位,也包括位于内核层的 Müller 神经胶质细胞核发生侧移位。无血管的中心小凹区被毛细血管弓环包绕。这些毛细血管位于内核层,保留了中央 0.25~0.6 mm 的无血管区。斜坡与基底膜增厚有关,基底膜在中心凹边缘达到最厚。内界膜的厚度与玻璃体牵拉的强度成比例,在中心小凹处两者粘连最强。因此,中心凹的中心在外伤时容易发生黄斑裂孔。

(三) 旁中心凹

旁中心凹是环绕黄斑边缘的一条宽 0.5 mm 的条带。该处视网膜各层结构如常,内层视网膜主要为细胞成分,尤其是内核层和神经节细胞层较厚,神经纤维层也相对较厚,在其鼻侧边缘的视盘黄斑束上尤为明显。视锥细胞与视杆细胞比例为 1:1,包括 4~6 层神经节细胞和 7~11 层双极细胞。

(四) 中心凹周围区

中心凹周围区是围绕旁中心凹的一条宽 1.5 mm 的条带。这一区域有数层神经节细胞和 6 层双极细胞。从中心小凹向外伸展 2.75 mm,神经节细胞层开始变薄到仅有一排细胞核,与周围视网膜一样。该区视锥细胞与视杆细胞的比例为 1:2。

整个黄斑由中心小凹、中心凹、旁中心凹和中心凹周围区一起组成,又称中央区。中央视网膜和周围视网膜的神经节细胞层不同:黄斑区域神经节细胞层有几个细胞的厚度,周围区只有 1 个细胞厚度。

二、黄斑的组织结构特点

视网膜是眼球最内层的一层透明膜,有文献把视网膜分为视网膜盲部和视网膜视部,即衬在虹膜和睫状体的部分,称为视网膜盲部或非感受部,无感光细胞;衬在脉络膜内面的部分可感受光线,称为视网膜视部或感受部。而我们临床常说的视网膜即指视网膜视部,其前界为锯齿缘,向后止于视盘,内侧为玻璃体,外侧为脉络膜。黄斑是视网膜上重要的标志。其组织结构分为视网膜神经上皮层和视网膜色素上皮层。

（一）视网膜神经上皮层

除中心凹、视盘、锯齿缘以外,视网膜神经上皮层分为9层。

1. 视杆、视锥细胞层

该层的视杆细胞与视锥细胞解剖分为外节、连接部和内节三部分。外节较细,靠近视网膜色素上皮侧。内节较粗,呈圆柱形。连接部是内外节细长的连接处,又称为收缩部,其细胞质中间有"9+1"排列结构的连接纤毛,是营养物质从内节供应到外节的通道。视杆细胞、视锥细胞外节的形状分别为圆锥形和圆柱形。外节由大量的膜盘堆积起来,每一视杆细胞外节有600~1 000个膜盘,每一视锥细胞外节有1 000~2 000个膜盘。膜盘由细胞膜不断向内凹陷、折叠形成片层或圆盘状的双分子膜。视锥细胞的膜盘仍与细胞膜相连续,而视杆细胞的膜盘绝大部分与细胞膜分离。每个膜盘为一单位膜包绕而形成的腔隙。膜盘周围由细胞膜包裹,但膜盘与细胞膜不连接,与外节纵轴垂直。内节含有丰富的细胞器,如高尔基体、线粒体、内质网等,由椭圆体部和肌样体部两部分构成。椭圆体部位于内节靠近连接部侧,其内含大量的线粒体;肌样体部位于内节靠近外核层(outer nuclear layer, ONL)处,胞质内主要有排列不规则的内质网。

成人每只眼有1.1亿~1.25亿个视杆细胞,630万~650万个视锥细胞。在黄斑中心凹处仅有视锥细胞,也是视锥细胞密度最高处,约14.7万/mm^2,在距离中心凹10°以后,视锥细胞明显减少;视杆细胞在距离中心凹0.13 mm处开始出现,在8°~15°范围内最密集,达16万个/mm^2,向视网膜周边部逐渐减少。

2. 外界膜

外界膜并非一层膜,其本质是由粘连小带构成,存在于光感受器之间,邻近的光感受器和Müller细胞结合处,以及Müller细胞之间。其栅栏样结构将光感受器约束在一起,起到固定作用。

3. 外核层

外核层又称为外颗粒层,由光感受器细胞体组成。外核层为多层细胞核结构,靠近外界膜的一层为视锥细胞核。外核层在黄斑中心凹处最厚,有10层细胞核,约0.05 mm厚。近视盘鼻侧有8~9层,约0.045 mm厚,近视盘颞侧较薄,仅4层,约0.022 mm厚。越向周边部,细胞核层数逐渐减少,在锯齿缘处与睫状体无色素睫状上皮相延续。并且在黄斑区域偶可见视锥细胞移位到外界膜以外,属于一种正常变异。

4. 外丛状层

外丛状层是疏松的网状结构,由视锥细胞、视杆细胞的轴突,双极细胞的树突及水平细胞的突起相连接的突触部位组成。外丛状层是这三种细胞间的突触联系的视觉信息处理和传递的基本结构。该层视杆细胞轴突末端呈梨形小球,称为视杆小球;视锥细胞轴突末端呈梭锥形,称为视锥小足。外丛状层是视网膜内的主要间隙。与光感受器分布于后极部多而周边部少相关,外丛状层也表现为后极部厚而周边部薄,尤其是在黄斑最厚。由于黄斑光感受器发出的轴突最长,且呈纤维样外观倾斜分布,几乎与外界膜平行,故黄斑的外丛状层称为Henle纤维层。临床上视网膜水肿时,液体在该层聚集,尤其是在黄斑水肿时,表现为黄斑Henle囊样水肿。

5. 内核层

内核层又称为内颗粒层,主要由双极细胞、水平细胞、无长突细胞、Müller细胞的细胞核组成。双极细胞与光感受器细胞平行排列,水平细胞与视网膜平行排列。水平细胞和无长突细胞又称为连接神经元。水平细胞与外丛状层毗邻,有多个突起,包括一支长突起和数支短突起;无长突细胞与内丛状层毗邻,无突起。

6. 内丛状层

内丛状层厚 0.018~0.036 mm,由内核层与神经节细胞的许多突起组成,是双极细胞、无长突细胞与神经节细胞相互接触形成突触的部位。该层有丰富的毛细血管网,与内核层的毛细血管网相连接。

7. 神经节细胞层

该层由神经节细胞体组成,厚 0.01~0.02 mm。此外,还有填充在神经节细胞间的 Müller 细胞、神经胶质细胞和视网膜血管分支。每个视网膜有 100 万~120 万个神经节细胞,其轴突形成神经纤维层,树突则与双极细胞和无长突细胞的轴突形成突触。在黄斑周围附近最厚,可有 7~10 层神经节细胞胞体,向中央逐渐减少,至黄斑中心小凹处已没有神经节细胞,而眼底大部分区域只有 1 层,在锯齿缘附近与神经纤维层合为 1 层,并于锯齿缘后 0.5~1 mm 处消失。

神经节细胞体大小不等,可大致分为多数的小型神经节细胞(直径约 0.012 mm)和少数的大型神经节细胞(直径 0.02~0.03 mm),它们发出的轴突也有大小之分。小型神经节细胞主要分布在视网膜后极部,通过与双极细胞的单突触连接传递视锥细胞的冲动,故又称为视锥神经节细胞,这 3 种神经元的联系为一一对应关系;大型神经节细胞数目较少,但树突形态多样复杂,形成多个突触,故有人将其另分出多个亚类,如弥散型、分层弥散型、伞型等,目前尚无统一的命名。

8. 神经纤维层

该层主要由神经节细胞轴突构成,此外,还有丰富的视网膜血管、传出纤维、Müller 细胞的纤维和神经胶质细胞。神经纤维被胶质细胞分隔并包绕成束,汇入视盘时在其周围形成最厚的神经纤维层,厚度 0.02~0.03 mm,向周边逐渐变薄。视神经纤维可按其直径分为两类:直径在 0.001 mm 以下者约占 90%,称为小型神经纤维;直径为 0.002~0.01 mm 者约占 10%,称为大型神经纤维。它们均分别来源于相应的小型、大型神经节细胞。

视神经纤维沿视网膜表面平行走行,无分支,向视盘汇集,最终在该处形成视神经,延伸至外侧膝状体处终止,并通过突触换元。换元后的神经细胞构成第四级神经元,其轴突终止于视皮质。在视网膜的走行途中神经纤维排列有规律,并非杂乱无章。黄斑的视神经纤维自其鼻侧直接到达视盘的颞侧,组成重要的卵圆形的视盘-黄斑纤维束。视盘-黄斑纤维束的神经纤维排列密集,其数量占全部视神经纤维的 1/3,但其面积只占全部视网膜的 1/20。视盘颞侧其余的视神经纤维以水平子午线为界,向上、下呈弧形绕过黄斑,从视盘颞上方、视盘上方、视盘颞下方和视盘下方边缘进入视盘。视网膜鼻侧神经纤维则呈放射状直接进入视盘鼻侧。位于视盘和黄斑之间的视神经纤维则从视盘-黄斑纤维束深部呈弧形从视盘鼻侧进入。以上这种排列规律与临床上视神经纤维病变导致的视野缺损相一致:颞侧视神经纤维病变时视野呈弧形缺损;病变发生在鼻侧时则视野呈三角形缺损。

此外,来自不同部位的视神经纤维在该层的深浅分布也有一定的规律。越靠近视网膜周边部的纤维排列在视网膜视神经纤维层的越深层,同时在进入视盘时越靠近边缘;越靠近视盘的纤维越排列在浅层,同时在进入视盘时越靠近中央。

视神经纤维相当于传入神经纤维,将视觉冲动传入大脑,同时该层也有来自大脑神经核的传出神经纤维,将大脑发出的神经冲动传到视网膜。视神经纤维层主要作用可能是调节视网膜的微循环。

神经胶质细胞包括 Müller 细胞、星形细胞、血管周围神经胶质细胞和网织内皮组织的微小胶质细胞。它们和 Müller 细胞的纤维一起将神经节细胞的轴突包绕起来,起着支撑、营养和隔离的作用。

9. 内界膜

内界膜主要由 Müller 细胞的基底膜(主要含Ⅳ型胶原纤维)和胶质细胞构成,厚约0.000 5 mm,其形状与视网膜其他层相似,即周边部薄,后极部厚。内界膜在黄斑中心凹处最薄,并且在覆盖视网膜血管的地方也变薄。内界膜靠近玻璃体侧平滑,靠近视网膜面则因为 Müller 细胞轴突的走行而凹凸不平。临床对视网膜或黄斑视网膜前膜病变行视网膜内界膜剥除术时易破坏内界膜。

(二) 视网膜色素上皮层

视网膜色素上皮层为排列整齐的含有黑色素的单层六角形细胞,如马赛克图形。位于视网膜视锥、视杆细胞层与脉络膜的玻璃膜(Bruch 膜)之间。视网膜色素上皮层在后极部起始于视盘边缘,向前终止于锯齿缘,并在该处与睫状体的色素上皮层相延续。视网膜色素上皮细胞的形态和数量在眼底不同部位有差异;黄斑视网膜色素上皮细胞高长,排列紧凑,高 0.01～0.04 mm,直径约 0.014 mm,细胞含有黑色素多;在视网膜周边部尤其是锯齿缘处,视网膜色素上皮细胞数量较少,细胞变矮,呈扁平,直径约 0.06 mm。

正常成年人色素上皮细胞数量大约是 350 万。尽管视网膜感觉细胞和色素上皮细胞在眼底各区域分布密度不均,但两者的数量比例基本维持在 45：1。

视网膜色素上皮细胞可大致分为三个部分:顶部、体部和基底部。基底部的细胞膜向内凹陷,形成褶皱,贴附于玻璃膜的视网膜色素上皮基底膜上。视网膜色素上皮细胞顶端向神经上皮方向有很多突起,称为微绒毛,按形态和部位可分为 2 种:一种细长,可延伸至光感受器之间;一种粗短,包绕在光感受器外界的外 1/3。

三、黄斑的血液供应

(一) 黄斑内层

黄斑内层的血液供应来源于视网膜中央动脉颞上支和下支的血管分支,呈放射状走行,在到达旁中心凹时血管分支互相交织成双层的毛细血管网。这些血管网在中心凹和中心小凹之间的区域彼此连接成完整的单层血管拱环分布于内核层,中央的区域无血管分布,从而形成了中心凹无血管区。血液经毛细血管回流入毛细血管后小静脉和集合小静脉,数量与小动脉大致相等,5～6 支,小静脉与动脉相间排列如车轮状,动静脉在走行过程中常彼此交叉。最后分别引流到视网膜中央静脉颞侧上、下支。约 20%的人存在 1 支或多支睫状视网膜动脉,供应视盘-黄斑的一部分或整个黄斑。

(二) 黄斑中心凹

中心凹无血管区位置大约与中心小凹相同,但大小和形状随个体差异而有所改变,大多数呈不规则形,直径一般在 0.25~0.6 mm 或更大。以往一般采用荧光素眼底血管造影来测量其直径和面积,近来有人用共聚焦激光扫描显微镜测量其直径约为 0.54 mm。研究表明,在视网膜的胚胎发育中,该区域是正常血管化的,但是在接近出生或刚出生后出现自发的毛细血管闭塞,从而形成了无血管区。中心凹无血管区是诊断黄斑病变的重要荧光造影标志。此外,该区既无血管又无淋巴管,被认为是免疫赦免区,从而为黄斑移植手术的开展提供了可能性。

（三）视网膜外层

视网膜外层的营养由脉络膜毛细血管供应。脉络膜毛细血管是紧邻玻璃膜排列的毛细血管网。毛细血管管径较大,直径 0.02~0.025 mm,毛细血管由具有窗孔的内皮细胞构成,大部分窗孔位于色素上皮面。这些窗孔直径 700~800 nm。造影时可容许荧光素染料渗漏通过。以往认为脉络膜毛细血管全部呈小叶结构排列,小叶的中央为毛细血管前小动脉而周边为毛细血管后小静脉,各小叶功能独立。近年来有人提出视网膜不同部位的脉络膜毛细血管结构并不相同,视盘旁及黄斑下的脉络膜毛细血管呈致密蜂窝状单层排列,毛细血管相互交错,而不形成明显的小叶结构。而所谓的小叶结构出现在距黄斑颞侧、上方、下方 1 mm 外的后极部,一直延伸至赤道部。

（四）黄斑下区域

黄斑下由 8~16 支向心排列的睫状后短动脉供应。脉络膜动脉环绕黄斑。这些动脉均呈放射状走行并延伸至脉络膜周边。黄斑下脉络膜由多支动脉和静脉供血和引流,保障了血流由大动脉直接快速注入黄斑下血管,并迅速流入静脉。该处的血流速度是体内所有组织中最快的。这一特点保证黄斑高能量的新陈代谢需要,迅速缓解光照引起的温度升高,同时还具有调节眼内压的作用。

四、黄斑的生理学特点

黄斑的结构和生理特点与视网膜其他部分有所不同,因而成为一些疾病特定的发病部位,如特发性黄斑视网膜前膜、黄斑裂孔、年龄相关性黄斑变性等,其生理特点主要有以下几个方面。

（一）黄斑色素

黄斑色素(macular pigment，MP)由两种类胡萝卜素组成,即叶黄素和玉米黄质。其浓度个体差异明显。人群中,90%的人以玉米黄质为主,10%以叶黄素为主。实际上,玉米黄质和叶黄素不仅位于黄斑区域,也存在于整个视网膜,但以黄斑区域浓度最高。两种色素具有不同的分布规律:叶黄素浓集于视网膜的视杆细胞密集区,在视网膜周边部较丰富;玉米黄质则浓集于视锥细胞密集区,基本集中于中心凹。

关于黄斑色素在视网膜分布的层次,目前还未明确。一种观点是黄斑色素存在于神经节细胞及双极细胞内;也有人认为黄斑色素在外核层与外丛状层浓度最高,但也见于中心凹内的内丛状层;还有人从视杆细胞外节中分离出黄斑色素。

许多临床证据表明黄斑色素具有对抗光诱导的视网膜损伤的作用,尤其是对于年龄相关性黄斑变性。流行病学调查发现叶黄素和玉米黄质的饮食摄入量高及血清含量高的人群会具有较低的年龄相关性黄斑变性风险。分析年龄相关性黄斑变性患者的视网膜发现其黄斑色素水平较低,而具有较高年龄相关性黄斑变性风险的患者黄斑色素水平也偏低。对于黄斑色素保护作用的机制,目前存在两种假说:一种是"光学滤过作用假说",认为黄斑色素可阻挡短波长光线的照射,选择性吸收具有潜在毒性的蓝光,从而保护黄斑视细胞。另一种是"氧化假说",认为类胡萝卜素作为抗氧化剂,可清除自由基和游离氧,从而限制由于新陈代谢和光线所致的组织氧张力,保护视网膜及色素上皮细胞免遭氧自由基的损伤。

(二)玻璃体黄斑界面

玻璃体由透明质酸网和少量胶原纤维网的支架构成。生理情况下玻璃体后皮质和黄斑视网膜内界膜黏附,共同构成玻璃体黄斑界面。在视网膜不同部位内界膜的厚度有差异。较薄的区域包括中心凹、视神经、视网膜血管、前部视网膜及睫状体平坦部,而这些区域也是玻璃体-视网膜黏附最为紧密的部位。年轻时玻璃体的结构是均一的,随着年龄增长,中央玻璃体缓慢地发生变性和液化,胶原支架崩解,皮质层更加清晰可辨。逐步脱水浓缩的同时,玻璃体内透明质酸分子的浓度降低,构型发生改变。玻璃体浓缩与后脱离之间可存在正性相关关系。后玻璃体液化导致黄斑前形成一个液性的玻璃体光学空隙,称为黄斑前囊。眼球运动时,玻璃体和黄斑前囊的移动可能在玻璃体后脱离、黄斑牵拉综合征、黄斑视网膜前膜及黄斑裂孔的发生中起一定作用。

研究发现自发性玻璃体后脱离(posterior vitreous detachment, PVD)后,44%的患者可见到玻璃体残迹,其形态有多种,可以是以中心小凹为中心、直径约 0.5 mm 的盘形(50%),也可以是直径约 0.5 mm 黏附在中心凹边缘的圆环(30%),或者是跨在中心小凹上方的 0.2 mm 左右的浓缩玻璃体圆盘(20%)。中心凹前玻璃体皮质及视网膜在结构和黏附性上的差异在特发性黄斑裂孔(idiopathic macular hole, IMH)的发病中有重要意义。

玻璃体后脱离常由后极部开始,在黄斑的玻璃体皮质自发性地形成一个裂孔,液化的玻璃体随即通过裂孔,引起玻璃体与内界膜的分离。通常玻璃体皮质与视网膜的分离是由黄斑开始,然后扩展到下方,一直到达玻璃体基底部后缘。一经分离,玻璃体皮质即发生浓缩,形成后玻璃膜。通常情况下,玻璃体与视网膜的分离平滑而迅速,在该过程中可能出现闪光感和飞蚊症。裂隙灯下常可见到视盘前玻璃体纤维浓缩形成的Weiss 环,沿视网膜血管的牵拉可能引起出血。

许多研究均证明玻璃体后脱离的发生率随年龄增长而增长。但是,对于各年龄段人群中玻璃体后脱离的发生率,不同的研究者得出的结果并不一致。早年的裂隙灯检查得出的一项结果显示,玻璃体后脱离的发生率在 50 岁以上人群中达到 53%,而近年来采用 B 超、光学相干断层成像(optical coherence tomography, OCT)等手段得到的数据普遍比这一数据低。最近一项大规模的前瞻性研究显示,在 20~49 岁的受检者中,玻璃体后脱离的发生率为 0.4%,在 50~59 岁人群中为 7.2%,在 60~69 岁人群中为 22%,超过 70 岁者为 60%。此外,屈光状态、眼部疾病(如前部缺血性视神经病变、无晶状体眼)均为玻璃体后脱离发生的相关因素。

(三)视网膜色素上皮细胞的生理与年龄相关改变

色素上皮细胞对维持黄斑的功能主要具有以下几个方面的作用:形成脉络膜毛细血管与视网膜神经感觉层的血-眼外屏障;吞噬光感受器外段脱离的膜盘;在视网膜与脉络膜间转运离子、水及代谢产物;参与维生素 A 代谢。

色素上皮细胞具有高度发育的溶酶体系统,可终生吞噬及降解光感受器外节顶端脱落的膜盘。视杆细胞及视锥细胞的外节远端根据光照变化有节律地脱落,脱落的外节碎片被色素上皮细胞顶端突起的伪足包围,由色素上皮细胞的吞噬体包裹并消化。在吞噬消化的过程中,内容物变形并压缩,同时向色素上皮细胞基底部移动。未消化的部分在色素上皮细胞内聚集形成脂褐质。色素上皮细胞内脂褐质随年龄增长逐渐增多,在70岁前呈线性升高,之后有所下降。不同部位的色素上皮细胞内脂褐质的含量有差别:黄斑常较周边部高,但中心凹又偏低,且呈不对称分布。体外研究发现脂褐质具有光毒性,在一定波长照射下可引起色素上皮细胞的脂质过氧化、蛋白质氧化、溶酶体完整性破坏、胞质空泡变性等改变直至细胞死亡,最终导致光感受器损伤。故认为脂褐质的积累可能与年龄相关的视网膜功能改变及变性疾病如年龄相关性黄斑变性的发生有关。许多未完全消化的膜盘和吞噬体被排出到玻璃膜,并沉积于色素上皮基底细胞膜及基底膜之间。这些改变在黄斑较赤道部及周边更广泛。

色素上皮细胞内还含有黑色素,其分布由赤道部至后极部递减,但在黄斑数量增加。黑色素的生物作用可能包括吸收光、清除自由基、转运电子、结合药物与金属等。色素上皮细胞内溶酶体逐渐消化黑色素,因此,黑色素浓度随年龄增长而减少,其消化产物——黑色素溶酶体、黑色素脂褐质复合颗粒相应地随年龄增长而增多。黄斑复合颗粒的数量较其他部位更多。而黑色素的减少可能造成色素上皮细胞对光损害和自由基损害的抵抗力下降。研究发现黑色素的含量与年龄相关性黄斑变性的发生率之间呈负相关。

中心凹色素上皮细胞最初呈六角形,排列较紧密。随着年龄增长,中心凹色素上皮细胞的六角形消失,失去了其独特的形态学特征,变得与中心凹外的细胞相似。此外,色素上皮细胞数目也随年龄增长而逐渐减少,每年大约损失总数的0.3%。因此,黄斑色素上皮细胞的生理功能异常直接影响患者的视功能。

参 考 文 献

葛坚,2010.眼科学[M].北京:人民卫生出版社:8-62.

李凤鸣,罗成仁,1990.眼的先天异常[M].北京:人民卫生出版社:1-270.

李凤鸣,石珍荣,1996.眼科全书[M].北京:人民卫生出版社:31-67.

李美玉,王宁利,2003.眼解剖与临床[M].北京:北京大学医学出版社:115-123.

刘祖国,颜建华,2009.钟世镇现代临床解剖学全集:眼科临床解剖学[M].济南:山东科学技术出版社:1-55.

孙为荣,1997.眼科病理学[M].北京:人民卫生出版社:194-202.

王海林,2002.眼科解剖学图谱[M].沈阳:辽宁科学技术出版社:116-150.

阎洪禄,高建鲁,2002.小儿眼科学[M].北京:人民卫生出版社:1-26.

Albert D, 2010. Albert & Jakobiec's Principles and Practice of Ophthalmology [M]. Philadelphia: W.B. Saunders Company: 1355-1408, 1601-1672.

Altschwager P, Ambrosio L, Swanson E A, et al, 2017. Juvenile macular degenerations [J]. Seminars in Pediatric Neurology, 24(2): 104-109.

Al-Zamil W M, Yassin S A, 2017. Recent developments in age-related macular degeneration: a review [J]. Clinical Interventions in Aging, 12: 1313 – 1330.

Garcia M L, Ty E B, Taban M, et al, 2006. Systemic and ocular findingsin 100 patients with optic nerve hypoplasia [J]. Journal of Child Neurology, 21: 949 – 956.

Graw J, 2004. Congenital hereditary cataracts [J]. International Journal of Developmental Biology, 48: 1031 – 1041.

Karti O, Saatci A O, 2018. Intravitreal dexamethasone implant in the treatment of non-infectious uveitic macular edema [J]. Medical Hypothesis, Discovery & Innovation Ophthalmology Journal, (4): 169 – 175.

Khadamy J, Aghdam K A, Falavarjani. et al, 2018. An update on optical coherence tomography angiography in diabetic retinopathy [J]. Journal of Ophthalmic & Vision Research, 13(4): 487 – 497.

Skowron K, Pawlicka I, Gil K, 2018. The role of vitamin D in the pathogenesis of ocular diseases. Folia medica Cracoviensia, 58(2): 103 – 118.

Spaide R F, 2016. Retinal vascular cystoid macular edema: Review and New Theory. Retina, 36(10): 18, 23 – 42.

Tamm E, Lutjen-Drecoll E, Jungkusnz W, et al, 1991. Posterior attachment of clliary muscle in young, accommodating old, presbyopic monkeys. Investigative Ophthalmology and Visnal Science, 32(5): 1678.

第二章 中医对黄斑的认识

由于条件和认识的局限性,古代中医并无对黄斑的直接认识,古代中医将眼病分为外障眼病和内障眼病。外障眼病是指发生在胞睑、两眦、白睛、黑睛的疾病,一般外显证候较为明显。内障眼病发生在黑睛之后,包括神水、瞳神、晶珠、神膏、视衣、目系等眼内组织的异常。内障眼病是指眼外观端好,唯视觉变化明显,泛指瞳神及其后一切眼内组织的病变。内障眼病在五轮学说中属于瞳神疾病的范畴。黄斑病变属于内障眼病。

古人对内障眼病的病证描述、病因病机及治则治法既集中于眼科学专著的记载中,也有些散在于非眼科学古典医著中。现代中医眼科学医家在治疗黄斑病变上积累了大量的经验,并未拘泥于传统中医的框架,而是运用现代的检查仪器结合传统中医对眼部疾病的认识提出了适应临床的现代眼底病辨证方法。

第一节 中医对黄斑解剖与生理功能的认识

黄斑的疾病属于广义的瞳神疾病,瞳神疾病属于内障眼病范畴。对于眼内解剖结构及生理功能基础,前人认识较为浅略且不完善,后渐有共识。

一、瞳神的结构

瞳神又名瞳子、瞳仁、金井。瞳神为眼珠结构的核心部分,有狭义和广义之分。狭义的瞳神,专指位于黄仁中央的圆孔,即解剖学之瞳孔。该孔犹如光线透射眼内之门户,可随外界光线的强弱而缩小或开大,以调节进入眼内的光线,其正常孔径为 2.5～4 mm。若瞳神开大缩小的功能失常,则会影响视力。广义的瞳神,泛指瞳孔及其后的一切组织,包括黄仁、神水、晶珠、神膏、视衣、目系等,黄斑位于视衣正中,是视衣的一个重要部分。

1. 黄仁

黄仁又名眼帘、虹彩。黄仁位于黑睛之后,晶珠之前,为一环形隔膜样组织,富含血络,颜色因人种而异,我国人多呈黑褐色或黄褐色,相当于解剖学之虹膜。

2. 神水

神水在眼内,为清澈透明的液体,充满黑睛与黄仁之间及黄仁与晶珠之间的空隙,相当于现代解剖学之房水。此外,《证治准绳·杂病》所谓神水,还包括目外润泽之水,即泪液。

3. 晶珠

晶珠又名黄精、睛珠。晶珠位于黄仁之后,神膏之前,正对瞳神圆孔,为一扁圆形双凸面弹性透明体,状似水晶围棋子,相当于解剖学之晶状体。

4. 神膏

神膏又名护睛水。神膏位于晶珠之后,充填于眼珠后段 4/5 的空腔内,为无色透明,没有血络的胶质体,相当于解剖学之玻璃体。

5. 视衣

视衣为眼珠壁的内层。因与视觉发生有关,故名视衣。其相当于解剖学的脉络膜和视网膜,而黄斑是视网膜视觉最敏锐的部分,黄斑的生理功能是否正常直接影响患者的视功能。

6. 目系

目系又名目本、眼系。目系位于眼珠后方,为眼珠上连颅脑之系,穿过眼眶后部,上入颅内。它有狭义和广义之分。狭义者谓两目系如线,长于脑,所见之物归于脑,其实相当于解剖学之视神经。用检眼镜所见视衣后方之视神经盘则相当于目系之起端。至于广义的目系,不仅指视神经,还包括眼珠后血脉等。不过,现代谓目系,多指狭义而言。若目系失养或发生病变,往往严重危害视力。

二、黄斑的功能

《审视瑶函》在论述眼的结构和生理时说:"目形类丸,瞳神居中而独前……中有神膏、神水、神光、真血、真气、真精。"并谓:"瞳神乃照物者……乃先天之气所生,后天之气所成,阴阳之妙蕴,水火之精华,血养水,水养膏,膏护瞳神,气为运用,神则维持。"这就说明瞳神为眼视物的核心部分,要靠精、气、血、津液的滋养和神的主导,人才能具有视觉。黄斑位于视网膜中央,是瞳神的核心部位,具有视物辨色能力,即视觉功能,古称精明,它是良好视觉的最重要结构。

(一)产生视觉的物质基础

1. 真精

真精是指上注于目中之精汁,为滋养眼珠之源液。《灵枢·大惑论》说:"五脏六腑之精气皆上注于目而为之精。"这说明目视精明要赖脏腑精气的灌注。气为精之御,精为神之宅,精能与气、血、津液相互滋生,相互转化,所以在滋养目窍的诸多物质中,以精为首要的基础。一旦精气亏衰,则可导致目视不明。因为五脏六腑之精皆禀受于脾而归藏于肾,由肝胆转输于目,所以《证治准绳·杂病》又归纳说:"真精者,乃先后天元气所化精汁,起于肾,施于胆,而后及瞳神也。"

2. 真血

真血是指上注于目中之血液。《黄帝素问宣明论方》说:"目得血而能视。"强调了血对眼的重要性,这不仅是因为血液富于营养,还在于血能载气和伴送津液上行于目中。《审视瑶函》说:"真血者,即肝中升运于目,轻清之血,乃滋目经络之血也。"而且还指出,"血化为真水,升运于目则为膏汁"。由于血养水,水养膏,膏护瞳神,滋养黄斑,才能维持眼的视觉功能。

3. 神水

《灵枢·口问》说:"液者,所以灌精濡空窍者也。"人体津液是在肾的气化蒸腾作用下,以三焦为通道,随着气的升降出入,灌布流行于目。神水即由上灌之津液所化。因此,《证治准绳·杂病》在叙述神水的生成和分布时说:"神水者,由三焦而发源,先天真一之气所化,在目之内……见黑膏之外有似稠痰者是也,在目之外,则目上润泽之水是也。"该书还指出,"神水亏衰,目失濡润,火燥为患,则可引起各种眼痰,甚至危害视力"。

4. 神膏

张景岳注《灵枢·五癃津液别》说:"津液和合为膏,以填补予骨空中。"由此可知,神膏的作用一则充填眼珠内之大部分空腔;二则涵养瞳神、润泽黄斑。《证治准绳·杂病》谓:"神膏者,目内包涵膏液……由胆中渗润精汁积而成者,能涵养瞳神,衰则有损。"这段话是古人对神膏的生成和作用的概括,可见神膏对黄斑有滋养作用。

5. 真气

真气是指往来流行于目中经络之元气,又名真元,为眼生理活动的原动力。《证治准绳·杂病》谓真气"乃先火真一发生之元阳",瞳神"乃先天之气所生",是指真气根于肾。真气升降出入不息,推动着精、血、津液源源上注,入目养窍。它的盛衰还关系着瞳神的聚散和黄斑视觉功能的发挥。若目中真气冲和流畅则目视精明,若有亏滞则引起眼病,一旦气脱则目视不明。

(二)视觉活动的主导

《灵枢·大惑论》说:"目者,心使也;心者,神之舍也。"这里的"神"是指人的精神意识思维活动(实为脑的功能)。神藏于心,其作用在于目,眼目视物是受心神所主。《证治准绳·杂病》把心神作用于目的活动称为神光。《审视瑶函》解释说:"神光者,谓目中自然能视之精华也……发于心,皆火之用事。"这进一步表明神光是指眼受心神主导的视觉活动,类似生理学关于视觉形成的一系列神经活动。

(三)视觉的形成

《灵枢·大惑论》谓:"阴阳台揣而精明。"张隐庵注:"火之精为神,水之精为精,精上传于神,共凑于目而为精明。"这都说明阴阳相合、交互才能形成视觉。具体分析,形成视觉所需要的基本条件有四个:① 眼珠结构完善;② 络中精、气、血、津液充足流畅;③ 外借光照;④ 内赖神识。前两者为体,有形有质,以水为主,其性属阴;后两者为用,光照神识,以火为主,其性属阳。阴阳水火四者体用结合,相互维系,共成视觉,缺一不可。

第二节　黄斑病变的病因病机及辨证

随着现代医学检测手段的进步,人们能观察到眼内各组织结构的改变及相关的病理变化,甚至更微观的结构与变化,对中医的眼科诊断与治疗水平的发展起到积极的促进作用。因此,黄斑病变的诊治应强调辨证与辨病相结合,才能取得理想的效果。现将诊治黄斑病变临证时使用较多的辨证方法介绍如下。

一、黄斑病变与五轮学说

五轮学说是眼与脏腑相应的标本学说,它将眼从外向内分为肉轮、血轮、气轮、风轮、水轮五个特定的部位,用来说明眼与机体内在的生理病理联系,古人于临床实践中逐步发现了视器除了与五脏六腑有密切的联系外,它的某些部位往往与某些脏腑之间有着更为具体的联系。五轮的病变,部分反映了其所属的脏腑的病变,它是脏腑学说在眼科领域的引申和发展,是指导眼科临床的重要理论和方法。临床运用五轮辨证时还应当与八纲、病因、脏腑等辨证方法合参。瞳神属肾水,而黄斑属于广义的瞳神,故常将黄斑归于水轮。

（一）五轮学说的起源

五轮学说源于《灵枢·大惑论》中"五脏六腑之精气,皆上注于目而为之精。精之窠为眼,骨之精为瞳子,筋之精为黑眼,血之精为络,其窠气之精为白眼,肌肉之精为约束,裹撷筋骨气血之精,而与脉并为系,上属于脑,后出于项中"。从五轮学说的命名来说,五轮的"轮",取眼球圆而运转或圆转层护之意。《审视瑶函》明确指出:"五轮者,皆五脏之精华所发,名之曰轮,其像如车轮圆转,运动之意也。"《银海指南》说:"目有五轮,禀于五行,原于五脏,轮取圆转层护,犹之周庐环卫,以奠皇居也。"

（二）五轮学说简介

五轮学说根据眼与脏腑密切相关的理论,将眼局部由外至内分为眼睑、两眦、白睛、黑睛和瞳神,分属于五脏,命名为肉轮、血轮、气轮、风轮、水轮。

1. 肉轮

部位在胞睑,包括眼睑皮肤、皮下组织、肌肉、睑板和睑结膜。胞睑在脏属脾,脾主肌肉,故称肉轮。脾与胃相表里,因此,胞睑病变常与脾、胃有关。

2. 血轮

部位在内、外两眦,包括内、外两眦的皮肤、结膜、血管及内眦的泪阜、半月皱襞和上下泪小点、泪器。两眦在脏属心,心主血,故称血轮。心与小肠相表里,所以两眦病变常与心、小肠有关。

3. 气轮

部位在白睛,包括球结膜、球筋膜和前部巩膜。白睛在脏属肺,肺主气,故称气轮。肺与大肠相表里,因此,白睛疾病常与肺、大肠相关。

4. 风轮

部位在黑睛,即角膜;黑睛在脏属肝,肝主风,故称风轮。肝与胆相表里,因此,黑睛疾病常与肝、胆相关。

5. 水轮

部位在瞳神,狭义概念指瞳子,即瞳孔;广义概念包括黄仁、神水、晶珠、神膏、视衣、目系等,即眼球壁的中层与内层,以及眼球内容物。水轮是眼能明视万物的主要部分。瞳神在脏属肾,肾主水,故称水轮。因肾与膀胱相表里,所以水轮病变常与肾、膀胱相关。但由于瞳神包括多种不同组织,且结构复杂,故除与肾、膀胱有关外,与其他脏腑也密切相关。

（三）水轮与黄斑病变

瞳神属于水轮,广义的瞳神疾病包括西医学的葡萄膜疾病、青光眼、晶状体疾病、玻璃体疾病、视网膜疾病、视神经及视路疾病等。该处仅讨论与黄斑病变有关的视网膜疾病,所以黄斑病变与水轮的关系要根据主观症状到客观体征,从肉眼所见到眼底检查所见,同时采用中西医结合的形式,从生理、病理及轮外证候三个方面进行详细评价。辨证要点如下。

1. 视觉改变

① 凡眼前黑花茫茫,云雾如荡,旌旗异彩者,病初起多属肝胆湿热,日久多属脾肾两虚;② 目光暗淡,视物渐昏而眼无外候,是肝精血耗损或肝肾不足;③ 外观端好而暴盲者多属气逆血闭或气血俱伤;④ 青盲者,多肝肾不足或气血两虚;⑤ 夜盲者,多肝肾不足或肝肾阴虚;⑥ 能近怯远者,多属气虚,反之则多属血虚。

2. 眼底改变

（1）辨视网膜改变

1）视网膜出血:早期视网膜出血颜色鲜红,呈火焰状者;或位于视网膜深层,呈圆点状出血者;或出血量多,积满玻璃体者,可因心肝火盛,灼伤目中脉络,迫血妄行;或阴虚阳亢,肝失藏血;或脾气虚弱,气不摄血;或瘀血未去,新血妄行;或眼外受伤,脉络破损等因素引起。视网膜出血颜色暗红者,多为肝郁气结,气滞血瘀,脉络不利,血溢脉外而成;若出血日久,有机化膜者,为气滞血瘀、痰湿瘀积。

2）视网膜反复出血:新旧血液夹杂,或有新生血管者,则多为阴虚火炎,煎灼脉络;或脾虚气弱,统血无权;或虚中夹瘀,正虚邪留。

3）视网膜水肿:视网膜局限性水肿常位于黄斑区域,可因肝热、脾虚有湿,或阴虚火旺所致;亦可因脉络膜瘀滞,瘀血水停而成水肿。视网膜弥漫性水肿多因脾肾阳虚,水湿上泛所致。外伤后的视网膜水肿则为气滞血瘀所致。

4）视网膜渗出:视网膜出现新鲜渗出物,多为肝胆湿热,或阴虚火旺所致。视网膜有陈旧性渗出物,则多为痰湿瘀积,或肝肾不足兼气滞血瘀所致。

5）视网膜萎缩与机化:视网膜出现萎缩多为肝肾不足,或气血虚弱,视衣失养所致;视网膜出现机化物多因气血瘀滞兼夹痰湿而成。

6）视网膜色素沉着:视网膜色素色黑,多属肾阴虚损或命门火衰;视网膜色素黄黑相间,状如椒盐,则多为脾肾阳虚,痰湿上泛所致。

（2）辨视网膜血管改变

1）血管扩张:视网膜血管粗大,扩张扭曲,或呈串珠状,常伴有渗出物,多为肝郁气滞,气血瘀阻;或心肝火盛,血分有热而致瘀。若微动脉瘤形成则色泽暗红,多为肝肾阴亏,虚火上炎而致瘀;或因气血不足,无力疏通,血行瘀滞而血管扩张所致。

2）血管细小:视网膜血管细小,伴有视盘颜色变淡等眼底退行性改变,多为气血不足,虚中夹瘀;视网膜动脉变细,甚至呈白线状,多为肝郁气滞,气血瘀阻;视网膜血管痉挛,动脉变细,反光增强,或动、静脉交叉处有压迹,或者黄斑有螺旋状小血管,多为肝肾阴虚,肝阳上亢。

3）血管阻塞:视网膜血管阻塞多为气滞血瘀,或气虚血瘀,或痰湿阻络所致;亦可因肝气上逆、气血郁闭,或肝火上炎、火灼脉道而成。

（3）辨黄斑改变

1）黄斑水肿:多属气血瘀滞,血热壅盛,气机不利,或脾失健运,或肾气不足,气化失职,水湿停滞所致的水气上凌,或湿热熏蒸,化火上炎所致。若黄斑水肿经久不消,多属于脾肾阳虚,气化不利,水湿停滞。

2）黄斑增殖性改变:黄斑渗出物呈弥漫性者,多属脾肾阳虚,升降失司,浊气上泛;渗出物边界清楚,表面闪光者,多属正气亏损,瘀滞久郁不化,正虚邪留;水肿消退,遗留渗出物,多为气血瘀滞;若新旧渗出物混杂,多为阴虚火旺;若渗出物较为陈旧,多为肝肾不足;凡出血性眼病所致的增殖性改变,多属气血凝滞,久郁成结;凡炎性渗出所致的增殖性改变,多属痰湿蕴聚,日久不解。

3)黄斑出血:多为思虑过度,劳伤心脾,脾不统血;或热郁脉络;或阴虚火旺;或为外伤引起。出血早期,血斑颜色鲜红,呈火焰状,位于浅表者,症情较轻,多属火热实邪,迫血妄行,但也有阴虚火旺所致;若血斑颜色暗红,呈片状、团状,位于深层者,症情较重,多属瘀热在里。反复出血,新旧血斑混杂或玻璃体积血者,多属肺脾不足,统摄失职;或肝阳上亢,阴虚火旺,虚火上炎;或过用寒凉,寒凝血滞;或气血两伤,血不内循等。日久血斑颜色暗旧,或反复出血,已成机化者,为气机失利,血凝不行,气滞血瘀,郁而成结。

4)黄斑色素沉着或黄斑囊样水肿、变性等眼底病变:日久不愈,耗气伤血,或肝肾不足,阴阳两虚,目失濡养,精明失用。内眼组织的退行性变,多为肝肾不足,或脾肾阳虚,痰湿上泛所致。

二、黄斑病变与气血津液辨证

气、血、津液是构成人体和维持人体生命活动的基本物质。气、血、津液既是脏腑、经络等组织器官生理活动的产物,又是脏腑、经络等组织器官生理活动的物质基础。气、血、津液的生成和代谢,有赖于脏腑、经络等组织器官的生理活动,而脏腑、经络等组织器官的生理活动,又依靠气的推动和温煦营养,血与津液的濡润和滋养。因此,气、血、津液在眼科尤其是眼底病的辨证论治中具有重要地位。

(一)气血津液辨证的概念

气、血、津液学说是研究人体基本物质的生成、输布代谢及其生理功能和相互关系的学说。该学说从整体角度研究构成人体和维持人体生命活动的基本物质,着重揭示脏腑、经络等组织器官生理活动和病机变化的物质基础。

(二)气血津液与黄斑病变

气血津液在黄斑病变辨证中的作用主要表现在其本身的改变和与脏腑功能、眼部病损的关系上。

(1)气血津液是构成眼、维持眼的代谢和功能的基本物质,其功能或运行异常是黄斑病变发生的主要病因,也是黄斑病变证候演变的主要病机。

(2)气血津液上联脏腑功能。气血津液是脏腑生理活动的产物,而脏腑又赖气血津液的濡养,因此,气血津液和脏腑关系密切,气血津液失调是不同脏腑功能失调的反映。脏腑功能失调也可表现为内生五邪(风、寒、湿、燥、火)。内生之邪是黄斑病变的重要致病因素。

(3)络脉及其周围组织是精气血津液功能活动的载体。"目者,宗脉之所聚也",眼是络脉最丰富的器官,气血津液通过络脉运行,濡养眼部组织。若气血津液运行障碍则组织发生病变,而组织病变又能加重络脉病变,其中"痰""瘀""郁火"可为络病的产物,又可成为继发性致病因素。因此,气、血、津液的盛衰和循行状态反映了脏腑功能,亦决定了眼部脉络的盈亏和是否通调,关系到黄斑功能和结构是否正常。

1. 气

气与眼的关系密切,其正常与否常反映于眼部。一般可按虚实归纳为气虚气陷、气滞气逆两大类。

（1）气虚气陷：多由劳倦伤气，久病失养，先天不足或年老体衰所致。气机衰微，不能敷布精微以充养五脏，目失濡养，可出现云雾移睛、黄斑水肿甚至视衣脱落；气虚不能摄血，还可致眼内出血，包括黄斑出血等。

（2）气滞气逆：多由情志郁结或痰湿停聚、食滞不化、外伤跌仆等引起。气行不畅，血脉瘀阻，滞涩不通，可致络阻暴盲；气逆于上，升降失度，血随气逆，可致血溢脉外、络损暴盲，引起相应的黄斑病理改变。

2. 血

《审视瑶函·开导之后宜补论》曰："夫目之有血，为养目之源，充和则有发生长养之功而目不病；少有亏滞，眼病生矣。"《古今医统大全·眼科》进一步指出"目得血而能视，故血为目之主，血病则眼病"，因此，血的功能失调可引起眼病，尤其是与视觉功能密切相关的黄斑病变。

（1）血热：多因脏腑郁热不解，入于营血，或因阴虚内热、虚火上炎所致。邪热侵入血分，血受热迫而妄行；虚火入于血分，灼伤脉络，血溢络外，均可引起眼内病变，包括黄斑出血等。一般实热所致出血较急，量多，色鲜红；虚热所致出血相对较缓，量少，易于复发。

（2）血虚：多因失血过多或生化不足，以及久病失养，竭思瞻视，阴血耗伤所致。血虚不能上荣于目，可致头晕眼花、视瞻昏渺、青盲等；血虚生风，风阳上扰于目，可致脉络受损，血溢络外。

（3）血瘀：多由外伤、出血、久病、气虚、寒凝、气滞、热盛灼津所致。常与气滞并见，或与痰浊互结。瘀于视衣，可见视衣脉络阻塞，形成缺血或出血，则黄斑失于血脉濡养，导致视力骤降。

3. 津液

津液亏损多因燥热之邪伤津液，或大汗、失血、吐泻不止造成津液亏损，目窍失养。目内充养之液不足，神膏不充，视衣失养，且精汁之清者不足以化髓为脑，以养目系，故致目中神光昏暗，自视眼前黑花飞舞，视物易形、变色，或视物昏朦、目无所见。

4. 水湿

水湿停聚多因肺、脾、肾三脏失调，三焦气化不利，膀胱开阖失司所致。若肺失宣降，气机升降失司，可致水液敷布失常；若脾失健运，可致水湿停聚；肾气亏损，气化无力可致水液潴留。在黄斑及整个视衣可为水肿、渗出；若水液积聚视衣之下，可致视衣脱离。

对于人体来说无论是生理还是病理状态，气、血、津液与脏腑、经络等组织器官之间，始终存在着互为因果的密切联系。在以局部辨证为主的黄斑病变的辨证与治疗中，气血津液辨证的运用显得更有必要性。

三、黄斑病变与八纲辨证

八纲是指阴、阳、表、里、寒、热、虚、实八个纲领。八纲是从各种具体证的个性中抽象出来的带有普遍规律的纲领性证。表、里是用以辨别疾病病位浅深的基本纲领；寒、热、虚、实是用以辨别疾病性质的基本纲领；阴与阳则是区分疾病类别的纲领，并可作为八纲的总纲,概括表、里、寒、热、虚、实六纲。通过八纲辨证,可找出疾病的关键,掌握其要领,确定其类型,推断其趋势,为治疗指出方向。因此,八纲辨证是用于分析各种疾病共性的辨证方法,是其他辨证方法的基础,在诊断过程中能起到执简驭繁、提纲挈领的作用,在黄斑病变的辨证中尤为重要,能够对全身和局部的各种表现进行深入的分析判断,结合其他辨证方法,为黄斑病变论治提供全面、可靠的依据。

（一）八纲辨证的概念

通过对四诊所获得的病情资料,运用八纲进行分析综合,从而辨别疾病现阶段病变部位的浅深、病情性质的寒热、邪正斗争的盛衰和病证类别的阴阳,以作为辨证纲领的方法,称为八纲辨证。

八纲辨证是从八个方面对疾病本质做出纲领性的辨别,并不意味着把患者的各种临床表现划分为孤立而毫不相关的、界限分明的八个证。实际上,八纲之间既相互区别,又相互联系而不可分割。八纲之间的关系可概括为相兼、错杂及转化等。因此,对于八纲辨证的内容,既要掌握八纲的基本证,又要熟悉八纲之间相互组合形成的各种复合证型。此处仅分而论之,实际临床中症情复杂,尤其是眼底病的特殊性,更要将局部与全身的症状相结合,统筹兼顾。

（二）八纲与黄斑病变

1. 辨表里

（1）眼病之表证：一般认为病变发生在眼前部,主要为外障眼病。

（2）眼病之里证：黄斑病变属于里证,其病有虚有实,有寒有热,必须仔细审辨,一般有两种情况：① 里热实证,其发病特点是来势迅猛。眼部表现：视力突降,或视物昏矇,眼外观端好,眼底出现充血、水肿或出血,包括黄斑出血甚至玻璃体积血等改变。② 里虚证。眼部表现：视力逐渐下降,自觉眼酸胀痛,隐隐而痛。自视眼前黑花飞舞,或萤星满目,或视物变形,眼底出现弥漫性水肿、渗出,黄斑亦有相应的病理改变,视衣上可见小片状或点状出血,玻璃体混浊等。

2. 辨寒热

（1）眼病之寒证

1）表寒证：寒邪侵犯眼前部暴露于外的浅表组织出现的证候,多为实证。

2）里寒证：为脏腑功能减退,阴邪内盛所表现的证候,多为虚证。眼部表现：黄斑位于眼底,若黄斑病变辨有寒证应属里寒。黄斑出现弥漫性水肿而经久不消,或视网膜血管拘挛,或黄斑渗出日久难吸收等。

（2）眼病之热证

1）表热证：热邪侵犯眼前部的浅表组织出现的证候,多为实证。

2）里热证：由热毒内侵或脏腑积热引起的证候（见前里实热证）。

3）虚热证：由脏腑功能失调,阴虚火旺引起的证候。

黄斑病变之热证属里热证。眼部表现：自觉干涩不适,微觉涩痛,两眦或白睛赤脉,眵稀不结。眼前黑花茫茫,坐起生花,云雾移睛,视物昏矇。眼底可见视网膜末梢血管扩张,形成微血管瘤、黄斑水肿、周边视网膜出血量少但易反复等。寒热之为病,虽有本质的区别,但又互相联系,其表现错综复杂,既可同时出现,又可在一定条件下互相转化。故临证时,要仔细辨别,掌握病机,才不会贻误病情。

3. 辨虚实

黄斑病变多虚,一般认为新病多实,旧病多虚;年轻体壮者多实,老年体弱者多虚。但又不可拘泥于此,须结合全身和局部的症状进行综合分析。

(1)实证:发病急骤,主要特点是发病急,症状明显,变化快。眼部表现:自觉视力骤降,短时间内甚至失明,眼底可见黄斑及视网膜其他部位局限或弥漫性水肿、渗出、出血,或血管充盈、怒张或血管阻塞。

(2)虚证:多见于某些慢性内障眼病及功能衰退之眼病导致的黄斑病变。其主要特点是发病缓慢而隐蔽,易反复发作。眼部表现:自觉眼干涩隐痛,睑举无力,不耐久视,病变时发时止。目力缓降,或眼前黑花飞舞,或神光自现。眼底视盘色泽变淡或苍白,黄斑变性或退变,黄斑或视网膜弥漫性水肿经久不吸收。

4. 辨阴阳

(1)阳证:凡表证、热证、实证皆属阳证,多见于外障眼病。亦有部分起病急骤,引起视力急剧下降的黄斑病变属于阳证。

(2)阴证:凡里证、寒证、虚证皆属阴证,黄斑病变大多为阴证。

在临床进行八纲辨证时,既要注意八纲的辨别,又要善于综合归纳,同时要注意结合全身症状进行辨证。

四、黄斑病变与脏腑辨证

脏腑辨证的意义,在于着重辨别疾病所在的脏腑病位。八纲辨证可以确定证的纲领,病性辨证可以明确辨证的具体性质,但是病位尚不明确,并非完整的诊断。要确切地辨明疾病的部位、性质,还必须落实到脏腑。由于脏腑辨证的体系比较完整,每一脏腑均有独特的生理功能、病理特点和证候特征,有利于对病位做出判断,并可与病性有机结合,形成完整的证诊断,是临床诊断疾病的基本方法,是各科辨证的基础,是眼底黄斑病变的辨证与治疗的主要指导思想。

(一)脏腑辨证的概念

脏腑辨证是在认识脏腑生理功能及病理特点的基础上,将四诊收集的病情资料,进行综合分析,从而判断疾病所在的脏腑部位及病性的一种辨证方法。概括言之,即以脏腑病位为纲,对疾病进行辨证。

(二)脏腑与黄斑病变

1. 心和小肠

心主血脉,目得血而能视;心主神明,目为心之使,内属于心,故心有病则会影响到眼,主要表现为视觉的变化或引起眼中血脉病变。又因心与小肠相表里,心有热可移热于小肠,小肠有热亦可上扰于心。

(1)心火内盛:多由五志化火、五气化火所致。火邪上炎于目,火灼目络,迫血外溢。可致眼内包括黄斑出血、视力骤降。若心火内扰神明,神乱发狂,可致目妄见、神识昏迷、目不识人等症。

(2)心阴亏虚:多由失血过多,殚精竭虑、阴血暗耗所致。阴不制阳,虚火上扰,可致神光自现等症。

(3)心气不足:多由思虑劳心或久病体虚所致。心气不足,心阳不振,可致脉道瘀阻,进而引起黄斑出血、水肿等病理改变。

2. 肝和胆

肝开窍于目,肝脉连目系,肝气通于目,肝和则目能辨五色,泪为肝之液,可见眼与肝的关系密切。由于肝与胆相表里,肝胆有病可引起黑睛、瞳神疾病。

(1)肝气郁结:肝喜条达,若情志不舒或郁怒伤肝,肝失疏泄,肝郁气滞可致黄斑水肿,血行不畅致视衣(包括黄斑)出血等症。

(2)肝阳上亢:多为肾阴亏虚,阴不制阳,虚阳外越,可致眼底出血,包括黄斑出血,络阻暴盲、络瘀暴盲等病症引起相应黄斑病变。

(3)肝风内动:火动痰生,阻滞脉络,可致暴盲,造成黄斑出血、水肿等病理改变。

(4)肝血不足:血之生化不足,或阴血亏损,目失濡养,进而视衣失养发生退行性改变,致黄斑变性。

3. 肺和大肠

肺主气、主宣降,肺气调则目明。肺与大肠相表里,大肠通利有助于肺气肃降,肺气通利则大肠传导无碍,目中气血运行正常;若不能各司其职,则生眼病。其病多生外障眼病,与黄斑病变密切相关者甚少,此处不做详细讨论。

4. 肾和膀胱

肾藏精,主骨生髓,肾精充足则视物精明;肾为水脏,主津液;肾与膀胱相表里,膀胱司气化。肾与膀胱功能失常可引起相关黄斑病变。

(1)肾阴不足:多为年老体衰、劳倦内伤或热病伤阴所致,肾阴不足则目内缺乏充养之液,可致视瞻昏渺等退行性改变,黄斑亦有相应改变。

(2)肾阳虚衰:多由先天禀赋不足,房劳伤肾,或久病体虚,阴损及阳。眼之神光发于命门,皆火之用事,肾火衰微,阳虚水泛可致黄斑水肿、渗出,甚至视衣脱离等症。

(3)肾精不足:多由劳伤竭视、久病伤肾、年老精亏或先天禀赋不足所致。目失濡养可致视物昏矇、视瞻昏渺,甚至目无所见等,黄斑失去肾精滋养可致水肿、渗出等病理性改变。

(4)热结膀胱:湿热蕴结,膀胱气化失常,水液潴留,致水湿上泛清窍,可引起视衣水肿等病症。其中包含了黄斑水肿。

5. 脾和胃

脾胃相表里,为后天之本,气血生化之源。《兰室秘藏·眼耳鼻门》曰:"五脏六腑之精气结禀受于脾,上贯于目。"若饮食有节,胃纳脾输正常,则目得所养;否则可由脾胃运化失司、功能失调而致眼病。

(1)脾胃湿热:多由外感湿热或饮食不节、脾失健运所致。湿热熏蒸,浊气上泛,可致神膏混浊,黄斑水肿、渗出,甚至视衣脱离。

(2)脾不统血:脾虚气弱统摄无权,可致目中血不循经而溢于络外,出现黄斑出血、视物昏矇,甚至血灌瞳神等病症。

脏腑病症是脏腑病理变化反映于外的客观征象,由于各脏腑的生理功能不同,其功能失调反映于外的症状、体征也各不相同。脏腑辨证作为病位辨证的一种,与病性辨证之间相互交织。临床既可以以脏腑病位为纲,区分不同病性,也可在辨别病性的基础上,根据脏腑的病变特点确定病位所在脏腑。在黄斑病变的辨证论治中更应注意辨清病性,只有辨清病性,才能得出正确的诊断,为治疗提供确切依据。

(三) 黄斑病变与眼部症、证的辨证

眼科现代的辨证内涵比传统的概念有所深化,需把专科系统检查和仪器检查包括在望、闻、问、切四诊之中,将其检查所得到的系统化的(包括微观的定量的)症、证作为辨证依据,纳入其临床的思维过程。

然而眼病的发生可因全身疾病而引起或同时伴有全身病变,亦可仅为眼部发病且始终局限在眼部。尤其是黄斑病变,常常全身症状较轻,甚至无全身症状,因此,眼局部辨证越来越受到重视。

1. 辨视功能变化

(1) 视力变化

1) 视力骤降:眼外观端好,突然视力下降,若兼头晕头痛,多属脉络郁闭,气滞血瘀;若兼眼珠转动牵引作痛或头痛,多属肝胆火逆,目系受邪;若兼见眼前红光满目,多属血热妄行,或肝气上逆,或肝气郁结,清窍受扰。

2) 视力缓降:眼外观无异,视力逐渐下降,多属肝肾不足或气血亏虚。

(2) 视觉变化

1) 视瞻有色:自视眼前有黑色或褐色弱影遮挡,多为痰湿内困或肝肾两亏所致。

2) 视物易色:是指所见之物体颜色发生变异,甚至全无辨色能力,只能分辨物体明暗程度。有视赤如白、视红为紫、视黑为赤等,多为先天禀赋不足,或肝血不足,玄府不和所致。

3) 视物易形:是指眼外观正常,视物却失其正常形态。有视一为二、视直为曲、视大为小、视小为大、视定若动、视正反斜等,多为风痰上扰清窍,或阴虚血少,筋脉失于濡养,或肝风内动,或血虚生风,或明阳失调所致。

2. 辨内眼变化

内眼病变必须借助仪器进行检查才能窥见,包括晶状体、玻璃体、视盘、视网膜、视网膜血管、黄斑、脉络膜等的病变。

(1) 从常见病理变化的特征进行辨证

1) 水肿:多与肺、脾、肾三脏功能失调,气化障碍有关,可因肺失清肃,不能通调水道,下输膀胱,以致水湿潴留为患;或因脾失健运,不能升清降浊,转输水湿,水湿停留,形成水肿;或因肾阳不振,肾水上泛引起。

2) 渗出:多因脏腑功能失调,体液运化、排泄功能障碍而产生水湿、痰等病理产物,瘀滞日久变生而来。

3) 出血:多为热邪犯络,血受热迫,溢于络外,或脉络受损所致,与心、肝、脾三脏关系密切。例如,心火亢盛,熏灼脉络,则血受热迫,破络而出;肝不藏血,血则外溢;肝失疏泄,肝郁化火,火性炎上,迫血妄行,血溢络外;脾虚气弱,不能统摄血液,血不循经,溢于络外;肝肾亏损,虚火上炎,亦可引起出血。

4) 萎缩、变性:多出现于病变后期,久病属虚,由于气血不荣于目,目失濡养所致。

5) 增生:为有形之物,以气滞血瘀痰结多见。

综上所述,内眼病初期以实证为主,与气、血、痰、湿有关,或虚实兼夹,后期以虚证为主。

（2）根据内眼各组织特点,结合病理改变来辨证

1）辨玻璃体的改变:玻璃体呈絮状或尘状混浊者,多为肺气不宣,水湿积聚,或肝肾阴虚,虚火上炎所致。玻璃体积血,或有白色机化物者,多为血凝气滞。玻璃体液化,多因肺肾不足或气阴两虚所致。

2）辨视神经盘的改变:视神经盘色泽深红、隆起,境界模糊者,初起多为肝经风热上扰,火性炎上,熏灼眼底脉络所致;或为肝经郁热,血热成瘀,脉络瘀阻,血行障碍之状态;或为肝郁气滞,肝气上逆,气血郁闭引起。视神经盘微红,境界稍模糊,病程较长者,多为肝肾阴亏,虚火上炎。视神经盘色泽变淡或蜡黄,多为阴虚火旺灼伤目系,或血虚不能上荣于目,视神经盘颜色苍白,视网膜血管变细,多为肾虚,肝血不足,或气血俱虚不能濡养目系。视神经盘水肿高起呈蘑菇状(排除颅内占位性病变),多为气郁血阻,或痰湿郁遏,气机不利,或肾阳不足,命门火衰,水湿积滞于目系所致。

3）辨视网膜的改变

A.出血:多属火热致病,或气机失调,或瘀血阻滞脉络等,使血不循经,溢于络外。出血早期,血色鲜红,多属火热灼络,迫血妄行,血溢络外所致;陈旧出血,血色暗红,多属邪伤脉络,瘀血在里;反复出血者,新旧出血斑混杂,多因血瘀所致,或因脾气虚弱,统摄失权,或阴虚火旺,虚火上炎,或气血两虚,血不循经;出血日久,变生白色机化物者,多为气滞血瘀,郁结不散。

B.水肿:多因经络痞塞,水气停滞或气滞血瘀,发为水肿。一般认为痰证所致水肿,多为水湿积聚或湿滞成痰;血液循环障碍所致水肿,多为气郁血阻;视网膜后极部弥漫性水肿,起初多由肝热所致,若病久水肿不消,多为肾阳不足,命门火衰,生化功能失常所致;外伤所致视网膜水肿,多为气滞血瘀。

C.渗出:新鲜渗出、软性渗出,色呈淡黄,如豆如片者,多属肝热或脾失健运,或由肾水上泛引起痰湿积聚,或肝气郁结致气滞血瘀所致。弥漫性渗出,多属于脾肾阳虚,升降失司,浊气上泛。陈旧性渗出,渗出物边界清楚,色白晶亮,病变较久者,多为瘀滞聚结不化,或痰湿蕴结。

D.增殖性改变:一般出血所致增殖性改变,多属气血凝滞,久郁成积。炎性渗出所致的增殖性改变,多属痰湿凝结;视网膜色素增生,多为肝肾不足或血瘀湿滞。

E.变性和退变:多为肝肾不足或者气血俱虚。

F.视网膜脱离:多由肺肾不足或湿热蕴结所致。

4）辨视网膜血管的改变

A.视网膜静脉血管扩张、迂曲色紫者,为血行不畅,气滞血瘀。视网膜静脉瘀阻,兼见视网膜、黄斑水肿,并有放射状出血,血管迂曲怒张,多为心血上炎,或灼伤脉络,或愤怒暴悖,肝气上逆,血随气上,气血郁闭。

B.视网膜动脉阻塞,呈白线条状者,多因气滞血瘀,或痰湿停滞于脉中,或为肝风内动,风痰上壅脉络。视网膜动脉血管变细,发光增强或呈铜丝状,或粗细不匀,弯曲扭转者,多因肝阳上亢,痰阻血瘀,或肝风内动,或血虚生风等所致。

5）辨黄斑的改变

A.黄斑水肿、充血,多属气血瘀滞、血热壅盛;或脾失健运,水湿停滞;或湿热熏蒸,化火上炎;或脾虚复感湿邪;或阴虚火旺。若水肿经久不消,多属脾肾不足,气化失职,水湿停滞。

B. 黄斑出血,多由脾虚不能摄血,或血热上逆所致。

C. 黄斑变性,多为肝肾不足或气血俱虚。

6) 辨脉络膜的改变

A. 脉络膜渗出,若呈弥漫性灰白色混浊,或边界不清的黄色病灶,多为血瘀痰阻。

B. 脉络膜出血,颜色棕黑稍隆起,多为血热成瘀。

C. 脉络膜退变,呈橘黄色或大小不等、边缘清楚、呈圆形的白色萎缩斑,周围有色素堆积者,多属心肾亏损,精血俱虚。

在眼部辨证时,尤其是多无全身不适的黄斑病变,必须根据局部的病理变化结合患者自觉症状和全身表现综合分析,才能达到辨证全面、正确施治、提高疗效的目的。

第三节　与黄斑病变相关的各家学说

黄斑病变属于内障眼病的范畴。《审视瑶函·内外二障论》曰:"医门一十三科,唯眼科最难。"究其论据有三,一曰:"烛理不明,究心不到";二曰:"无精详垂论,后世无所本";三曰:"内障者,外不见证,无下手处也"。由此可见内障眼病的复杂性。因此,历史上关于眼病的辨证论治有多种学说,历代医家根据其科学性和实用性不断修正和充实,以下为有关内障眼病,尤其是黄斑病变相关的几种重要的并且沿用至今的具有代表性的学术理论。

一、中医对内障眼病的认识

在古代眼科书籍中,将眼病统称为障,"障"是遮蔽之意,依据发病部位的不同,分为外障和内障两大类。内障眼病是现代眼科学的内眼病。黄斑属于视衣,黄斑病变仅属于内障眼病的一小部分。

"内障"之名首见于宋代王怀隐的《太平圣惠方·眼论》。然而《灵枢·大惑论》早有云:"黑眼瞳子居内属阴。"瞳神疾患属于内障即源于此处。

眼科专著《秘传眼科·龙木论》所载"不疼不痒渐昏矇,薄雾轻烟渐渐浓",形象地描述了内障眼病患者视觉功能逐渐变化的特点。《医学纲目》中载有内障眼病专论,并将内障眼病分为可见(瞳仁里隐隐青白)及不可见(瞳仁里无隐隐青白)两大类。《审视瑶函·论内外障》中描述内障眼病之症"惟觉昏矇",正因其外不见症,且二目光明,与常人无异,惟目珠不动可辨,故难治也。书中认为内障眼病的发病多属痰火阻滞,遮蔽目窍神光,不可惟言肝肾之虚,若肝肾无邪而虚者,治以补之,正气虚弱但邪气犹存者,应当先驱邪,后扶正。书中详细记载了内障眼病 38 条,34 症的具体证治。由于条件限制,当时对内障眼病的诊治仅凭患者视力或视觉改变而命名为"视瞻昏渺""云雾移睛""视惑""暴盲"等。其主症如《审视瑶函》所载:"内障主症,不红不紫,非痛非痒,惟觉昏矇,有如薄纱笼者,有如雾露中者,有如见黑花者,有如蝇飞者……"故称内障眼病。其症候复杂,轻者视觉异常,重者眼前骤然无光等。

古代眼科医籍中对内障眼病的病机和辨证论述的内容相当丰富。元代倪维德《原机启微·阴弱不能配阳之病》谓:"肝本不平,内挟心火,为势旺行,火炎不制,神水受伤,上为内障,此五脏病也。"劳役过多,心不行事,相火代之。《素问·五脏生成》曰:"诸脉者,皆属于目。"相火者,心包络也,主百脉,上荣于目。火盛则百脉沸腾,上为内障,此虚阳病也。膀胱、小肠、三焦、胆、脉俱循于目,其精气亦皆上注而为目之精,精之窠为眼,四腑一衰,则精气尽败,邪火乘之,上为内障,此六腑病也。神水黑眼,皆发于阴,白眼赤脉,皆发于阳。阴齐阳侔,故为能视。《素问·阴阳应象大论》曰:"壮火食气……壮火散气,上为内障,此弱阴病也。"明代王肯堂《证治准绳·杂病·七窍门》曰:"饮食不节,劳伤形体,脾胃不足,皆为致病之因。"清代吴谦等《医宗金鉴·眼科心法要诀》谓:"内障之病,皆因七情过伤,脏腑内损,精气不上注于目。"强调内障眼病的发生与情志因素紧密相关。清末《眼科金镜》分纲立目地记载了43种内障眼病的具体证治,并认为忧思伤脾,怒动肝火,温热瘀积,元气不固,虚热上腾,心、肝、肾三经受病,是引起内障眼病的主要原因。

总之,由于历史条件所限,古代医家不可能看到眼内结构,所以在诊治内障眼病时均是通过患者的自觉症状及全身表现来进行辨证,通过临床经验的总结与经典理论的思辨,产生了丰富的学术思想。

二、眼科六经学说

六经学说是中医眼科的基本理论之一,源于《周易》,形成于《伤寒论》,移用于《中医眼科六经法要》,在临床应用中占据重要地位。

(一)六经学说的起源

六经学说源于《周易》的阴阳之理、六爻之论而提出的三阴三阳六经的学说。六经主要是表示阴阳之气的多少及阴阳气化过程的初、中、末各阶段,所谓六经,即太阳出入地平所形成的六条法线,六条法线是恒常不变的,在阴阳的基础上,再加上太、少、明、厥四个系辞。"六经"这一概念最早见于《素问·阴阳应象大论》:"六经为川,肠胃为海,九窍为水注之气。"在《黄帝内经》中"六经"是指经脉而言。后张仲景以《黄帝内经》为指导思想在《伤寒论》中以三阴三阳病表述对伤寒病的认识,后世研究伤寒论的学者中,宋人朱肱最早用"六经病"来代表三阳三阴病的称谓,遂六经学说的概念初成。

三阴三阳六经和脏腑经络是不可分割的,因脏腑经络是六经气化活动场所,六经气化活动有表里、升降、离合之分。从脏腑看,三阳主外运从下而上,三阴主内用从内而外,合则阴阳配偶,离则各异其用。其活动形式则不外升已而降,降已而升。

(二)六经学说与眼病

陈达夫把《伤寒论》六经辨证移用于中医眼科,形成了眼科六经学说,是中医眼科的一大发展。六经学说应用于眼科的理论依据如下。

1. 眼与脏腑经络的关系

眼是脏腑经络的精气结聚之处,五脏六腑和气血精液通过十二经脉皆上于面而走空窍,其中精微和阳气,上注于目而使目能明视万物。经络是运行全身气血,联络脏腑肢节,沟通上下内外,调节体内各部分的通道,把人体的五脏六腑、四肢百骸、五官九窍、皮肉筋脉等组织器官联结成一个有机的统一整体,因此,经络是联系眼与机体的桥梁。

2. 眼的病变多来源脏腑经络疾病

目得脏腑之精气濡养而能视,脏腑阴阳盛衰,正邪的争搏都将通过经络的传导,而影响到眼,造成眼病。经络本身的疾病也必然涉及眼病,如《灵枢·经脉》说:"大肠手阳明之脉……是主津液所生病者,目黄,口干""膀胱足太阳之脉,是动则病冲头痛,目似脱""胆足少阳之脉……是主骨所生病者,头痛,颔痛,目锐眦痛""肾足少阴之脉……是动则病饥不欲食……目䀮䀮如无所见"。《灵枢·论疾诊尺》说:"诊目痛,赤脉从上下者,太阳病;从下上者,阳明病;从外走内者,少阳病。"这些都说明古人是以六经为纲来分析、归纳眼病的。后世医家继承了《灵枢》的思想和方法,认为不论内伤或外感所致之眼病,都与经络有关,为眼科六经学说奠定了一定的基础。

(三)眼科六经学说的内容

太阳眼病病变部位以白睛为主,阳明眼病病变部位多在眼睑、白睛、眼眶等,少阳眼病病变部位多在黄仁、神水等。厥阴眼病病变部位多在黑睛、黄仁及瞳神内但未及视衣。此处仅讨论与黄斑病变相关经病的辨证。

1. 太阴眼病

病邪客于太阴,病变部位多在眼睑、白睛及瞳神内。其中太阴表实证多为外障之候。

(1)太阴里实证证治:眼睑红硬,干烂结痂,白睛色黄,或视网膜水肿,兼有口干便燥溺黄,苔黄,脉数,偏于湿热壅盛者,宜用茵陈蒿汤加减治之。若眼睑内渐起硬核,不红不痛不痒者,或白睛紫红结节隆起,按之疼痛,或视网膜有黄白色硬性渗出,兼有胸闷食少,舌淡苔腻等,痰湿偏盛者,可用二陈汤或三仁汤治之。

(2)太阴里虚证证治:头痛如裹,眼睑浮肿,湿烂色白,流泪湿痒,或胞睑虚肿如球,或视网膜水肿经久不消,视物变形、变小,兼有腹满食少,便溏,四肢不温,舌质淡,苔薄白,脉细,可用理中汤或苓桂术甘汤加减治之。

2. 少阴眼病

病邪客于少阴,病变部位多在内外眦、黄仁及瞳神内。

(1)少阴里虚证证治:眼外观端好,视物模糊,眼前黑花飞舞,或瞳仁散大,或圆翳内障夜盲或青盲,兼有头昏耳鸣,腰膝酸软,乏力欲睡,夜尿清长,苔薄白,脉细,属肝肾亏虚者,可用驻景丸加减方治之。若两眦(血轮)红赤,痛如针刺,或瞳仁(水轮)紧小如针尖或瞳仁状如梅花,或如锯齿,视物昏蒙,眼前黑花飞舞,兼有咽干喉痛、烦躁不眠,头痛如锥,舌红苔少,脉细弦,属阴虚火旺者,可用知柏地黄丸加减治之。

(2)少阴里实热证证治:外眼轮廓完好,眼前觉有红色阴影,视力骤降,血灌瞳神后部,舌红苔黄脉数,初期可用生蒲黄散治之,继而投以桃红四物汤或血府逐瘀汤加减治之。

(四)六经学说的现代研究

眼科六经辨证中,一般来讲,三阳眼病多见于外障,三阴眼病多见于内障。但古人对内眼疾病缺乏细致深入的探讨,描述较笼统。陈达夫提出"内眼组织与脏腑经络相属"学说,根据《黄帝内经》中有关理论,结合现代医学中眼的解剖生理知识,总结出了六经辨证法在眼科的现代应用。

1. 视神经、视网膜、虹膜、睫状体以睫状小带属足厥阴肝经

以《素问·痿论》中"肝主身之筋膜"为依据,因神经状类筋经,十二经皆有筋,故神经属足厥阴肝经,视神经也不例外。视网膜是视神经的感应系统,也应属足厥阴肝经。

2. 视网膜黄斑属足太阴脾经

以《素问·金匮真言论》中"中央黄色入通于脾",《素问·阴阳应象大论》中"中央生湿,湿生甘,甘生脾,其在天为湿,在体为肉,在脏为脾,在色为黄"为依据。眼底黄斑位于视网膜的中心,属足太阴脾经,黄斑病变时,应从足太阴脾经着手,同时兼顾足厥阴肝经湿热的中心性视网膜脉络膜病变,黄斑出血水肿,可用黄连温胆汤加减;湿重于热,用三仁汤加减;肝肾阴虚者,用知柏地黄丸加减;属肝肾不足者,可用驻景丸加减方;脾胃虚弱者,用六君子汤加减;脾胃阳虚者,用真武汤加减;脾经有湿,复感外寒者,用麻杏薏甘汤加减。

3. 脉络膜属手少阴心经

以《素问·五脏生成》中"心之合,脉也""诸血者,皆属于心""诸脉者,皆属于目",《素问·痿论》中"心主身之血脉"为依据,可知脉络膜属于手少阴心经。在临床上凡是脉络膜的病变和眼底血管方面的病变,可从手少阴心经着手。脉络膜与视网膜紧密相连,与脉络膜视网膜炎相关的黄斑病变与心、肝、肾三经有关,可用驻景丸加减方治疗。

4. 眼中一切色素属足少阴肾经

以《素问·五脏生成》中"心之合,脉也,其荣色也,其主肾也"为依据,可知眼中一切色素属足少阴肾经,色素方面病变应从足少阴肾着手治之。例如,脉络膜的色素方面病变,从心肾上辨证;虹膜、睫状体的色素病变,从肝肾论治;黄斑色素病变,从脾、肝、肾上着手治疗。另外,色素是有形之物,可看作瘀滞,治疗时应考虑加用活血化滞之品。视网膜色素病变,多属先天禀赋不足,宜补肾养肝,兼活血化滞,用驻景丸加减方为主治之。

5. 玻璃体属手太阴肺经、房水属足少阳胆经

以《素问·宣明五气》中"肺藏魄"为依据,可知玻璃体属手太阴肺经,玻璃体的病变应从手太阴肺经着手。如玻璃体液化、混浊,从肺、肝、肾治疗,用生脉散加黄芪补益肺气,用杞菊地黄丸补益肝肾。视网膜脱离行玻璃体切除术后,多属肺肾元气不固,用生脉散加黄芪大补元气。以《灵枢·天年》中"五十岁肝气始衰,肝叶始薄,胆汁始减,目始不明"及《审视瑶函》说:"五脏六腑之精华为肝胆发源,内有脉道孔窍,皆上通于目而为光明"为依据,可知房水属足少阳胆经,房水的病变应从足少阳胆经着手治疗。如肝胆实热所致的房水混浊,用龙胆泻肝汤加减治之。火闭窍道,神水瘀滞所致的急性闭角型青光眼,用龙胆泻肝汤加羚羊角或用陈氏熄风汤加减治之;吐泻兼作,用六和汤。慢性单纯性青光眼,用沈氏熄风汤加减,若属肝郁化火者用丹栀逍遥散治之,阴虚火旺者,知柏地黄丸加减治之。

三、黄斑属脾论

根据五轮学说,瞳神属肾水,而黄斑属于广义的瞳神,故常将黄斑归于水轮,内应于肾。肾主藏精,为先天之本,目之能视,皆赖于五脏六腑精气的濡养。且肝肾同源,精血互化,血得精而旺,精得血而充,故肝血、肾精为目视精明之物质基础。若肾精不足,则肝失滋养,肝肾亏虚,精血亏少,则目失濡养,而致不明。在五轮学说指导下,众多医家在应用中医药辨证治疗黄斑病变时,往往多从肝、肾论治。但许多医家认为黄斑与脾的关系更为密切。

（一）黄斑属脾论的起源

黄斑属脾的理论首先由陈达夫教授提出,他利用现代眼科的检查手段与大量的临床实践对眼病进行了详尽的脏腑归纳,其创立的内眼结构与六经对应学说中认为黄斑属脾。目之本在于眼底,眼底之本在于神光,神光之本在于精气。精以成形,气以推动,所以目能视万物,然当以水谷精气濡养为首。水谷之司在于脾胃,脾胃为滋养元气之本,化生气血之源,其运化水谷精微布之于肺,散精于肝,淫精于脉,上贯于眼底,神光自明。

（二）黄斑属脾论的理论基础

中医学理论中,脾为后天之本,后天之精有赖脾之生化,脾主运化水谷,为气血生化之源。李东垣的《兰室秘藏》在《黄帝内经》基础上又做进一步阐述:"夫五脏六腑之精气,皆禀受于脾,上贯于目,脾者诸阴之首也,目者血脉之宗也,故脾虚则五脏之精气皆失,所司不能归明于目矣",突出了眼赖脾之精气的供养。其中医学理论基础如下。

（1）脾主黄色,《素问·金匮真言论》云:"中央黄色,入通于脾";《素问·阴阳应象大论》说:"中央生湿,湿生土,土生甘,甘生脾⋯⋯其在天为湿,在地为土,故在体为肉,在脏为脾,在色为黄。"

（2）中医学认为中央广土属脾,黄斑在视网膜正中,故属脾经。

（3）黄斑是中心视力最为敏锐的部位,黄斑能否聚光视物全赖精气滋养,而后天精气主要由脾胃化生。

（三）黄斑属脾论的发展

著名眼科专家陆绵绵教授提出眼科局部辨证的相关理论,首创眼底病辨证体系,将中医眼科宏观辨证和西医眼科微观辨病有机地结合。通过眼底检查,可以看清瞳神内在的组织形态和病理变化,再配合视力或其他特殊检查,这些直观所见和客观指标,克服了过去把瞳神疾病专责之于肾的局限性,填补了过去对内眼疾病,尤其是黄斑病变认识的某些空白,奠定了现代中医眼底辨证体系的基础,对中医眼科的发展起到了巨大的推动作用。她认为黄斑的眼病与脾密切相关。陆绵绵认为脾胃为后天之本、生化之源。黄斑能否视物依赖于精气,而后天精气由脾胃化生。因此,黄斑病变的辨证论治,应该从脾入手,不能仅仅着眼于肝、肾。

笔者临床和科研的主要方向为眼底病,尤其是黄斑病变如中心性浆液性视网膜脉络膜病变、中心性渗出性视网膜脉络膜病变、年龄相关性黄斑变性等的中西医结合治疗,对黄斑病变有较深刻的认识。根据经典医籍和临床中的体会,认为黄斑病变应从脾论治为主。在此理论的指导下自拟健脾化浊方治疗黄斑脉络膜新生血管,临床疗效显著,同时进行一系列的科学研究,验证了方药的可靠性和黄斑属脾理论的正确性。以黄斑属脾的理论指导自己在临床上治疗黄斑病变。

脾主升清能将精微物质升运于目,即所谓的"清阳出上窍"。脾统血,血养目窍,脉为血之府,诸脉皆属于目,目得血而能视,而血液之所以运行于脉络之中不能外溢有赖脾气的统摄。脾胃居于中焦,吐故纳新,运化有序,则气血津液生化无穷,黄斑得养,神光充沛而不病。

根据笔者的体会,在临床上,脾气虚弱、脾失健运,继而导致的本虚标实之证是黄斑水肿、渗出、出血的主要原因。脾虚失运,水谷无以运化传输,清气不升,浊气不降,水湿停聚而成痰浊,眼底可见水肿、渗出。气虚血滞,血行不畅或气不摄血,血溢络外,眼底可见出血、渗出。因此,黄斑病变与脾密切相关,黄斑病变的辨证应从脾入手。脾气虚弱、脾失健运是黄斑病变的发病基础,是谓本;水湿内生、痰瘀互结是其基本的病理改变,是谓标。若脾胃虚弱,不仅气血不能上承养目,而且因为中焦亏虚,可以产生水湿痰浊诸邪,气血精液不足,则目窍黄斑失养而视物不清;水湿失运,酿生痰湿,浊邪上犯,阻闭目窍,则视物昏朦。若脾气虚衰,失去统摄能力,则可能引起眼部出血性病变。脾升胃降,目窍通利,脾胃为机体升降出入之枢纽。脾胃升降正常,出入有序,清阳之气上升入目,目得濡养,则视物清明;反之则清阳不升,浊阴不降,上犯于目内,而视物昏花。正如《兰室秘藏》所云:"清气不升,九窍为之不利。"黄斑病变在脏属脾,脏气虚衰,其中脾胃气虚为发病之主要因素,因此调理脾胃,使脾胃阴阳相合,升降相因,纳化有序,燥湿相济,生化无穷,则精气之源不断上注,神光炯炯。

黄斑病变病理改变多为水肿、渗出、出血,而其病理过程的产生的病因病机为脾气虚弱,脾运失常。

(1)脾气虚弱,健运失司,水精无以运化传输,清气不升,浊气不降,水湿停聚眼组织而成痰饮。《素问·至真要大论》说:"诸湿肿满,皆属于脾。"故在眼底表现为黄斑水肿、渗出。

(2)气虚则水谷精微不能上养于目,目失所养则视力下降。气虚血行不畅,脉络瘀阻,或因气不摄血,血溢络外,停积成瘀,在眼底可见出血、渗出、萎缩等病变。

(3)脾失健运,湿热内蕴,水湿上泛,积聚于眼底则为浊;热灼津液,炼液为痰则为渗出;热迫血行,血溢络外则出血,故在眼底亦表现为黄斑水肿、渗出、出血。所以,水肿多为湿聚,治在除湿;渗出多为痰结,治在祛痰;出血均属血脉离乱,治以止血宁血为主。故结合黄斑出血性疾病多瘀多痰之说,辨证时应着眼于瘀、痰、水三者,以痰瘀同治、水血同治立法,新生血管属于瘀,治以祛瘀;机化物属于结,当以散结。

笔者总结黄斑属脾的治则治法主要以健脾益气为治本之法,利水渗湿、化痰消瘀、软坚散结为治标之法。临证时在补益脾胃之大法的基础上,按照眼底所见病理改变分别予以化痰散结、活血化瘀、益气养血、化痰祛瘀利水等治标之法治之。

参 考 文 献

廖品正,1999.中医眼科学[M].上海:上海科学技术出版社:20-54.
唐由之,肖国士,1996.中医眼科全书[M].北京:人民卫生出版社:26-75.
王菁,2008.陆绵绵中医眼科脏腑辨证经验总结[J].辽宁中医杂志,35(10):1480,1481.
魏伟,2007.由"黄斑病变从脾论治"谈中心性渗出性脉络膜视网膜病变的治疗[J].江苏中医药,39(4):6,7.
徐铭谦,廖良,韦企平,2010.韦企平治疗眼病辨证用药述要[J].北京中医药,29(12):900-902.

第三章 黄斑的现代检查与诊断

第一节 眼底血管造影

眼底血管造影包括荧光素眼底血管造影(fluorescein fundus angiography, FFA)和吲哚青绿血管造影(indocyanine green angiography, ICGA),眼科常用来对视网膜脉络膜疾病进行诊断、鉴别诊断,在指导眼底病的治疗方面具有重大意义。特别在黄斑病变的诊断中更占有独特的地位。

一、检查方法

眼底血管造影设备主要包括荧光眼底照相机和共聚焦激光扫描系统两种。根据患者眼底病变情况可调整拍摄角度,一般调整范围在 20°~50°,30°一般用于观察黄斑、视网膜局部、视盘部的造影;45°可以观察整个后极部;150°可以观察整个后极部及周边部。

在操作前应该仔细询问患者病史以排除检查禁忌证,如过敏体质(包括过敏性哮喘和碘过敏),心、肝、肾功能不全者,怀孕及哺乳期,癌症晚期及全身状况不好的患者;血压高于160/90 mmHg;空腹血糖>10 mmol/L或餐后2 h 血糖>11 mmol/L;不适宜散大瞳孔者等。

患者瞳孔充分散大后,让患者舒适地坐在照相机前,固定好头部,先拍摄一张无赤光片或红外片。将稀释好的造影剂注入肘静脉,3~5 s 注射完毕,同时打开计时器,观察到血管即将充盈时开始拍照,最初拍摄过程中速度要快,待血液动力学拍摄完成后,可根据病情的需要延长拍摄间隔时间,一般拍摄 15 min 以上即可。在拍摄过程中,如患者感到恶心,可以稍停并嘱患者深呼吸,症状可有所缓解。如有荨麻疹等过敏反应则应立即处理,以免延误病情。如发生严重的过敏反应和呼吸循环障碍者应立即住院治疗。检查结束后,告知患者皮肤发黄、小便发黄属正常现象,应多饮水。

荧光素钠为无毒染料,临床检查中发生不良反应概率相对较低,且多为轻度,一般不会发生毒性反应。一般注射荧光素钠 3 min 后会有一过性的恶心、呕吐、胃部不适、眩晕反应,可能与患者空腹、情绪紧张有一定的关系,嘱患者深吸气,不适症状可缓解。严重的副作用很少,主要是喉部干燥、瘙痒、皮疹等。罕见严重者出现晕厥、休克、血管内溶血,这些副作用应引起临床眼科医师的足够重视。吲哚青绿(indocyanine green, ICG)不良反应发生率较少,陈有信等报道吲哚青绿血管造影的不良反应发生率为 0.65%。采用两种造影剂混合静脉注射眼底造影,其不良反应发生率为 11.08%。Carski 等报道了约 24 000 次吲哚青绿注射,只有个别患者发生了过敏反应。尽管吲哚青绿的毒副作用比荧光素钠轻,但是做吲哚青绿血管造影前对患者的问诊及检查要与做荧光素眼底血管造影一样,对有过敏史的患者要谨慎考虑。造影室应该准备各种急救的药物,如肾上腺素、氨茶碱、氢化可的松等,准备氧气、静脉插管等。

二、荧光素眼底血管造影

荧光素眼底血管造影以荧光素钠作为荧光染料进行血管造影,用于视网膜血液循环的研究。

(一) 血管充盈的分期

(1) 视网膜动脉前期:该期即为在脉络膜循环期间,首先看到视盘的早期荧光和脉络膜的地图状荧光。

(2) 动脉期:从动脉开始充盈到静脉开始充盈之前为动脉期。视网膜动脉充盈迅速,1~2 s 荧光素全部充盈。

(3) 动静脉期:在动脉晚期的毛细血管已经开始充盈,同时荧光素进入小静脉,然后汇入大静脉,色素沿着静脉的管壁缘充盈,称为静脉层流。从动脉期到看见静脉层流的时间一般不超过 3 s。

(4) 静脉期:当小静脉的荧光素汇入该静脉时,从静脉任何一支出现静脉层流到所有静脉荧光充盈的时期为静脉期。

(5) 晚期:当注入荧光素 5~10 min 后,荧光素血流从视网膜血管开始消退进入造影晚期。

(6) 再循环期:出现在动脉期后 45~60 s。

(二) 异常眼底荧光像

在病理情况下,血-视网膜屏障(blood-retinal barrier, BRB)和脉络膜视网膜屏障受到破坏,则在眼底可看到异常的荧光。荧光素眼底血管造影的异常荧光主要有两类:高荧光和弱荧光。

(1) 弱荧光:任何原因使眼底荧光减弱或消失称为弱荧光(hypofluore scence),包括荧光遮挡和充盈缺损。

(2) 强荧光:任何原因使眼底荧光增强,或出现不应该有的荧光均称为强荧光(hyperfluorescence),包括透见荧光、荧光素渗漏、自发荧光、假荧光。其中荧光素渗漏又会造成管壁着染、组织着染、染料积存。

(三) 常见的黄斑荧光素眼底血管造影的改变

1. 黄斑的正常造影表现

黄斑暗区:脉络膜荧光和视网膜毛细血管荧光形成的背景荧光在黄斑区域趋于淡弱,越到中央越暗,称为黄斑暗区。其形成因素:① 黄斑色素上皮细胞高大、色素颗粒丰富,遮挡了脉络膜荧光。② 外丛状层或外核层内的叶黄素含量较多,吸收大部分荧光。③ 无视网膜血管。

2. 黄斑异常改变特征

(1) 黄斑水肿:常见于视网膜中央静脉阻塞(central retinal vein occlusion, CRVO)、糖尿病视网膜病变(diabetic retinopathy, DR)、视网膜色素上皮疾病、葡萄膜病变等造成视网膜内屏障或外屏障破坏,从而出现严重的血管渗漏。造影早期黄斑呈现背景荧光遮蔽,晚期荧光素渗漏至外丛状层 Henle 纤维间,形成以中心凹为中心的花瓣状强荧光。

（2）黄斑裂孔：常见于特发性黄斑裂孔、眼外伤及高度近视等。荧光素眼底血管造影检查部分黄斑裂孔的表现为病变部有圆形或类圆形透见荧光，即窗样缺损。其特点为在造影早期与脉络膜充盈同期出现异常荧光，且形态大小与色素缺失区相同，在造影过程中，随背景荧光的增强而增强，又随其减弱而减弱，形态与大小不变。

（3）黄斑增殖：常见于黄斑前增殖、黄斑视网膜内增殖及黄斑下增殖等。荧光素眼底血管造影检查黄斑周围小血管改变显现更为清晰，晚期扩张的血管末梢可见有荧光素渗漏，部分可见染料积存。黄斑下增殖即为黄斑视网膜下纤维增殖，荧光素眼底血管造影检查早期病变部位呈现荧光遮蔽或透见荧光，晚期可表现为增殖组织染色，呈现边界不清的条带状、团块状或不规则状强荧光。

（4）黄斑脉络膜新生血管：典型的脉络膜新生血管表现为视网膜下青灰色、类圆形、局限性、微隆起病灶，常继发黄斑下出血、渗出等改变，可伴有视网膜色素上皮脱离和（或）神经上皮脱离。典型的脉络膜新生血管在荧光素眼底血管造影检查中于动脉前期或动脉期即显花边状、车轮样或不规则状强荧光，周围被弱荧光区包围。造影过程中脉络膜新生血管可见进行性荧光素渗漏，并相互融合，边缘模糊不清，晚期染料积存于色素上皮下或者神经上皮下，形成局灶性强荧光。隐匿性脉络膜新生血管缺乏典型脉络膜新生血管的荧光表现，可能由于其边界欠清晰使其精确范围难以确定，或由于染料渗漏致来源难以确认，或因为出血、色素或视网膜色素上皮脱离掩盖了部分脉络膜新生血管性荧光渗漏。

（5）黄斑出血及渗出：视网膜内出血，由黄斑周围出血累及黄斑所致，如视网膜静脉阻塞、外层渗出性视网膜病变（Coats 病）、视网膜血管瘤破裂等。黄斑渗出，视网膜血管性疾病，如糖尿病视网膜病变、视网膜静脉阻塞等，可引起黄斑视网膜深层出现硬性渗出斑，呈黄白色的散在斑点状或融合成片状；部分视神经炎、视网膜炎、视盘水肿等患者在中心凹周围可出现星芒状硬性渗出斑。黄斑及其周围硬性渗出斑或出血在荧光素眼底血管造影均不显影，表现为斑点状、片状暗点或暗区，为渗出点或出血斑遮蔽脉络膜背景荧光所致。

（6）黄斑色素改变及局限性萎缩：黄斑色素改变虽可见于正常老年眼底，但更多见于黄斑退行性病变或营养不良，眼底可表现为色素紊乱不均、色素沉积及脱色素灶等，常见于卵黄状黄斑变性（Best 病）、眼底黄色斑点症（Stargardt 病）、年龄相关性黄斑变性等。荧光素眼底血管造影表现为透见荧光又称为窗样缺损，即病变部位在造影早期时显现荧光，随脉络膜背景荧光的改变而改变，但其大小及形态在造影过程中无改变，见于色素上皮脱失或色素上皮萎缩；荧光遮蔽，造影过程中，病变部位呈弱荧光、无荧光或暗区，见于色素上皮脱离；组织染色，见于纤维增殖及瘢痕形成等；荧光素渗漏，包括色素上皮损害所致的色素上皮渗漏和新生血管膜所致的染料渗漏。

（7）黄斑视网膜色素上皮脱离：常见于年龄相关性黄斑变性、息肉状脉络膜血管病变及特发性色素上皮脱离等。荧光素眼底血管造影检查，色素上皮损害所致的浆液性色素上皮脱离，在造影早期脱离部位即有圆形或类圆形荧光素充盈，荧光均匀一致，境界锐利，并在造影过程中荧光逐渐增强，在造影晚期脉络膜背景荧光消退后，脱离区仍表现为强烈的强荧光；出血性色素上皮脱离，病变区常呈荧光遮蔽性暗区；后极部脉络膜黑色素瘤荧光素眼底血管造影可显示瘤体斑驳状强荧光及瘤体内异常血管。

（8）黄斑视网膜神经上皮脱离：除部分黄斑裂孔及孔源性视网膜脱离累及黄斑，可引起黄斑视网膜脱离外，黄斑视网膜脱离多为渗出性，常见于中心性浆液性脉络膜视网膜病变（central serous chorioretinopathy，CSC）、葡萄膜炎、视网膜色素上皮炎等疾病。荧光素从脉络膜通过色素上皮缺损处漏入视网膜下，荧光充盈迟缓，不均匀，逐渐扩大，其位置与扩大形态在造影片上清晰可见。荧光素不断积存于视网膜下，后期可勾画出积存腔隙的范围。荧光素眼底血管造影检查中心性浆液性脉络膜视网膜病变患者，早期后极部色素上皮层可见一个至数个荧光小点，随造影时间延长，荧光小点呈墨渍样扩大融合，或呈炊烟样渗漏，荧光素积存于脱离的神经上皮层下，晚期可勾画出脱离的范围和形状。

三、吲哚青绿血管造影

吲哚青绿血管造影以吲哚青绿作为荧光染料进行血管造影，由于吲哚青绿分子量大，与血浆蛋白结合紧密，不易从脉络膜毛细血管渗漏，所以将其用于脉络膜血液循环研究。将吲哚青绿 0.25~0.5 mg 溶于 3 mL 生理盐水，如果同时做荧光素眼底血管造影则溶解后加入 20%荧光素钠 3 mL，5 s 内注入肘静脉。吲哚青绿可快速从肝脏中清除，并可在几分钟内从循环消失，对眼组织无明显的着染，重复造影可在间隙很短的时间内进行。

（一）血管充盈的分期

吲哚青绿血管造影目前无统一的分期标准，可分为造影早期、中期及晚期。

（1）造影早期：脉络膜动脉显影至静脉完全充盈，该期的脉络膜血管荧光最强，大的脉络膜动脉、静脉及视网膜血管均可见到。

（2）造影中期：静脉完全充盈后开始消退，此期脉络膜静脉开始模糊，逐渐与朦胧的脉络膜毛细血管融为一体，呈现弥散性均匀一致的脉络膜荧光。

（3）造影晚期：染料弥漫型渗出，该期的视盘荧光暗黑，脉络膜大血管呈弱荧光轮廓。吲哚青绿血管造影观察的时间不得少于 30 min。由于吲哚青绿进入各条睫状动脉的时间有先后，脉络膜的血管走行长短不一，所以脉络膜动脉充盈的时间也有先后。郭希让等研究正常人吲哚青绿血管造影血液动力学发现，脉络膜动脉最早开始充盈的时间为 10.26 s，最迟为 28.84 s，平均（14.25±3.59）s，脉络膜静脉开始充盈的平均时间为（15.03±3.44）s。Prudnte 等测量正常人脉络膜循环时间，平均脉络膜动脉充盈时间为（2.8±1.0）s，平均脉络膜动脉至脉络膜静脉充盈时间为（10.8±2.9）s，平均脉络膜毛细血管充盈时间为（4.95±2.35）s。

（二）异常眼底荧光像

吲哚青绿血管造影检查在眼底病中通常用于对息肉状脉络膜新生血管（金标准）、隐匿性脉络膜新生血管、复发性脉络膜新生血管、脉络膜血管瘤、脉络膜黑色素痣和黑色素瘤、局灶性脉络膜缺陷等脉络膜疾病和色素上皮病等进行评估。此外，吲哚青绿血管造影还可显示新生血管性年龄相关性黄斑变性中的滋养血管，帮助研究慢性中心性浆液性脉络膜视网膜病变、视网膜玻璃膜疣和后葡萄膜炎等的诊断。

（1）持续性异常强荧光：见于脉络膜新生血管形成、视网膜新生血管、毛细血管扩张、染料渗漏等。

（2）持续性异常弱荧光：见于① 荧光遮蔽，如大面积出血、色素增殖、渗出等；② 血管延迟充盈或呈现无灌注；③ 脉络膜毛细血管萎缩，表现出纱状荧光减弱或消失。

总之，荧光素眼底血管造影与吲哚青绿血管造影在眼底病诊断中取长补短，联合使用可加大对眼底病的诊断水平，并帮助研究人员深入探讨其发病机制。

第二节　光学相干断层成像

光学相干断层成像是一种无创、非接触性地对组织进行高分辨能力透射性成像的检查方法。其使用低相干干涉测量法进行测距和成像，通过对眼球切面进行成像，可以定量地测量眼球结构的有关参数，观察眼球切面上的微小变化并对病变进行随访观察，对涉及眼前节结构、黄斑、视神经及视网膜的疾病进行诊断。

一、黄斑及其周围视网膜正常的光学相干断层成像图像

组织学上将视网膜分为 10 层，由外向内分别为色素上皮层、视细胞层、外界膜层、外核层、外丛状层、内核层、内丛状层、神经节细胞层、神经纤维层、内界膜层。

正常视网膜光学相干断层成像图像与视网膜各层的组织结构相对应。随着离黄斑中心凹距离的增大，神经上皮层厚度增大，正常黄斑结构呈浅碟状，表现为中心微凹的斜坡状，呈较低的光反射。光学相干断层成像扫描各层清晰可分。

（1）神经纤维层：该层呈高反射信号带，它主要由视网膜神经节细胞发出的轴突组成，此外，还有传出纤维、Müller 纤维、神经胶质细胞和视网膜血管。黄斑处视网膜厚度有 30%～35% 是节状细胞和神经纤维层所构成的，而且在此处节状细胞最为密集。由于黄斑鼻侧的神经纤维层厚，颞侧的神经纤维层薄，因此其高反射条带在黄斑颞侧较薄、鼻侧靠近视盘较厚。

（2）神经节细胞层：该层呈低反射信号，主要由神经节细胞的细胞体组成，细胞体内的液体比较多。

（3）内丛状层：该层呈高反射信号带，由双极细胞、无长突细胞、神经节细胞的突触部位组成，该层以神经纤维结构为主。

（4）内核层：该层呈低反射信号，主要由双极细胞体组成，该层以细胞体为主。

（5）外丛状层：该层呈高反射信号，由视杆细胞、视锥细胞的轴突与双极细胞的树突相连接的突触部位构成，此外还有 Müller 细胞的突起。

（6）外核层：该层呈低反射信号，由视杆细胞与视锥细胞的细胞体组成。

（7）外界膜：非常纤细的高反射信号，由光感受器与 Müller 细胞、Müller 细胞与 Müller 细胞，以及光感受器与光感受器之间的连接结构粘连小带所构成。

（8）椭圆体带：椭圆体内含有大量线粒体，光学相干断层成像上表现为高反射信号，可能与外节盘膜对红外光形成的强反射有关。该反射条带为光感受器视细胞内外节连接（IS/OS）的交界处，但是它与外界膜和色素上皮层的相对位置不准确，而且这个区带的厚度与一个反射界面不一致。

（9）色素上皮层连接层、色素上皮层/玻璃膜复合体：富含黑色素的色素上皮层对

光反射强,因此光学相干断层成像表现为高反射信号,有时该层可以显示为两层(色素上皮层、玻璃膜层),特别是在某些病理情况下。

二、常见黄斑病变的光学相干断层成像图像

详见各章各论。

第三节 光学相干断层扫描血管成像

先进的光学相干断层成像技术的产生,为研究黄斑的形态提供了更好的研究工具。传统的光学相干断层成像技术提供的是视网膜的断层信息,为眼科患者带来了极大的方便。随着 En-face 技术的产生,光学相干断层成像也可以产生横面的信息。David H 发明了分频幅去相关血管成像技术(split-spectrumamplitude decorrelation angiography,SSADA),结合 en-face 技术产生了 SSADA - OCT,这是一种光学相干断层扫描血管成像(OCT angiography,OCTA)技术。该技术通过去相关或位相差异的方法可以区分视网膜信号中的血流信号,从而构建视网膜的微循环血管网,因此可以观察到黄斑拱环的形态。

一、光学相干断层扫描血管成像的原理

光学相干断层扫描血管成像能够无创地对活体组织的微血管循环进行成像,它的基本成像原理是从由样本反向散射的光信号中,分离由静态组织所产生的稳定信号和由运动颗粒(红细胞)所产生的不规则信号。对于静态组织而言,所散射的信号持续、固定,而运动颗粒所产生的信号随颗粒的位移实时发生变化。因此,如在同一部位进行一定时间间隔的连续扫描后,所获得的静态组织信号基本不会变化,而动态组织信号则发生实时变化。由此,如将两次扫描成像信号相减,静态信号就被滤掉,所剩余的信号则为运动物体产生。这便是光学相干断层扫描血管成像最简单的原理。

二、黄斑正常血流光学相干断层成像图像解读

(一)玻璃体内界膜交界层

玻璃体内界膜交界层(vitreoretinal interface,IVR)内界为内界膜以上 0.3 mm,外界为内界膜。正常无血流信号。在玻璃体-视网膜交界层病变时,可以见到信号或 En-face 结构改变。

(二)视网膜浅层

视网膜浅层(superficial retinal layer slab,SRL)内界为内界膜,外界为内丛状层的一种近似形式。视网膜浅层血流信号具有向心性,朝向黄斑中心。血流信号形态均匀,走行规则,拱环形态完整,拱环内无血流信号暗区,即黄斑中心凹无血管区(foveal avascular zone,FAZ)。

(三)视网膜深层

视网膜深层(deeper retinal layer,DRL)内界为内丛状层,外界为外丛状层的近似形

式。视网膜深层血流形态较浅层细密,形态及走行规则,呈针织网状结构,环绕黄斑中心凹无血管区,该区范围较浅层大。

(四) 视网膜无血管层

视网膜无血管层(avasular slab)内界为估算的外丛状层,外界为椭圆体区。该层正常无血流信号。

(五) 彩色分层视网膜血流复合图

彩色分层视网膜血流复合图(color coded retinal vasular map)使用不同颜色表示不同的层面(红色:SRL;绿色:DRL;蓝色:无血流层)。正常情况下仅应出现红绿色的血流信号。如果出现异常色彩血流信号,则提示可能在相应层次出现了病变,如新生血管。

(六) 视网膜层

视网膜层(whole retina slab)内界为内界膜,外界为色素上皮层以上 0.07 mm,以便缩小高反射的色素上皮层反射。其血流信号形态近似于红绿色血流形态的叠加。扫描该层用于显示全视网膜的血管系统。

(七) 脉络膜毛细血管层

脉络膜毛细血管层(choriocapillaris slab)内界为色素上皮层以下 0.02 mm,外界为色素上皮层以下 0.049 mm,该层的平均厚度约为 0.02 mm。

(八) 脉络膜层

脉络膜层(choroid slab)内界为色素上皮层以下 0.064 mm,外界为色素上皮层以下 0.115 mm。该层大致可见脉络膜中大血管血流信号,但细节难以辨认。该层没有完全包含解剖意义上的全部脉络膜中大血管层。注意:脉络膜中大血管血流可呈现中低信号,而不同于视网膜血管血流的高信号。

三、光学相干断层扫描血管成像的定量检测

光学相干断层扫描血管成像不仅可以观察形态学变化,而且相应软件可以进行定量分析,如距离、面积、密度等。目前主要集中在黄斑中心凹无血管区、毛细血管无灌注区、血管密度测量等方面。

四、黄斑病变血流光学相干断层成像

(一) 年龄相关性黄斑变性与脉络膜新生血管

脉络膜新生血管是新生血管性年龄相关性黄斑变性、病理性近视继发脉络膜新生血管、中心性渗出性脉络膜视网膜病变等多种眼底病的主要病理改变。视网膜外层或脉络膜层均质背景中出现异常的血管信号是脉络膜新生血管的表现,也是光学相干断层扫描血管成像检查中脉络膜新生血管的诊断标准。Bonini 等研究发现,光学相干断层扫描血管成像检查对脉络膜新生血管诊断的敏感度为 50%～100%,特异度可以达到 92%～100%。而光学相干断层扫描血管成像检查能够提供视网膜和脉络膜微血管的三维图像,同时可以对视网膜脉络膜血管的形态进行分层观察。光学相干断层扫描血管成像不仅可以显示脉络膜新生血管类型及获得高分辨率的图像,而且还可以对脉络膜新生血管的血流和面积进行定量分析,从而为脉络膜新生血管的检测及治疗效果的评估提供更加精确的证据。

（二）息肉样脉络膜血管病变

目前吲哚青绿血管造影是息肉样脉络膜血管病变（polypoidal choroidal vasculopathy，PCV）的主要检查手段，其检查中发现异常分支血管网（branching vascular network，BVN）及息肉状血管（pulsatile polyppoidal vessel，polyps）是息肉样脉络膜血管病变诊断的"金标准"。光学相干断层扫描血管成像观察息肉样脉络膜血管病变，可在色素上皮层与玻璃膜之间及脉络膜毛细血管层观察到形态不规则的分支状血管网。En-face 光学相干断层扫描血管成像中息肉样病灶位于外层视网膜或脉络膜毛细血管层，横截面光学相干断层扫描血管成像中息肉样病灶位于色素上皮层与玻璃膜之间，因息肉样病灶血流信号强。但是光学相干断层扫描血管成像检查对 polyps 的成像检出率低于吲哚青绿血管造影检查。

（三）中心性浆液性脉络膜视网膜病变

中心性浆液性脉络膜视网膜病变患者脉络膜的增厚、充血及高通透性，是通过不健康的视网膜色素上皮层造成视网膜下积液的积聚这一机制已得到专家共识。光学相干断层扫描血管成像观察中心性浆液性脉络膜视网膜病变，可在脉络膜毛细血管层观察到由于脉络膜毛细血管层局灶性血流增强或视网膜色素上皮层损害后透见脉络膜血流所呈现的强高血流信号影，脉络膜毛细血管层血管密度降低。En-face 光学相干断层扫描血管成像中病灶部位见高反射改变。

（四）黄斑裂孔

黄斑裂孔是指黄斑视网膜神经上皮层缺失，形成裂孔。光学相干断层扫描血管成像观察黄斑裂孔，可在视网膜浅层到视网膜无血流层观察到裂孔环周围血流信号低，可能与裂孔缘翘起，孔缘部分的预设分层扫描至更深的视网膜无血流层有关。En-face 光学相干断层扫描血管成像显示裂孔边缘锐利，中间为大小不等的点状高反射，周围环为中低反射。

第四节　视功能测定与评价

视功能检查包括视觉心理物理学检查（视力、视野、色觉、光觉等）和视觉电生理检查两大类。

一、视力检查

中心视力是视觉的主要指标，分为远视力和近视力。临床上≥1.0 的视力为正常视力，发达国家将视力<0.5 称为视力损伤，世界卫生组织规定矫正视力<0.05 为盲。

（一）远视力检查

远视力检查的测试视标多种多样，如英文字母、手形视标、小动物视标等，其特点是视标逐渐增大或者缩小，从而找出受试者能正确判断的空间分辨力的阈值大小。国外常用 Snellen 表，国内常用国际标准视力表和缪天荣教授采用数学原理设计的 5 分制对数视力表。

(二) 近视力检查

我国目前常用的近用视力表有标准近视力表、对数近视力表、汉字阅读视力表等，国际上常用 Jaeger 近视力表等。

二、视野检查

视野(visual field)是指眼向正前方固视时所见的空间范围，相对于视力的中心锐度而言，它反映了周边视锐度。视野是评价视功能的重要指标之一，可辨识周围环境和物体的方位。其中 30° 以内称为中心视野，30° 以外称为周边视野。世界卫生组织规定视野<10°者，即使中心视力正常也属于盲。

(一) 视野检查方法

1. Amsler 方格

标准的 Amsler 方格是 10 cm 见方的黑纸板，用白线条划分为 5 mm 宽的正方格 400 个，在检查距离为 28~30 cm 时，每方格相当于 1° 视野。检查方法：要求受检者看中心固视点，回答是否看见整个 Amsler 方格的 4 个角和 4 条边，是否有某处方格模糊或消失，是否有某处线条变得不规则或弯曲。Amsler 方格对检查黄斑极有价值，黄斑病变患者自备 Amsler 方格可自我掌握病变进展情况。此外，Amsler 方格对于 10° 范围内的中心暗点、旁中心暗点及视物变形区的检测也十分有用，可极为方便、迅速、灵敏地定性检测有无中心暗点存在。

2. Goldmann 视野计

Goldmann 视野计是一种半球形投射视野计，它是目前世界上应用最广泛的手动视野计，主要特点是视标大小和亮度能精确调控。Goldmann 视野计半球内面为均匀白色背景，刺激物为投射在均匀照明背景上的光斑。光标刺激强度从 a 挡到 e 挡以 0.1 对数单位(1 dB)递增。光标面积增大，增加了空间积累效应，刺激强度增加，各挡次光标刺激强度递增梯度相当于 0.5 对数单位。Goldmann 视野计可灵活用于中心视野和周边视野检查，主要用于动态等视线检查和超阈值静点检查。虽然 Goldmann 视野计也可做静态阈值定量检查，但因耗时太长而较少运用。检查时让受检者始终保持注视正前方的固视点，在视野屏其他位置出现闪亮光点时立即按一下蜂鸣器。开始检测后，需首先确定中心等视线阈值光标，测定生理盲点范围并测绘中心等视线，然后再确定中心等视线阈值光标并测绘周边等视线，最后进行超阈值静点检查。

3. 自动视野计

电脑控制的静态定量视野计，主要用于进行静态视野测试，测定每个视标刺激点处的阈值。尤其是在现代在以 Humphrey 和 Octopus 两种自动视野计为代表的视野检查中，视网膜光灵敏度或光感觉阈值的高低及视野损害程度的轻重均直接采用分贝(dB)作为衡量单位。分贝具有双重作用，既可间接地表示某一光标的具体亮度，也可直接地表示任意两光标亮度间的衰减幅度。自动视野计检查方法有三大类：① 阈上值检查，是视野的定性检查，分别以正常、相对暗点或绝对暗点表示。该方法检查快，但可靠性较低，主要用于眼底病筛选；② 阈值检查，是精确的视野定量检查，缺点是每只眼约检查 15 min，被检者容易疲劳；③ 快速阈值检查，如 TOP 程序通过智能趋势分析，减少了检查步骤，每只眼检查仅需 5 min。检查时给受检者做检测示范并进行训练。检查时光标将在视野计的半球壳内背景上自动出现,受检者看见光点则按钮回答。自动视野计结果判读的要点:① 视野中央部分正常值变异小,中间部分正常值变异大,所以中央 20°以内的暗点多为病理性的,视野 25°~30°上下方的暗点常为眼睑遮盖所致,30°~60°视野的正常值变异大,临床诊断视野缺损时需谨慎;② 孤立一点的阈值改变意义不大,相邻几个点的阈值改变才有诊断意义;③ 初次自动视野检查异常可能是受试者未掌握测试要领,应该复查视野,如视野暗点能重复出来才能确诊缺损;④ 有的视野计有缺损的概率图,此图可辅助诊断。

4. 微视野计

其通过拓展传统测量方法加深了对中心暗点的认知,并为测量提供了更加准确的选择。传统视野测量以稳定中心凹固视为前提,而黄斑病变通常是旁中心固视,不稳定的旁中心固视限制了传统视野测量黄斑暗点的准确性。微视野计结合了眼底照相与自动视野检测技术,将视网膜敏感度地图与眼底图像直接对应,实现了结构检查与功能检测的结合。其眼位追踪系统可即时监测固视,自动补偿眼动,从而精确测定黄斑的功能。目前它已经应用于多种黄斑病变的功能评估及治疗效果的观测,如年龄相关性黄斑变性、病理性近视、糖尿病性黄斑水肿、糖尿病性视网膜病变、中心性浆液性脉络膜视网膜病变、黄斑裂孔、黄斑转位术后视功能评估、青光眼等。

(二)正常视野

正常视野范围因生理解剖的特点,如睑裂的大小、鼻梁的高低、眶缘的位置、瞳孔的大小等有所不同。正常人周边视野的平均值为上方 55°,下方 70°,鼻侧 60°,颞侧 90°。用蓝、红、绿色视标检查,周边视野依次递减 10°左右。生理盲点的中心在注视点颞侧 15.5°,在水平中线下 1.5°,其垂直径为 7.5°±2°,横径为 5.5°±2°。生理盲点的上、下缘均可见到有狭窄的弱视区,为视盘附近大血管的投影。

(三)病理性视野

1. 向心性视野缩小

常见于视网膜色素变性、青光眼晚期、球后视神经炎(周围型)、周边部视网膜脉络膜炎等。癔症性视野缩小,有颜色视野颠倒、螺旋状视野收缩等现象。

2. 偏盲

对视路疾病定位诊断极为重要。以注视点为界,视野的 50%缺损称为偏盲。

(1)同侧偏盲:多为视交叉以后的病变所致。有部分性、完全性和象限性同侧偏盲。部分性同侧偏盲最多见,缺损边缘呈倾斜性,双眼可对称也可不对称。上象限性同侧偏盲,见于颞叶或距状裂下唇病变;下象限性同侧偏盲,则为视放射上方纤维束或距状裂上唇病变所引起。同侧偏盲的中心注视点完全二等分者,称为黄斑裂孔,见于视交叉后视束的病变。偏盲时注视点不受影响者称为黄斑回避,见于脑皮质疾病。

(2)颞侧偏盲:为视交叉病变引起,程度可不等,从轻度的颞上方视野缺损到双颞侧全盲。

(3)扇形视野缺损:① 扇形尖端位于生理盲点,为中央动脉分支栓塞或缺血性视盘病变;② 扇形尖端位于中心注视点为视路疾病;③ 象限性盲为视放射的前部损伤;④ 鼻侧阶梯为青光眼的早期视野缺损。

(4)暗点:① 中心暗点,位于中心注视点,常见于黄斑病变,球后视神经炎,中毒性、家族性视神经萎缩等；② 弓形暗点，多为视神经纤维束的损伤，常见于青光眼、有髓神经纤维、先天性视盘缺损、视盘玻璃膜疣、缺血性视神经病变等；③ 环形暗点，见于视网膜色素变性、青光眼等；④ 生理盲点扩大，见于视盘水肿、先天性视盘萎缩、有髓神经纤维、高度近视等。

三、光觉检查

光觉（light sense）是视觉系统最基本的功能，可用于估计视网膜感光细胞的有效性，以及从视觉系统接收到外界刺激开始到视皮质最后得到光感知的整个生理过程。

（一）暗适应的测定

暗适应最常使用的仪器是 G/W 暗适应仪（Goldmann/Weeker adaptor），其记录表的横坐标为在黑暗中测试的时间，纵坐标表示光强度，也有的表示光敏感性。此外还有 Nagel 暗适应计、Hatinger 暗适应计、Friedmann 暗适应计等。被检查者先在一般光亮的室内适应 5 min，再进入暗室，在暗适应仪前适应 2 min，光适应 5 min，同时向被检者说明注意事项。然后关闭灯光，将乳白色板换成有黑白条纹的示玻璃盘，逐渐增强此盘上的光亮度，当被检者看到黑白条纹方向时，立即打记于自转的记录纸上，共记 45 min。前 10 min 每半分钟打记 1 次，以后每分钟打记 1 次。最后将记录之各点连成曲线，便得到该眼的暗适应曲线。或者采用对比法，让被检者和暗适应正常者同时进入暗室，分别记录他们在暗室内停留多长时间才能辨别周围的物体，如果被检查者的时间明显延长，则表示其暗适应能力较差。

（二）暗适应阈值

在完全暗适应的情况下，能引起光觉的最小刺激量称为绝对阈值，是真正表示暗适应功能的重要数据。通过大量的临床实践证明，11°固视最敏感。如果超过 2 对数单位即有夜盲现象，如果超过了 3.9 对数单位即说明已经无视杆细胞功能，此曲线即为单向曲线。人夜盲按绝对阈值分为三度：3.01~4.00 对数单位为Ⅰ度夜盲，4.01~5.00 对数单位为Ⅱ度夜盲，5.01~6.00 对数单位为Ⅲ度夜盲。

（三）暗适应曲线

暗适应曲线是视网膜视杆细胞功能的检查方法。典型的暗适应曲线由两条平滑的曲线组成。第 1 条曲线代表视锥细胞系统感受性的改变，第 2 条曲线代表视杆细胞系统感受性的改变。两者之间形成一个明显的转折，通常称为 α 角。所以暗适应过程主要分为两个阶段，即视锥细胞敏感度和视杆细胞敏感度。通过 G/W 暗适应仪检查可了解视杆细胞对光的敏感度与光刺激阈之间的反比关系，暗适应的绝对阈值越大，表明视杆细胞对光的敏感度越小（合成的视紫红质浓度越低），反之亦然。观察暗适应曲线，可看到在 5~8 min 范围内，常发生一个明显转折，是视锥细胞对光的敏感度最高的对数值，该点以前的曲线，代表视锥细胞有色感光物质发生光化学变化后所增加的敏感度，该点以后的曲线，代表视锥细胞在暗适应条件下所增加的敏感度，视杆细胞对光的敏感度最高的对数值即为绝对阈值。测量条件不同，其暗适应曲线结果也不同。常规的暗适应检查时间为 30 min，可提供暗适应开始后 30 min 的光阈值，但根据需要可适当延长，文献中有报道测试时间延长至 120 min 者。

有暗适应障碍（夜盲）的疾病包括先天性停止性夜盲，如小口病；先天因素但出生后出现的夜盲,如视网膜色素变性、白点状视网膜病变、先天性梅毒性视网膜脉络膜炎、高度近视等。后天性者有特发性夜盲(维生素 A 缺乏症),症状性夜盲,如开角型青光眼晚期、糖尿病性视网膜病变、肝功能障碍等。

四、色觉检查

先天性色觉障碍通常称为色盲,是指不能分辨自然光谱中的各种颜色或某种颜色。色盲又分为全色盲和部分色盲(红色盲、绿色盲、蓝黄色盲等)。而对颜色的辨别能力差的则称为色弱,它与色盲的界限一般不易严格区分,只不过轻重程度不同罢了。色弱包括全色弱和部分色弱(红色弱、绿色弱、蓝黄色弱等)。

(一)假同色图(色盲本)检查

假同色图(pseudoisochromatic plate)测验是临床上使用最广泛的一种色觉检测方法。它利用不同类型的颜色混淆特性来鉴别异常者,一般要求被检查者读出或辨别镶嵌在背景中的图形或数字。其有效性取决于选用的颜色、图形和背景所含元素的亮度对比、元素大小等多种因素。色盲本的种类繁多,在设计上各有侧重,但大部分假同色图测验都是基于假同色原理。假同色图测验有很多种,大部分用来区分正常人和先天性红绿异常者。

(二)色相排列检测

色相排列测验要求被试者按色调顺序排列一组颜色样品,从而反映出异常者的颜色辨别缺陷。现主要有 Farnsworth-Munsell(FM)-100 色相测验法和 Farnsworth panel D-15 色相测验法。

(三)色盲镜检查

色盲镜(anomaloscope)是一种采用色光辨别的方法,通过特殊的颜色匹配从而判断色觉缺陷类型的仪器。被检查者从色觉镜观察孔中所见视野被分为两部分:一部分为一定波长的某色光;另一部分为其他两色的混色。一定波长的色光仅有亮度变化,两色的混合比例是可变的。混合两色使之与一定波长的光的色调相等,根据受试者所要求的两色成分,对比正常人的成分,即可确定其色觉正常或异常。

五、视觉电生理检查

常用的临床视觉电生理检查包括视网膜电图(electroretinogram,ERG)、视觉诱发电位(visual evoked potential,VEP)和眼电图(electrooculogram,EOG)。

(一)视网膜电图

1. 全视野视网膜电图(full filed electroretinogram,FERG)

FERG 是应用一个弧形球(或称为 Ganzfield 刺激球)发出闪光,通过散大的瞳孔进入眼内,诱发整个视网膜的总和反应,它是一种复合电反应,来源于视网膜感受器细胞,用低于白色光弱刺激一个处于暗适应状态的眼,即可得到一个典型的视杆细胞反应;用白色光刺激一个处于明适应状态的眼即可得到一个视锥细胞反应。通过该原理,全视野视网膜电图能将视杆细胞和视锥细胞分离出来。多焦点视网膜电图的一阶反应表达视网膜外层的功能,相对于全视野视网膜电图,它能够对视网膜的不同区域进行分析。

2. 图形视网膜电图(pattern electroretinogram, PERG)

PERG 记录的是图形刺激(棋盘格或光栅)所诱发的视网膜电位,常用的刺激图形为黑白翻转的棋盘格图案。图形视网膜电图主要由 P1 的正相波和发生在其后 N1 或 N95 的负相波组成。因此,其可用于检测和监测各种原因导致的视网膜神经节细胞的功能异常,如青光眼、视神经疾病及原发性的神经节细胞病等。此外,由于图形视网膜电图可记录被刺激图片所覆盖区域的局部反应,且 P1 波是由光感受器和视网膜细胞所驱动,故图形视网膜电图可敏感地反映黄斑的功能异常。同时,图形视网膜电图还可反映视网膜光学通路、光感受器、双极细胞及视网膜神经节细胞的完整性。

3. 多焦视网膜电图(multifocal electroretinogram, mERG)

mERG 即多位点视网膜电图。其刺激器为 21 英寸*阴极射线管(cathode-ray tube, CRT)刺激器,光亮度为 2~100(平均 55)cd/m^2。刺激图形采用多个六边形单元格在二进制 m 序列控制下黑白翻转刺激 1 Hz 频率变换,刺激密度 50%,对比度 96%,放大器放大倍数为 10 万倍。通频带为 5~100 Hz,刺激时间为每节 47 s,共 8 节。记录相应多焦视网膜电图一阶核反应(first order kernel, FOK)中 N1、P1 潜伏期,P1 波振幅密度,记录区域以黄斑中心凹为中心的第 1 环及其余 4 环(0°、5.44°、10.31°、16.31°、23.42°)内上方、下方、颞侧、鼻侧区域第一个 N1 波和第一个 P1 波的潜伏期和振幅。多焦视网膜电图主要反映黄斑局部区域视网膜电活动,较图形视网膜电图更容易反映出黄斑视网膜局部病变,主要应用于各种黄斑病变的功能检查。

(二)眼电图

眼电图的依据为眼球在正常情况下由于视网膜代谢水平较高,眼球后部的视网膜与前部角膜之间存在着静止电压。将电极置于每只眼两侧,眼球每次运动都会有相应的矢量改变,引起电位差改变。把电极和描述器相连接,电位变化转化为笔的移动。眼睛向左运动时笔向上移动,眼睛向右运动时笔向下移动,这种由眼球运动转化的电改变称为眼电图。眼电图是应用较广泛的一种记录眼的静息电位(无须额外光刺激)的检查方法。其产生于视网膜色素上皮,暗适应后眼的静息电位下降,此时最低值称为暗谷,转入明适应后眼的静息电位上升,逐渐达到最大值——光峰,在常规的眼科检查中常被用于检测视网膜色素上皮-光感受器复合体的功能。

眼电图主要用于诊断卵黄状黄斑变性、药物中毒性视网膜病变,以及眼球运动检查等。

(三)视觉诱发电位

视觉诱发电位是大脑皮质枕叶区接受视刺激时产生的电位变化,主要检测从视网膜神经节细胞至枕叶视皮层之间的视觉传导通路,反映后极部,尤其是黄斑的电活动和视功能。按照激光形态可分为图像视觉诱发电位(pattern visual evoked potential, P-VEP)和闪光视觉诱发电位(flash visual evoked potential, F-VEP)。图像视觉诱发电位常用棋盘格图形翻转刺激,全视野刺激,对比度 100%,图形翻转频率为 2 Hz,分析时间 250 ms,平均次数 200 次。其属于视觉诱发电位的一种,是大脑皮质对视觉刺激发生反应的生物电信号。图像视觉诱发电位主要反映视野 20°范围以内视网膜的电活动,

---

* 1 英寸 = 2.54 cm。

它反映中央视网膜神经节细胞及以上传导通路的功能,即从视网膜到视皮层任何部位的神经纤维出现病变,图像视觉诱发电位检查均可表现出异常。闪光视觉诱发电位技术采用全视野球形刺激器,刺激频率为 5 Hz,平均次数为 100 次,以每眼至少重复 2 次获得一致结果为准。闪光视觉诱发电位是利用均一的无图像的闪光刺激视网膜,记录通过枕区头皮表面的电位,适用于视力严重受损不能进行图像视觉诱发电位检查者,需要检查者的合作程度不如图像视觉诱发电位那样高,但是其振幅和潜伏期变异较大。图像视觉诱发电位波形中含有 N75、P100、N145 三个波;闪光视觉诱发电位波形中含有 N1、P1、N2 三个波。视觉电生理测定的应用需要和临床相结合,视觉电生理检测的结果能够反映出电生理反应正常或异常,异常中又可分为轻度、重度和中度。在临床中应该将疾病的知识与视觉电生理联系起来,具体分析患者的病情。

视觉诱发电位是一种无创的、客观的视觉电生理检查方法,具有客观性、重复性好的特点,已经在眼科广泛地应用。其临床应用:① 协助判断视神经、视路疾病。通常表现为 P100 波潜伏期延长、振幅下降;在脱髓鞘性视神经炎中,P100 波振幅常常正常而潜伏期延长。② 估计婴幼儿、视皮质损伤的儿童和可疑非器质性损伤患者的视力丧失程度,其中包括伪盲患者。③ 检测弱视治疗效果。④ 预测屈光间质混浊的患者术后视功能。⑤ 视交叉部的神经外科手术中使用视觉诱发电位监测,视觉诱发电位振幅下降提示视路系统受到手术干扰。⑥ 通过多通道左右部位记录到不对称视觉诱发电位,可判断白化病视通路神经纤维的异常投射。

参 考 文 献

陈晓,李舒茵,牛超,等,2012.先天性视网膜劈裂症的影像学观察[J].眼科新进展,32(11):1064-1066.

陈有信,韩宅玲,张承芬,1980.吲哚青绿血管造影毒副作用的临床观察[J].中国实用眼科杂志,16(3):158,159.

郭希让,赵朝霞,李蕴随,等,1998.正常人吲哚青绿眼底血管造影的动力学观察[J].中华眼底病杂志,(2):7-10.

黄厚斌,王敏,2016.眼底光相干断层扫描学习精要[M].北京:科学出版社,143-165.

黄厚斌,2015.眼底荧光素血管造影学习精要[M].北京:人民军医出版社,48-215.

黄叔仁,张晓峰,2016.眼底病诊断与治疗[M].3 版.北京:人民卫生出版社:13-19,21-24.

贾丽丽,吴强,邹俊,等,2011.特发性黄斑视网膜前膜的光学相干断层扫描图像特征[J].上海医学,34(3):208-210,248.

刘家琦,李凤鸣,2010.实用眼科学[M].北京:人民卫生出版社:164-177.

李筱荣,陈有信,李志清,2014.荧光素眼底血管造影[M].天津:天津出版传媒集团,1-11.

林冰,孙祖华,李岩,等,2012.急慢性中心性浆液性脉络膜视网膜病变的自身荧光和频域光相干断层扫描图像特征[J].中华眼底病杂志,28(4):321-324.

罗文玲,2015.视觉电生理的临床应用研究进展[J].中外医学研究,13(5):162-164.

莫宾,周海英,焦璇,等,2018.中心性浆液性脉络膜视网膜病变的 OCTA 血管密度分析[J].眼科,27(1):58-62.

齐备,2007.光视觉(下)[J].中国眼镜科技杂志,(11):118,119

魏文斌,2016.OCT血流成像图谱[M].北京:人民卫生出版社:22－34.

文峰,2006.吲哚青绿血管造影术及其临床应用[J].眼科研究,(2):113－118.

吴芳,杨亚波,2005.颜色视功能检查及其进展[J].国外医学(眼科学分册),(6):370－373.

许发宝,周立军,巩亚军,等,2018.应用光学相干断层扫描成像技术分析比较急慢性中心性浆液性脉络膜视网膜病变的变化[J].中国病理生理杂志,34(6):1109－1114.

游启生,2013.特发性黄斑裂孔分期OCT表现[J].眼科,22(4):233.

张静琳,吴德正,李梦媛,等,2017.图形视网膜电图在黄斑病变中应用价值的研究[J].中华眼科医学杂志(电子版),7(5):211－216.

张敏芳,孟晓红,陈军,等,2011.黄斑脉络膜新生血管的OCT图像特征及与视力的相关性[J].眼科新进展,31(3):258－260.

赵芳,郑坤,刘鹤南,2011.先天性视盘小凹光学相干断层扫描的临床研究[J].国际眼科杂志,11(9):1670,1671.

赵堪兴,杨培增,2013.眼科学[M].8版.北京:人民卫生出版社:36－56.

Carlo T E D, Romano A, Waheed N K, et al, 2015. A review of optical coherence tomography angiography (OCTA) [J]. International Journal of Retina and Vitreous, 1(1): 1－5.

Gong J, Yu S, Gong Y, et al, 2016. The diagnostic accuracy of optical coherence tomography angiography for neovascular age-related macular degeneration: a comparison with fundus fluorescein angiography [J]. Journal of Ophthalmology: 1－8.

Kim J Y, Kwon O W, Oh H S, et al, 2016. Optical coherence tomography angiography in patients with polypoidal choroidal vasculopathy [J]. Graefe's Archive for Clinical and Experimental Ophthalmology, 254(8): 1505－1510.

第四章 黄斑病变的治疗方法

第一节 中医疗法概述

古代中医受历史条件的限制对黄斑并无直接的认识,黄斑病变被归于如暴盲、视瞻昏渺、视瞻有色、云雾移睛、高风内障等瞳神疾病范畴。古人对黄斑的生理、病理认识,黄斑病变病证描述和病因、病机阐述及治法治则并无系统性概述,对黄斑与脏腑间联系的认识及对黄斑病变的认识也并不全面。

现代中医眼科医家从相关眼科专著的记载中检测相关理论,在治疗黄斑病变上逐渐梳理并积累了大量的经验,结合现代相关眼底检查,对黄斑病变的病因、病机、治疗方法已有相对完善、全面的探究。根据眼部表现,结合全身症状进行辨证,分清标本缓急,通过内治法来调整脏腑功能或攻逐病邪,以达到治疗效果。

本节采用"辨证求因、审症求因",把对病因的研究与对症状、体征的辨析联系起来,将黄斑病常用治法根据病因概分为三大类,以提供临床辨证思路。

一、外来病邪

外来病邪指风、寒、暑、湿、燥、火(热)六淫邪气,以及特殊的疠气等,黄斑病变中常见风邪、寒邪、湿邪、火邪及特殊的具有感染性的疠气犯目。

(一) 疏风法

本法以疏散风邪为主要作用,用于治疗风邪外犯所致眼病,常用于眼病初起、病位表浅、病灶及病理过程变化多端的病证。临床根据不同病证可配伍不同方药,如见风热表证则疏散风热,见风寒表证则疏散风寒,另外还可选用疏风兼清热解毒的汤剂,如祛风散热饮子。例如,多发性一过性白点综合征多因外感风、寒、湿邪,毒邪乘虚而入,上攻于目所致,其中风寒表证中除眼部症状外,全身可兼见咳嗽、咳痰、恶寒无汗、鼻塞、流清涕、咽痒、发热、肢体酸痛等症状,临证选用荆防败毒散发散风寒、宣降解表以去除全身病因,达事半功倍之效。

(二) 清热法

本法以清泄热邪为主要作用,是治疗眼科以火热病证为主的治法,如瞳神缩小,瞳神散大,眼内出血、渗出等,全身症状见口干欲饮、便结溲黄、舌红苔黄、脉数等实热之象。

1. 清热泻火

火热之证有肝火、胃火、肺火、心火、火毒等之分,选方用药时都应有所区别。肝火者用清肝泻火法,常选用龙胆泻肝汤等。例如,玻璃体积血(血溢神膏)中热伤血络证,常因肝胆火炽使火灼目络、迫血妄行,积于神膏,除了止血凉血之外,还需清肝泻火调整脏腑功能并攻逐病邪;胃火者用清胃降火法,常选用清胃汤等方;肺火者用清肺泻火法,常选用黄芩、桑白皮;心火者急躁易怒用清心降火法,多投栀子、黄连;火毒炽盛者则用清热泻火解毒法,如黄连解毒汤。应用本法时注意投以寒凉方剂切勿过早、过多,中病即止,以免损脾碍胃伤正。

2. 清热祛风除湿

风湿与热邪相搏,风湿热邪黏滞重着,阻滞于中,浊阴上泛,故见眼珠坠胀疼痛、眉棱骨痛;湿热熏蒸肝胆则神水混浊。全身症状见肢体酸楚疼痛,舌质红,苔滑。例如,葡萄膜炎症性疾病大多与风湿免疫相关,其病机多为风湿夹热、肝经湿热等,结合全身表现及舌苔脉象,风热偏重时,常选用祛风散热饮子,风湿偏重时可予羌活胜湿汤、抑阳酒连散,加广藿香、厚朴等以祛风湿。

(三) 祛湿法

本法以祛除湿邪为主要作用,用于治疗湿邪外侵或内生所致的眼病,如胞睑浮肿,神水混浊,瞳神缩小或边缘如锯齿,视物模糊,视物变形,眼前黑影,眼底可见渗出、水肿等,全身症状见体倦身重、胸胁痞满、纳呆便溏、苔滑或厚腻等湿邪为病的表现。

应用本法时,还应根据湿邪所在部位不同、合邪不同及湿邪所产生的病理产物不同等,选用不同的方剂。例如,肝胆湿热者宜选用龙胆泻肝汤等方;脾胃湿热者常选用三仁汤等方;风湿夹热者常选用除湿汤等方;痰湿互结者常选用涤痰汤等方;湿热内蕴者常选猪苓散。利水祛湿药有耗液伤阴之弊,养阴药亦易留湿,治疗用药时应酌情处理好养阴与祛湿的关系。

二、病理状态

人体内病理状态从虚实来分,实证有内寒、内热、内湿、气郁、食积等,大部分在五脏六腑都可出现。虚证主要分为气虚、血虚、阴虚、阳虚。

(一) 健脾利湿法

本法以补中益气、健运脾胃、退湿消肿为主要治法。年老之人,脾虚者常有之。脾胃互为表里,脾主运化,胃主受纳,脾主升清,胃主降浊。脾胃失调,则运化紊乱,水谷精微不能上输于目,则见视物模糊,或浊者不能代谢,清者不能贮藏,浊者乱扰清窍,表现为黄斑渗液或渗出物长期滞留,或反复渗液,或出血吸收后遗留渗出物,全身表现为面色萎黄、少气懒言、肢体倦怠、大便溏薄,舌淡红,苔薄白或滑,脉缓弱。例如,年龄相关性黄斑变性(视瞻昏渺)中脾虚湿困证,患者嗜食偏好,脾胃受损,运化失调,湿困中焦,浊气上犯,故见视物昏蒙、眼底见玻璃膜疣、渗出、水肿,常选用参苓白术散为底,并加以泽兰、益母草等利水药物,可使脾气健运,水湿消退。

(二) 疏肝理气法

本法以改善或消除肝郁气滞为主要作用,用于治疗与肝郁气滞有关的内、外障眼病,如目系、视衣及其血管疾病,瞳神干缺,绿风内障,青风内障,视力疲劳等,尤其是眼底病恢复期及久病不愈者;还可用于眼目胀痛、视物昏朦,或突然失明、视物变形、视物变色。全身症状见精神抑郁,或情绪紧张,或性情急躁,或忧愁善虑,或胸胁胀闷,乳房胀痛,不思饮食,月经不调等。常用方剂有柴胡疏肝散、逍遥散等。例如,中心性浆液性脉络膜视网膜病变(视瞻有色)中重要的病因为情志不畅,肝气不舒,郁久化热,湿热上泛则见黄斑水肿及黄白色渗出,治宜疏肝解郁、清热化湿,选用丹栀逍遥散或龙胆泻肝汤。另外,因久病多兼瘀,久病多虚,病程多伴血虚或阴虚,故解郁常配伍补益活血祛瘀药。

(三) 补益法

补益法是指补养脏腑阴阳气血精津液的不足,以助目珠神光,是眼科以虚损证为主疾病的治法。代表方如补肝益肾兼以养血祛风的加减地黄丸,补血填精益肾兼以疏风清热的石斛夜光丸,补肾填精、滋阴养血明目的四物五子丸等。

1. 补益肝肾

本法以补养肝肾为主要作用,五脏六腑之精气皆上注于目,而肾主藏精;肝开窍于目,又主藏血,肝受血而目能视;目在生理上与肝、肾的关系最为密切。本法用于治疗肝肾不足所致眼病,如视瞻昏渺、视瞻有色、视衣脱离术后、高风内障等,还可用于目乏神光、视物昏花、眼前黑影、瞳神散大或干缺等。全身症状多伴头昏耳鸣、腰膝酸软、梦遗滑精、失眠健忘、舌淡少苔等。本法常用方剂有杞菊地黄丸、明目地黄丸、加减驻景丸、左归丸、左归饮、右归丸、右归饮、二至丸、金匮肾气丸等。例如,年龄相关性黄斑变性、中心性浆液性脉络膜视网膜病变恢复期,均可补益肝肾,巩固疗效。值得一提的是,临床上常用种子类药物,补肝肾而明目,如五味子、枸杞子、菟丝子、决明子、楮实子等,有取象比类之妙。

2. 补益气血

本法以补养人体气血为主要作用,用于治疗气血亏虚所致眼病,如视瞻昏渺、视瞻有色、视衣脱离术后、高风内障等。全身症状可有神倦乏力、少气懒言、动则汗出、面色少华、心慌心悸、爪甲淡白、舌淡脉虚等气血亏虚症状。常用方剂有芎归补血汤、益气聪明汤、参苓白术散、八珍汤等。例如,缺血性视神经病变(目系暴盲)中气血两虚证,目得血而能视,气血虚则目系失养,故视力骤降,并有面色无华、少气懒言等气血两虚之候,治疗上以人参养荣汤加减补益气血、通脉开窍。

(四) 滋阴法

1. 滋阴潜阳

本法以滋养阴液、平肝潜阳为主要作用,用于治疗肝阳亢逆、阴液亏虚所致眼病,如络阻暴盲、视瞻昏渺等。该类眼病临床表现多起病较急,猝然一眼或双眼视力下降,视衣可见典型的缺血性改变。多数患者伴有高血压、心脑血管疾病。全身症状多见头痛眼胀或眩晕时作、头晕耳鸣、急躁易怒、面赤烘热、心悸健忘、失眠多梦、口苦咽干,脉弦细或数。例如,视网膜中央动脉阻塞(central retinal artery occlusion, CRAO)(络阻暴盲)中肝阳上亢证,久病肝肾阴亏,水不涵木,肝阳失潜,或肝郁气火内生而阴液暗耗,阴不制阳,肝阳亢逆,气血上冲,瘀阻目中脉络,故骤然盲而不见,治宜滋阴潜阳、活血通络,方选天麻钩藤饮加减。

2. 滋阴降火

本法以滋养阴液、清降虚火为主要作用,用于治疗阴液亏虚、虚火上炎所致眼病,如混睛障、瞳神干缺、络损暴盲、视瞻昏渺等。该类眼病临床表现多起病较缓,症状时轻时重,病程长而易反复发作,或有周期性加重的特点。全身症状多见头昏失眠、两颧潮红、盗汗梦遗、五心烦热、烦躁易怒、口苦咽干、舌淡少苔、脉细数等。常用方剂有滋阴降火汤、知柏地黄汤等。例如,葡萄膜炎(瞳神紧小)中虚火上炎证,因久病伤阴,阴虚火炎,故视物昏花;阴虚灼烁黄仁,瞳神干缺,虚火上扰则烦热不眠、口干舌燥,治疗方面投以知柏地黄丸加减以滋阴降火。

三、病理产物

疾病发展过程中,机体气化功能失调会产生一些病理产物,主要有瘀血、痰饮、结石等有形实邪,这些有形实邪基本可以对应在五脏六腑。这些病理产物会与疾病形成恶性循环,加重病情。或者某些疾病的产生,主要就是由病理产物导致的,属于继发性病因。

(一) 活血化瘀法

瘀血在眼底的病理表现有疼痛、水肿、结节、渗出、增生、视网膜各层出血、新生血管。本法以消散瘀滞、改善血行为主要作用,用于治疗眼部血瘀证,如眼部胀痛、刺痛,眼内出血、缺血、血管痉挛或扩张或阻塞,新生血管,眼底组织机化、萎缩、变性,外伤、手术后,眼部固定疼痛及舌有瘀斑等。应用本法时,还应根据病因病机不同,选用不同的方剂,合以不同的理血治法。

若为瘀血阻塞血络而致的眼部出血,常用桃红四物汤、失笑散、血府逐瘀汤等方;血瘀热壅者,还应凉血止血,常用归芍红花汤等;气虚血瘀者,还应益气活血,常用补阳还五汤等;气滞血瘀者,还应理气活血,如中央或分支静脉阻塞(络瘀暴盲)中气滞血瘀证,情志不舒,肝郁气滞,日久化火,迫血妄行,血溢络外,神光遮蔽,故视力急降、眼底出血,治宜理气解郁、化瘀止血,方选血府逐瘀汤加减;撞击伤目(外伤)、血灌瞳神者,还应养血活血,常用祛瘀汤、祛瘀散等;血分郁热、血灌瞳神者,还应活血利水,常选用大黄当归散等;另外,本法不宜久用,久用易伤正气。尤其是破血药,祛瘀力量峻猛,气血虚弱者及孕妇忌用。

止血法用于眼部出血性疾病,导致出血的原因不同,止血的方法也有所差异。例如,血热妄行而出血者,宜清热凉血止血,常选用十灰散等;虚火伤络而出血者,宜滋阴凉血止血,常选用宁血汤等;气不摄血而出血者,宜益气摄血,常选用归脾汤等;眼外伤者宜止血祛瘀,常选用生蒲黄汤等。止血法仅用于眼病的出血阶段,若出血已止而无再出血的趋势,当逐渐转向活血化瘀治法,以促进瘀血的吸收。单纯固涩止血易致留瘀,故常于止血方中配伍活血化瘀之品,或可选用兼有活血作用的止血药物。

(二) 祛痰法

本法主要作用为消除眼部经络、窍道痰湿阻滞。祛痰法以祛除致病因素,通达局部经络窍道为组方目的。

1. 化痰祛瘀

痰瘀互结,有形之物阻滞,脉络不利,则见眼底视网膜出血、渗出、瘢痕、增生性改变。全身表现为形盛体胖,头身沉重,或伴身体某部位固定刺痛,其舌苔白滑或腻或兼有瘀点,脉滑或涩,如糖尿病性视网膜病变(消渴眼病)中痰瘀阻滞证,以温胆汤为底,加丹参、郁金、僵蚕化痰的同时活血祛瘀。

2. 燥湿化痰

痰湿阻结局部,经络气血不畅,或闭阻经络窍道,或阻碍玄府气液流通,或阻碍目窍神光发越,可因不通则痛,发为痛证,也可影响目力。例如,中心性浆液性脉络膜视网膜病变(视瞻有色)中痰湿内蕴者,脾胃虚弱,聚湿生痰,痰湿内阻,湿浊内蕴,蒙蔽清窍,眼底见黄白色点状渗出物,此时痰湿凝聚,治宜利水渗湿、化痰散结,常选用五苓散合二陈汤加减,并予昆布、海藻软坚散结、利水消肿。

3. 祛痰散结

本法以祛痰软坚散结为主要作用,用于治疗各种内、外障眼病中痰湿互结、气血瘀滞的证候。例如,外障之胞睑肿核、白睛结节隆起,内障之神膏混浊、眼底水肿渗出、眼内机化条膜形成等,皆可用本法消散之。常用方剂:二陈汤、化坚二陈丸、温胆汤、涤痰汤等。常用方药:浙贝母、昆布、海藻、莪术、煅龙骨、煅牡蛎、鸡内金、瓦楞子等。

四、黄斑病变常用中药

(一) 出血

(1) 气虚不能摄血,血不循经,溢于脉外而引起黄斑出血:止血的同时配以补气药,如党参、太子参、黄芪、山药等。

(2) 怒则气上,肝气上逆,气逆血瘀,或气逆血乱,气逆血走,目中之血破络而出:除了止血药物之外还应投以行气活血药,如川芎、郁金、延胡索等,配以平抑肝阳药,如石决明、珍珠母、煅牡蛎等。

(3) 气滞多由痰火、食滞、情志不舒等引起,气滞则血瘀,血破络而出:根据不同的致病因素选用针对性药物,如炒谷芽、炒麦芽等消食药,浙贝母、瓜蒌等清热化痰药,以及疏肝理气药,如香附、佛手、青皮等。

(4) 脏腑郁热、痰火所致出血,其热侵入血分,血受热迫,血液妄行,溢于脉外,引起出血:常用凉血止血药,如大蓟、小蓟、地榆炭、槐花、侧柏叶、白茅根,配以清热凉血药,如生地黄、玄参、牡丹皮、赤芍、紫草、水牛角、紫花地丁;肝肾阴亏,阴虚生内热,虚火灼络,血溢脉外者则予养阴补阴药南沙参、北沙参、麦冬、枸杞子、女贞子,配伍清热泻火药,如石膏、知母、天花粉、栀子、夏枯草、决明子等。

(5) 血液瘀滞不行,或气机郁滞不能行血,或气虚无力推动血液运行,或寒凝血滞,使脉络瘀塞不通而引起出血:常用化瘀止血药,如三七、茜草、蒲黄,以及活血祛瘀药,如丹参、红花、桃仁。

(6) 因外物直接或间接损伤目中脉络,血破络而出:在止血药的选择上也有侧重,如白及、仙鹤草等收敛止血药,乳香、没药等消肿生肌、活血止痛药,土鳖虫、骨碎补等破血逐瘀、活血疗伤药。

(二) 水肿

黄斑水肿多为水湿停留、瘀滞结聚所致,常用的利水消肿药有薏苡仁、茯苓、猪苓、泽泻、冬瓜皮等;化湿药物有苍术、厚朴、白豆蔻、藿香、佩兰、砂仁等。另外,根据水肿产生的不同病因,配伍对症药物。

(1) 属"诸湿肿满,皆属于脾"者,投以健脾益气药,如陈皮、山药、白术等,或苍术等燥湿健脾药。

(2) 属"瘀血化水,亦发为肿"者,另应配伍化瘀药,如三七、蒲黄等。

(3) 属"经络痞涩,水气停滞"者,另应配伍具有疏经通络功效的药物,如木瓜、威灵仙、秦艽等。

（三）黄斑渗出、色素斑、机化膜及视网膜新生血管

（1）对于黄斑渗出，中医学认为是由于水液运化，排泄过程中发生障碍而产生的水、湿、痰等病理产物，属痰饮范畴，其积于黄斑，多为有形之物，可按痰饮治之。常用的化痰药有半夏、天南星等燥湿化痰药，桑白皮、葶苈子、昆布、海藻等利水消肿、软坚化痰药，川贝母、浙贝母、瓜蒌等清热化痰、散结消肿药。

（2）增生性物质多投软坚散结类药物。色素斑属"肾"，在色为黑，总归为肾经，如系脉络膜方面的色素病变就从心、肾上辨证；若为视网膜、虹膜、睫状体的色素病变，就从肝、肾上施治；如果是黄斑的色素病变，就要兼从脾、胃施治。机化膜常见于糖尿病性视网膜病变增生期，根据全身症状及原发病辨证论治的同时兼投软坚散结药，如昆布、海藻、海蛤壳、瓦楞子、鳖甲、牡蛎等。

（3）新生血管的形成系久病入络，破损易于出血，宜凉血、止血、活血治之，在活血化瘀法中已有提及。

（四）结合全身症状配伍

（1）失眠多梦者，可酌加远志、酸枣仁、合欢皮、龙骨、首乌藤等安神药。

（2）大便秘结者，可酌加火麻仁、郁李仁等润肠通便药，甚者可投大黄、芒硝等泄下攻积药。

（3）情志不舒者，可酌加香附、郁金、玫瑰花等疏肝解郁药。

（4）腰膝酸软者，可酌加杜仲、补骨脂、菟丝子、龟甲等补益类药物。

第二节　药　物　治　疗

一、皮质类固醇类药物

通过多种机制作用于数个细胞间通路以减轻黄斑水肿，其中最主要的机制为抗炎作用。皮质类激素通过调节细胞表面信号分子表达及炎症介质和血管源性因子分泌，减少了炎症因子及血管内皮生长因子（vascular endothelial growth factor，VEGF）基因的表达，发挥其稳定细胞膜，增强血-视网膜屏障的功能。

（一）曲安奈德

曲安奈德（triamcinolone acetonide，TA）是由人工合成的一种含氟的长效糖皮质激素，可通过降解细胞外基质等来抑制新生血管的形成。眼周注射曲安奈德可治疗巩膜炎、葡萄膜炎、黄斑囊样水肿等，玻璃体内注射可抑制虹膜、视网膜前及脉络膜新生血管生成。但可能会出现眼内压升高、白内障、视网膜下及玻璃体积血、视网膜毒性、眼内炎等并发症。尤其是引起皮质类固醇性青光眼的比例较高。

（二）地塞米松玻璃体内植入剂

地塞米松玻璃体内植入剂可生物降解，无须手术取出，可装载0.7 mg地塞米松，持续释放地塞米松约4个月。应用该装置时需以22G推注器经睫状体平坦部注入眼内，再次注射时重复上述操作即可，大大减少了因手术产生的并发症。尽管接受地塞米松植入剂治疗后部分患者眼压会升高，但大多数患者可使用降眼压药物有效控制眼压。

（三）醋酸氟轻松缓释剂

醋酸氟轻松有两种缓释剂。① Retisert 是一种持续释放醋酸氟轻松的植入剂，不可生物降解，大小为 5.0 mm×2.0 mm×1.5 mm，装载 0.9 mg 醋酸氟轻松，以约每日 0.5 μg 的速率释放醋酸氟轻松达 30 个月。Retisert 经睫状体平坦部切口植入到玻璃体腔，用缝线固定于相应的巩膜上。② Iluvien 是另一种醋酸氟轻松玻璃体内植入剂，不可生物降解，外观为棒状，大小为 3.50 mm×0.37 mm，通过 25G 针头将其从睫状体平坦部注入玻璃体腔，不需要手术缝合，与 Retisert 相比创伤更小。以约每日 0.2 μg 的速率释放醋酸氟轻松达 3 年。其中 Iluvien 在许多欧洲的国家已经被批准用于糖尿病黄斑水肿（diabetic macular edema, DME）的治疗。

二、抗血管内皮生长因子药物

眼内新生血管的形成是多种眼部疾病共同的病理改变，它对眼部造成的不可逆性的损害已成为重要的致盲因素之一。目前，针对此类疾病的早期治疗，业内仍缺乏有效的方案。血管内皮生长因子是一种同源二聚体糖蛋白，广泛存在于人体的各种器官中。眼部的血管内皮生长因子主要分布于视网膜周细胞、血管内皮细胞及色素上皮细胞等。血管内皮生长因子共有 VEGF－A、VEGF－B、VEGF－C、VEGF－D、VEGF－E、VEGF－F 及胎盘生长因子（PIGF）等 7 个亚型，VEGF－A 是其中活性最强的一个亚型。血管内皮生长因子的生理功能主要有四种。其一，直接诱导血管内皮细胞进入有丝分裂阶段，促进新生血管的形成。其二，增加血管内皮细胞的通透性，使血浆蛋白、纤维蛋白原等大分子物质溢出血管外，为新生毛细血管网的形成提供丰富的基质。同时，刺激间质细胞转化为成熟的血管基质，从而加速血管生成，并改变细胞外基质，间接加速血管生成。其三，具有神经保护作用。它可抑制神经元的凋亡、促进神经元的增速，对视网膜神经起保护的作用。其四，抗血栓形成，从而保护血管。血管内皮生长因子广泛分布于人体内，在正常生理情况下，人体分泌的血管内皮生长因子对维持血管完整性起着重要作用，但是血管内皮生长因子的过度表达则会使血管异常增殖。组织的慢性缺氧是导致血管内皮生长因子病理性高表达的核心因素。因此，在不能完全消除原发病的情况下，基于独特的病理和生理作用，抗血管内皮生长因子药物应运而生。无论是隐匿性脉络膜新生血管还是典型性脉络膜新生血管，抗血管内皮生长因子药物已成为国内外脉络膜新生血管治疗的一线用药。目前，抗血管内皮生长因子药物主要治疗湿性黄斑变性、高度近视的黄斑脉络膜新生血管病变、视网膜静脉阻塞并发黄斑水肿、糖尿病视网膜病变合并黄斑水肿、新生血管性青光眼（neovascular glancoma, NVG）、早产儿视网膜病变、外层渗出性视网膜病变，以及成为玻璃体-视网膜手术前辅助用药。

（一）贝伐单抗

贝伐单抗（bevacizumab，商品名 Avastin）是人源化的抗血管内皮生长因子重组鼠单克隆抗体，可阻止血管内皮生长因子与内皮细胞表面的受体（VEGFR1 和 VEGFR2）结合，使内源化的血管内皮生长因子生物活性失效，从而抑制新生血管生成并降低视网膜血管通透性。但贝伐单抗易引起动脉血栓形成、高血压、出血等全身严重不良事件，因而不被批准用于年龄相关性黄斑变性的治疗。然而由于其价格低廉，目前，该药广泛使用。

（二）雷珠单抗

雷珠单抗（ranibizumab，商品名 Lucentis）是一个重组人源化单克隆抗体片段，与血管内皮生长因子具有高度亲和力，其亲和力约为贝伐单抗的 5～10 倍。在血管内皮细胞表面与有活性的 VEGF－A 所有亚型结合部位结合，阻碍 VEGF－A 与其受体（VEGFR1 和 VEGFR2）结合，从而抑制血管内皮细胞增殖、血液渗出和新生血管形成。

（三）阿柏西普

阿柏西普（aflibercept，又称为 VEGFTrap），是一种重组融合蛋白，由人 VEGFR1 和 VEGFR2 与人免疫球蛋白 G（immunoglobulins G，IgG）Fc 段相融合而成，亲和力高，与血管内皮生长因子结合紧密，现有的单克隆抗体和抗体片段药物大多仅能与 VEGF－A 结合，而阿柏西普可与 VEGF－A、VEGF－B 及胎盘生长因子结合，从而更彻底地阻断血管内皮生长因子受体下游信号通路。其作用靶点多，亲和力好，且分子质量大，半衰期长等特点优于其他血管内皮生长因子抑制剂，具有良好的安全性及药效性。

（四）康柏西普

康柏西普（conbercept，又称 KH902），为一种可结合所有 VEGF－A 亚型的融合蛋白，是一种潜在的抑制新生血管形成的药物，是我国自主研制生产的血管内皮生长因子受体和人免疫球蛋白 Fc 片段重组的新型受体融合蛋白。其可与 VEGF－A、VEGF－B、VEGF－C、胎盘生长因子特异性结合，使血管内皮生长因子与受体结合被竞争性抑制，以达到抑制新生血管的目的。体外药效学试验表明康柏西普与血管内皮生长因子亲和力极高，比雷珠单抗高出 40 多倍，能有效地抑制血管内皮生长因子诱导的血管内皮细胞出芽、生长、迁移及血管新生。该药可有效提高患者视力，降低黄斑中心凹厚度。

三、营养神经类药物

甲钴胺是一种内源性辅酶 B_{12}，在同型半胱氨酸合成，甲硫氨酸的转甲基反应过程中，作为甲硫氨酸合成酶的辅酶起重要作用。甲钴胺易转移至神经细胞的细胞器，从而促进核酸和蛋白质的合成。甲钴胺直接作用于损伤神经并刺激轴浆蛋白质及神经膜细胞卵磷脂合成，修复髓鞘，加速神经轴索的再生。另外，通过甲基化反应可促进核酸、蛋白质、脂质代谢。有研究表明，甲钴胺可提高视锥细胞等光感受器的兴奋性，促进细胞器蛋白质和核酸的合成，提高黄斑神经感觉层的功能，从而提高患者的视力。

四、抗氧化性营养素

黄斑主要的成分是维生素 A（类似 β-胡萝卜素）、维生素 C、维生素 E 和锌等，这些成分可通过抗氧化作用对视网膜细胞起保护作用，这些抗氧化剂和营养物质共同发挥保护作用从而延缓病程进展。

五、叶黄素和玉米黄素

叶黄素及其立体结构和玉米黄素之间的抗氧化平衡是很重要的。叶黄素和玉米黄素主要是存在于深绿色叶菜中的一类含氧类胡萝卜素，在人体内主要分布在视网膜黄斑。这两种色素是构成视网膜黄斑的两大色素，故又称为黄斑色素。它们的作用：① 抗氧化作用；② 滤过蓝光，保护黄斑免受光氧化损伤；③ 细胞膜的重要结构物质；④ 信号传递的调节器。

第三节　激 光 治 疗

一、激光的基本概念

激光产生的原理是利用受激辐射原理使光在某些受激发的工作物质中放大、发射。产生激光的激光器由以下三部分组成。

（1）工作物质：产生激光的物质，决定激光波长，以及激光器的分类。

（2）泵浦源：又名激励源，可激励工作物质产生高能量粒子。

（3）光学谐振腔：是实现粒子反转、产生激光的重要结构，影响激光的输出特性。

激光的产生过程为以光学、电学及其他方法为激励源，对工作物质进行激励，使工作物质中一部分粒子激发到更高级的能量状态中去。当这种高能状态的粒子数大于低能状态的粒子数时，该工作物质辐射出强度被放大，且与入射光的波位相一致、频率一致、方向一致的光，也就是产生了对一定波长光辐射的放大作用。

二、光凝治疗的目的和模式

光凝治疗是眼底病激光治疗中应用最广泛、最主要的作用方式，其作用是通过热凝固效应，使靶组织温度升高至60℃以上，导致蛋白质等大分子变性凝固、细胞坏死，进而使靶组织坏死。

（一）全视网膜光凝

1. 全视网膜光凝作用机制

全视网膜光凝（panretinal photocoagulation，PRP）也称为播散性全视网膜光凝，主要应用于治疗增生性糖尿病视网膜病变（proliferative diabetic retinopathy，PDR）和重度非增生性糖尿病视网膜病变（nonproliferative diabetic retinopathy，NPDR）。全视网膜光凝的作用：① 杀伤耗氧量高的部分视网膜光感受器及内颗粒层，使残留的内层视网膜组织供氧得到改善，视网膜血管扩张减轻，减轻渗漏；② 光凝后视网膜瘢痕形成，新陈代谢速度减慢，对氧的需求降低，减少血管生成刺激因子的释放，从而减少视盘及视网膜新生血管的产生；③ 光凝部位色素上皮层萎缩，视网膜变薄，外屏障遭到破坏，营养物质可直接由脉络膜进入视网膜，有助于改善视网膜的营养供给；④ 促使视盘视网膜新生血管萎缩或停止生长，减少增生性病变形成。

2. 适应证

（1）增生性糖尿病视网膜病变。

（2）重度非增生性糖尿病视网膜病变合并黄斑水肿，特别是荧光素眼底血管造影显示较多无灌注区。

（3）缺血型视网膜中央静脉阻塞合并视网膜新生血管或眼前段新生血管。

（4）严重或广泛的视网膜静脉周围炎。

3. 激光治疗方法

首先要根据糖尿病视网膜病变的性质及程度确定适宜的光凝范围、光斑密度，选择合适的激光波长，减少副损伤并争取高比例的有效光斑。

激光波长选择:首选绿色激光,对晶状体混浊重的患眼可采用黄色激光,对玻璃体少量积血的部位可调整为红色激光。

激光参数设置:光斑大小,后极部光斑直径 0.2~0.3 mm,向周边逐渐加大,赤道部可用 0.3~0.5 mm,曝光时间 0.2~0.4 s,输出功率达到Ⅲ级光斑反应。依据病变范围及严重程度全视网膜光凝分型如下。

(1)标准全视网膜光凝(S-PRP):后界近于卵圆形,在视盘鼻侧 1 PD 以外,视盘上、下距视盘 1 PD 以外,上、下血管弓(或黄斑中心上下 2 PD)以外,及黄斑颞侧 2 PD 外,前界达到赤道部。间隔 1~2 个光斑直径,光斑总数 1 200~2 000 点(根据光斑大小不同有一定变数)。糖尿病视网膜病变增生前期 1 600 点左右,增生期 2 000 点左右。全视网膜光凝分 3~4 次进行,时间间隔一般>3 天,但不宜超过 2 周,宜每周 1 次。每次 1 个象限,光斑数 300~500 点。

(2)次全视网膜光凝(Sub-PRP):糖尿病视网膜病变非增生期,病变集中在后极部,可进行后极部播散光凝,在黄斑颞侧和下方至少 2 PD 以外,视盘鼻侧 0.5 mm 以外的后极部椭圆形区域。次全视网膜光凝光斑间隔大,总数 650~1 200 点,分 1~2 次进行。

(3)超全视网膜光凝(E-PRP):针对视盘新生血管(neovascularization of disc)、多发广泛视网膜新生血管、合并虹膜新生血管(neovas cularization of iris)或新生血管性青光眼的加强全视网膜光凝。激光治疗范围由视盘上下及鼻侧 0.5 PD 以外,上、下血管弓以外,以及黄斑颞侧 1~2 PD 外,至远周边的范围。光斑更密集,间隔 0.5~1 个光斑直径,总数 1 600~2 400 点。超全视网膜光凝分 3~4 次进行,每 3~4 天进行一次激光治疗,以缩短疗程,减少并发症发生。

4. 注意事项

(1)全视网膜光凝分次完成。通常按照眼底 4 个象限,或按上侧、下侧、鼻侧、颞侧 4 个部分,分为 4 次。多次间断进行有利于减少黄斑水肿,防止渗出性视网膜脱离及脉络膜脱离。

(2)建议首先做下方视网膜光凝治疗,一旦治疗过度致玻璃体少量出血,可沉积在下方,有利于继续完成视网膜光凝。

(3)如果伴有黄斑水肿,应首先进行黄斑光凝,然后进行全视网膜光凝,以避免水肿的加重。

(4)治疗过程中应避开视网膜出血血管、视网膜脉络膜瘢痕或机化膜。直接光凝视网膜出血,会引起其表面的视网膜内层损伤;光凝视网膜血管,会引起血管管径狭窄甚至血管闭塞;光凝视网膜脉络膜瘢痕或机化膜,可引起瘢痕挛缩、牵拉出血或视网膜裂孔。

(5)治疗后随访,荧光素眼底血管造影检查显示无灌注和视网膜新生血管未消退,应补充、加密光凝治疗。

(6)发生下述情况时,应转至玻璃体切除手术。① 增生加重、牵拉视网膜脱离加重;② 玻璃体积血 2~3 个月无吸收,对于已经完成全视网膜光凝的患眼,如单纯玻璃体积血不伴有玻璃体机化及视网膜牵拉,可延长观察时间至 6 个月;③ 玻璃体-视网膜增生致使视盘或黄斑移位者;④ 牵拉性视网膜脱离累及黄斑,或合并孔源性视网膜脱离或混合性视网膜脱离者;⑤ 黄斑视网膜前出血、黄斑视网膜前膜或牵拉引起的黄斑水肿。

（7）控制高血糖是糖尿病视网膜病变的根本治疗方法。所有糖尿病患者控制血糖稳定能延缓糖尿病视网膜病变的发展。糖尿病患者多合并高血压和高血脂,应做相应检查并治疗。

（二）病变区域的散播光凝

1. 病变区光凝作用机制

光凝在血管阻塞区域,减轻渗漏;直接对异常渗漏的血管进行光凝,引起血管壁收缩,减少渗漏;直接光凝视网膜新生血管,封闭视网膜新生血管,减轻渗漏,防止出血,抑制增生。

2. 适应证

（1）视网膜分支静脉阻塞（branch retinal vein occlusion, BRVO）合并视网膜新生血管。

（2）视网膜静脉周围炎等。

3. 激光治疗方法

可以采用不同波长的激光光凝新生血管周围的无灌注区,或视网膜静脉周围炎的病变血管周围。

（三）黄斑水肿的局部光凝

1. 作用机制

① 降低扩张的毛细血管通透性而减轻渗漏水肿;② 刺激色素上皮细胞,增强其"泵功能"及"外屏障"功能,促使黄斑水肿消退。

2. 适应证

水肿范围较大,黄斑弥漫性渗漏,常采用水肿区的播散光凝,光凝覆盖水肿区。

3. 激光治疗方法

参数:光斑多选择直径 0.1 mm,靠近中心凹部可以选择直径 0.05 mm,浅Ⅱ级光斑反应,曝光时间 0.2 s,间距 1 个光斑直径。中心凹 0.5 mm 内不要光凝。波长首选黄色激光,若无黄色激光也可选择绿色激光。黄斑水肿如无改善可在2~3个月后再次光凝。

（四）黄斑水肿的格栅光凝

1. 黄斑格栅光凝作用机制

光凝凝固弥漫性渗漏的视网膜增厚区域及毛细血管无灌注,范围包括中心凹 0.5 mm 以外的整个黄斑水肿区。

2. 适应证

弥漫性黄斑水肿或者黄斑囊样水肿行黄斑格栅样光凝。

3. 激光治疗方法

光凝范围:在弥漫性黄斑水肿、CSME 黄斑无灌注区内,采用格栅样"C"形排列的激光光凝,避开乳斑束及黄斑中心凹周围 0.5 mm。激光波长:首选黄色激光,其次为绿色激光。激光参数:选择光斑直径 0.05~0.1 mm,间隔 1~2 个光斑直径;曝光时间 0.1 s;输出功率达到Ⅲ级光斑反应。注意避免过度密集和反应过度、过量的激光斑。

三、其他激光治疗方式

（一）经瞳孔温热疗法

临床主要采用的是经瞳孔温热疗法（transpupil thermotherapy, TTT）,这种激光治疗方法是应用近红外半导体激光(810 nm),并采用大光斑、长曝光时间、低输出功率,使激光通过瞳孔导入眼底,激光能量在靶组织中形成的热容积逐渐向深部蔓延,随之靶组织局部温度缓慢升高,致使靶组织内血管血栓形成,引起血管闭塞,或细胞发生变性、凋亡,从而达到治疗深部病灶目的。810 nm 波长激光穿透性强,不被血红蛋白吸收,叶黄素吸收率极低(<1%),黑色素吸收率较高(<15%),照射后病变组织升温缓慢,光热效应作用深度可达到脉络膜深层,同时对照射部位的神经上皮损伤小。

1. 适应证

① 黄斑病变,如黄斑中心凹外脉络膜新生血管、中心性浆液性脉络膜视网膜病变等。② 各种眼底肿瘤,如脉络膜黑色素瘤、脉络膜血管瘤、脉络膜骨瘤、视网膜毛细血管瘤、视网膜母细胞瘤。

2. 禁忌证

黄斑中心凹下及中心凹旁的脉络膜新生血管、中心性浆液性脉络膜视网膜病变,非活动的良性视网膜脉络膜肿瘤等。

3. 激光治疗方法

(1) 波长选择:选用 810 nm 红外波长激光,采用大光斑、低能量、长曝光时间的作用方式。

(2) 大光斑:单光斑(直径 0.5~3 mm)或多个融合光斑全覆盖整个病灶。对于脉络膜黑色素瘤,光斑范围应大于病灶。

(3) 长曝光时间:每个光斑作用时间为 60~180 s。

(4) 低输出功率:疾病性质不同,所需要的光斑作用深度及反应不同。经瞳孔温热疗法治疗脉络膜新生血管时,采用阈值或阈值以下能量,达到无明显肉眼可见或近于 I 级光斑反应,防止其表面的神经上皮损伤。

经瞳孔温热疗法治疗脉络膜黑色素瘤时,每个光斑的作用时间应达到 180 s,因此,要耐心地摸索激光功率,能在 180 s 达到形成 Ⅲ~Ⅳ 级光斑反应的总激光能量。调整激光功率,完成激光治疗。

(二) 光动力疗法

光动力疗法(photodynamic therapy,PDT)是通过无毒性的光敏剂在靶组织中积聚,并以特定波长激光照射,致使靶组织产生光化学反应,形成的氧自由基和单线态氧损伤光照部位的血管内皮细胞,闭塞病变血管,从而达到破坏病灶或使病灶萎缩退行,实现治疗目的。光动力疗法要按照光动力学治疗组推荐的治疗方法,根据患者的身高、体重计算出注射用维替泊芬药物标准剂量,实际应用剂量为标准剂量($6\,mg/m^2$)的 50%~70%。

1. 适应证

以典型性为主的脉络膜新生血管。近年来,有学者经临床实践总结出,光动力疗法可以有效地应用于如下疾病。

(1) 特发性息肉状脉络膜血管病变。

(2) 中心性浆液性脉络膜视网膜病变。

(3) 脉络膜血管瘤、脉络膜黑色素瘤、脉络膜转移癌。

(4) 视盘毛细血管瘤和视网膜毛细血管瘤。

2. 禁忌证

肝病活动期和未能控制的严重高血压。

3. 激光治疗方法

以注射用维替泊芬光敏剂光动力疗法治疗为例。

（1）暗室中配制光敏剂：按照不同的光敏剂所要求的时间静脉注射，注射用维替泊芬药物 10 min 内匀速肘静脉注射，注射结束 5 min 后激光照射。

（2）激光波长：689 nm 波长红色激光。

（3）激光参数设置：光斑直径大于病灶直径。根据病灶性质及病因决定增加量，如治疗年龄相关性黄斑变性脉络膜新生血管时，光斑直径为病灶最大线性距离+1 000 nm。而治疗特发性或病理性近视脉络膜新生血管（myopic choroidal neovascularization，mCNV）时，增加量可适当减小。激光功率固定为 600 mW/cm^2（脉络膜新生血管光照时间 83 s，总能量 50 J/cm^2；视网膜脉络膜肿物可光照 83~126 s，总能量为 50~100 J/cm^2）。

（4）治疗后患者应按照所要求的时间避光，需要戴太阳眼镜，皮肤也需避免强光照射。维替泊芬治疗后需严格避光 48 h。

四、激光治疗黄斑病变

具体内容详见各章各论。

第四节　手　术　治　疗

一、黄斑视网膜前膜

黄斑视网膜前膜是一种与多种因素相关的增生性疾病，是一种较轻度的细胞增生性反应，其细胞成分含有肌动蛋白，可合成胶原形成膜，膜牵拉收缩引起黄斑视网膜继发性改变，常伴有玻璃体后脱离。目前已普遍认为玻璃体切除术联合黄斑视网膜前膜剥除术是特发性黄斑视网膜前膜（idiopathic macular epiretinal membrane，IMEM）治疗的有效途径。

（一）诱导玻璃体后脱离

如果玻璃体后皮质没有脱离并且前后的牵拉仍然存在，正如在玻璃体黄斑牵引综合征中所见，外科医生必须诱导完全性玻璃体后脱离，可以通过玻璃体探针在视盘处吸引完成。也有报道在玻璃体切除之前使用水平剪刀将玻璃体后皮质从黄斑中心凹剥离。

（二）黄斑视网膜前膜的剥除

玻璃体切除联合视网膜前膜剥除术需要在高分辨率的黄斑接触镜下进行。增殖膜可以延伸至很大的范围，找到膜的边缘对剥除膜有帮助。膜的剥除可以用手术镊从边缘向中心剥除。针尖应该沿正切线方向在视网膜表面移动，防止组织被剥碎和撕碎视网膜，可能需要从不同方向剥除增殖膜。

二、黄斑裂孔

黄斑裂孔是指黄斑中心凹区的全层视网膜裂孔，是从内界膜到感光细胞层的全层组织的破裂,其中以特发性黄斑裂孔最为常见。特发性黄斑裂孔的发病机制尚不明确,大多数研究认为玻璃体对黄斑裂孔处视网膜的纵向牵拉及内界膜的切线向牵引力是特发性黄斑裂孔形成的重要原因。以往治疗特发性黄斑裂孔的目的是为了防止其引起视网膜脱离,而采用激光及一些保守治疗,手术只有到产生广泛的视网膜脱离时才考虑。

(一) 玻璃体切割

目前临床上促进特发性黄斑裂孔闭合的主要手术方法为玻璃体切除术,其通过消除玻璃体对视网膜黄斑中心凹的牵拉以达到治疗的效果。近年来,随着技术的不断提高,人们先后改进23G切口直径0.72 mm、25G切口直径0.5 mm、27G切口直径0.4 mm,使玻璃体切除术逐步实现微创化。玻璃体切除术从中轴部玻璃体开始切除。对于4期黄斑裂孔,玻璃体切除容易完成。较早期的黄斑裂孔,玻璃体后脱离不完全,需先行玻璃体后皮质的切除。将玻璃体后皮质从视网膜表面切除的最简单的方法是从视盘诱导Weiss环的分离开始。操作过程中可见玻璃体后脱离由后向前发展至赤道部。

(二) 生物辅助剂的应用

为了提高黄斑裂孔手术解剖复位的成功率,有学者在术中采用辅助剂,取得不同程度的成功。黄斑裂孔手术中所采用的辅助剂种类比较多,如转化生长因子 β_2(TGF-β_2)、自体血清、自体浓缩小板等。转化生长因子是最早采取的辅助剂之一,自体血清也曾被看作是黄斑手术中一种有效的辅助剂。研究表明,是否使用转化生长因子、自体血清,对黄斑裂孔的闭合率并无影响。近来大多数学者在特发性黄斑裂孔手术中不使用辅助药物,手术的成功率也达到95%以上。

(三) 内界膜剥离

内界膜是各种细胞成分如肌成纤维细胞、视网膜色素上皮细胞等增殖的支架,细胞增殖产生了视网膜切线方向的牵拉力。剥除内界膜可以有效地去除其上附着的收缩组织,解除黄斑中心凹切线方向的牵拉力,增加了视网膜的顺应性,刺激分泌 Müller 细胞以促进裂孔的愈合,同时去除了残存的玻璃体后皮质,促使特发性黄斑裂孔收缩修复,此外还可以防止黄斑视网膜前膜的产生。虽然玻璃体切割联合内界膜剥除术是目前公认最有效,且临床运用最广泛的手术治疗方式,但行玻璃体切除术时是否联合内界膜剥除仍存在争议。

内界膜非常薄,表面光滑难以辨认,且操作在黄斑区域更增加了手术难度,故在手术中我们常选用染色剂辅助以降低剥除内界膜的难度。目前常用的染色剂有吲哚青绿、曲安奈德、台盼蓝和亮蓝。其中最为常用的是吲哚青绿,其对内界膜有超强染色性,吲哚青绿对视网膜的损害具有计量和时间依赖性,故要求临床医生术中严格把控吲哚青绿的用量及手术时间。曲安奈德可附着于玻璃体后皮质,但对于内界膜的染色效果较差,一般运用于玻璃体切除术的染色而不运用于内界膜。亮蓝为一种新型生物染色剂,有报道称其存在潜在的视网膜毒性作用,国外运用较多,国内较为少见。现临床也有使用自体肝素化全血进行内界膜染色,既便捷又安全。

(四) 眼内填充

术中我们可选择性使用硅油、惰性气体或者消毒空气进行玻璃体腔填充,填充的作用在于封闭特发性黄斑裂孔,阻止液化玻璃体流入视网膜下,气体与视网膜间的界面张力可牵拉特发性黄斑裂孔的边缘,并为神经胶质细胞移行提供桥梁,从而促进特发性黄斑裂孔的闭合。眼内填充物主要有长效膨胀气体如 SF_6、C_3F_8、C_2F_6，空气和硅油等。长效膨胀气体的使用已有很多报道,惰性气体是特发性黄斑裂孔手术中使用最广泛的填充材料,完全切除玻璃体皮质后,仔细检查周边部视网膜,若存在裂孔,则先行激光光凝;若无裂孔,则行气/液交换,充分排出玻璃体腔积液,而后给予填充不同浓度的惰性气体,其吸收较慢且具有膨胀功能,既可以维持眼压的相对稳定,同时也可以有效地顶压视网膜,促进黄斑裂孔的复位。硅油填充的副作用及二次取出的风险,大大限制了其临床应用,而空气填充的相关文献及报道相对较少,尚缺少前瞻性研究。术后要求患者保持一段时间的俯卧位,给予黄斑中心凹区域一个与玻璃体牵拉相反的力,使因牵拉而翘起的孔周内界膜回收、衔接,从而促进裂孔的愈合。

三、糖尿病性黄斑水肿

(一)玻璃体切除术

对格栅样光凝无效的糖尿病黄斑水肿患者,在发生自发性全玻璃体后脱离或行玻璃体切除术后,黄斑水肿明显好转。对伴有黄斑水肿的增生性糖尿病视网膜病变行玻璃体切除术切尽玻璃体皮质后,黄斑水肿减轻或消失,玻璃体切除术后光学相干断层成像检查证实黄斑厚度明显降低,黄斑周围毛细血管血运速度增加,水肿减轻,黄斑中心小凹周围循环改善。但玻璃体切割治疗糖尿病黄斑水肿效果是短暂的,对于难治性黄斑水肿,玻璃体切割后视力的改善与水肿病程、硬性渗出和血管无灌注区的范围有关。

(二)内界膜的剥除术

随着玻璃体切割联合内界膜剥除术在黄斑裂孔中的应用,已有学者开始探索其在糖尿病弥漫性黄斑水肿中的可行性。对于无玻璃体后脱离的糖尿病黄斑水肿患者,同时行内界膜剥除,联合手术效果均优于单行玻璃体切除术,而且术后视网膜未发生视网膜前膜及黄斑水肿复发。

(三)囊肿切开术

黄斑囊样水肿较弥漫性黄斑水肿更难完全吸收。有国外学者对糖尿病性黄斑囊样水肿壁直接进行手术操作,包括穿刺抽吸囊肿内液体、囊壁切开放液、囊壁切除、经视网膜下插管囊肿侧壁穿刺引流等手术方法,术后行眼内填充。该手术目前还缺少更明确的理论支持,且术中易出现视网膜撕裂和黄斑裂孔,尚处于尝试阶段,有待于进一步临床观察。

四、年龄相关性黄斑变性

年龄相关性黄斑变性可因中心凹新生血管、视网膜色素上皮脱离或黄斑出血造成视力下降或丧失,其中脉络膜新生血管是视力丧失的主要原因。治疗本病主要是针对脉络膜新生血管的治疗,而脉络膜新生血管的治疗较为困难,由于其位置大多靠近黄斑,甚至位于中心凹下,治疗时易损伤黄斑中心凹造成视力显著下降。而且眼底血管造影检查发现约87%的脉络膜新生血管为隐匿性的,难以确定新生血管的具体位置,给治疗带来极大的困难。虽然临床抗血管内皮生长因子药物已广泛应用,但随着玻璃体-视网膜手术技术不断提高,有许多学者通过玻璃体-视网膜手术来治疗脉络膜新生血管,并取得了一定的疗效。

（一）视网膜下灌洗术

湿性年龄相关性黄斑变性患者常合并大量视网膜下出血,引起迅速的严重的视力丧失。早期手术清除视网膜下积血,可减轻这种毒性的损害。手术过程:切除玻璃体后,在视网膜下出血的上方行视网膜切开,并将平衡盐溶液注射到视网膜下,冲洗出视网膜下积血,此后行眼内激光光凝封闭视网膜切开处。网膜下灌洗术后患者视力提高明显,且术后患者常诉中心暗点变淡了,因此,这种手术对该类患者还是有价值的。但是手术本身对黄斑区域视网膜色素上皮细胞有损害作用,而且术中、术后并发症多,如出血、增生性玻璃体-视网膜病变形成或视网膜脱离。

（二）黄斑下脉络膜新生血管膜取出术

黄斑下脉络膜新生血管膜取出术是 20 世纪 90 年代后期开展的手术治疗年龄相关性黄斑变性的新方法。其方法是扁平部玻璃体切除术和脉络膜新生血管边缘行视网膜切开术,用视网膜下镊通过视网膜下小口进入视网膜下,夹取新生血管组织,轻轻摆动拉出。但是视网膜下手术有一定的危险性,常见视网膜、脉络膜出血和加重白内障形成。此手术对视网膜感光层、色素上皮和脉络膜毛细血管有损害,术后可出现中心暗点。国内也曾开展了少量病例治疗,目前也还缺乏长期的随访资料。

（三）黄斑转位术

黄斑转位术的目的是将整个视网膜围绕视神经旋转,使病变的视网膜组织移出视中心区,将中心凹移到健康的视网膜组织区。手术包括玻璃体切割、视网膜分离和视网膜转位。对黄斑下出血致密者、由渗出性年龄相关性黄斑变性引起的双眼视力很差者及年龄相关性黄斑变性中心小凹下出现新生血管者均可行此手术。

（四）细胞移植术

黄斑下脉络膜新生血管手术切除往往造成色素上皮损害。色素上皮的破坏可导致感光细胞的破坏或者色素上皮缺失区的脉络膜毛细血管的萎缩。理论上,色素上皮细胞移植术的目的是保存黄斑中心凹的感光细胞,改善患眼的视力。萎缩性年龄相关性黄斑变性眼的视网膜色素上皮细胞移植术在一定程度上可延缓其眼视网膜进一步萎缩。

（五）感光器移植术

视网膜的感光器是维持正常视功能的组织之一。对视网膜色素变性眼和视网膜色素上皮移植眼行感光器的移植,目的是改善患眼的视力。如果该手术成功,可能对年龄相关性黄斑变性的治疗有所帮助。

五、近视性黄斑病变

近视性黄斑病变是高度近视致盲的主要病因之一,如黄斑色素上皮萎缩、后巩膜葡萄肿、黄斑劈裂、黄斑裂孔等。其中黄斑劈裂及黄斑裂孔可继发孔源性视网膜脱离,对视力损害严重,常规手术成效有限,尤其合并严重后巩膜葡萄肿的病例预后较差,是目前临床上难治性眼底病之一。

高度近视继发黄斑病变是玻璃体-视网膜牵引、后巩膜葡萄肿及与之相关的后极部视网膜退行性改变共同作用的结果。病理性近视(pathological myopia, PM)造成眼球前后径变长、后极部扩张,形成后巩膜葡萄肿。眼球向后增长,视网膜相对延伸不足,同时受到玻璃体内侧牵拉力,导致视网膜神经上皮层层间分离形成劈裂,甚至黄斑神经上皮层断裂形成黄斑裂孔。随病变发展可继发视网膜脱离,或视网膜脉络膜大片萎缩,造成严重视力损害,表现为视力下降、视物变形、视野缺损等。

1. 常用术式

常用术式包括玻璃体切除术、内界膜剥除术、眼内注气或注硅油术等。单纯玻璃体切除术对高度近视患者不能达到理想效果。目前,玻璃体切除、视网膜前膜剥离和气体或硅油填充等手段,目的是减少变形和恢复部分视功能。眼内手术去除黄斑表面的膜状物,松解粘连,解除牵引,能够使大部分患眼视网膜复位。但是对于部分后巩膜葡萄肿严重,眼轴>30 mm,后极部大片脉络膜萎缩的患眼,黄斑手术失败的风险大大提高,且术中并发症多,如后视网膜裂孔、黄斑大出血、周围视网膜脱离,且术后视力提升率往往不高,视网膜复位率低或视网膜脱离复发率高,多次手术或硅油依赖眼的比例增加。单纯玻璃体切除术,无论有无合并内界膜剥除术,都只能解除部分的黄斑牵引,对整个高度近视眼球的扩张造成眼底组织变薄的效果有限。对于这种难治性黄斑裂孔视网膜脱离,单纯眼内手术不能完全解除后极部眼球壁对视网膜的外向张力,需要联合后部巩膜外手术提高手术成功率。

2. 后巩膜加固术(posterior scleral reinforcement,PSR)

早期手术目的是为了预防近视的发展,近年多用于辅助眼内手术,利用其推顶作用,促进后极部视网膜与脉络膜的贴合,治疗后极部视网膜脉络膜病变。

(1)作用机制:机械加固后极部巩膜,阻止其扩张;刺激巩膜形成新生血管及结缔组织,增强脉络膜和视网膜的血循环,活跃生物电,兴奋视细胞,阻止巩膜变形。

(2)常用的加固材料:生物性材料(异体巩膜、脱细胞异体真皮),非生物性材料;常用的手术方式有 Snyder-Thompson 改良后巩膜加固术、后极部扣带加固术、后巩膜注射加固术、四直肌间加强术、Y 型或 X 型后巩膜加固术。

(3)并发症:暂时性外展无力、暂时性眼压升高、浅层脉络膜积液、抬高运动受限。

参 考 文 献

樊一桦,徐家淳,李晓康,等,2017.试从三因探析中医内治法组方思路[J].天津中医药大学学报,(2):92-95.

李波,魏燕萍,2006.李传课教授辨治老年黄斑变性经验[J].中医药导报,12(1):20,21.

毛新帮,赵菊莲,游志鹏,2009.黄斑病变手术治疗的研究进展[J].江西医学院学报,49(8):116-118.

宋艳萍,陈中山,丁琴,2012.黄斑病变的多种激光联合治疗[J].中国激光医学杂志,(5):337.

汪剑,和中浚,2007.从《审视瑶函》内治八法看眼科方剂的配伍特点[J].山东中医杂志,26(11):731-733.

汪剑,和中浚,2007.从《审视瑶函》治法方剂看金元医家对眼科的影响[J].中国中医眼科杂志,17(5):294-296.

王明芳,2007.黄斑常见的病变表现及其中医认识[J].江苏中医药,39(4):1,2.

张承芬,李志清,董方田,等,2004.经瞳孔温热疗法治疗年龄相关性黄斑变性合并中心凹下脉络膜新生血管[J].中华眼底病杂志,20(5):280-284.

张美珍,2005.活血化瘀法在眼科的应用[J].中国医药导报,2(23):117,118.

第五章　黄斑病变的预防与护理

眼病的预防与护理是眼科的重要组成部分。人的眼睛就像一个照相机,我们可以更换镜头,但底片发生问题,如黄斑变性等,也就是视网膜等组织还不能更换。因此对于黄斑病变的防治就显得尤为重要。

第一节　可行的预防措施

一、科学用眼,避免过度用眼导致的视疲劳

随着现代人对电子产品的依赖性越来越高,过度用眼的现象比较普遍,致使部分眼底病呈现年轻化的趋势。因此,在日常的学习生活中,要注意正确的用眼姿势、距离、光源等问题。近距离阅读时间不宜过长,不要在灯光昏暗的地方看书、学习。

二、避免长期过量接受辐射

避开高紫外线、蓝光照射的环境,建议在紫外线较强时,出门可佩戴有色眼镜,隔绝紫外线对眼睛的过度伤害。对于有色眼镜的挑选,建议挑选黄色或者琥珀色的墨镜以过滤有害的蓝光,也可以选择黑色墨镜,因为黑色镜片可以减少与所有光线的接触,包括蓝光。浅色系的墨镜没有隔绝紫外线的作用。

三、适当补充维生素和叶黄素

大量研究表明,维生素 A 高的饮食可能增加视网膜的光照毒性,而维生素 C、维生素 E 及叶黄素具有抗氧化和光保护作用。充足的叶黄素能够提高黄斑色素密度,避免蓝光对眼睛的伤害,增强视网膜对自由基的防护作用,阻止和减轻对视网膜黄斑组织细胞的损伤。如菠菜、香菜、番茄、红薯和柑橘等,这些都含大量的叶黄素、抗氧化剂、维生素 C 和维生素 E。另外,也可以服用一些含有锌、锡、铜等微量元素的食物。高脂饮食也与黄斑病变的发生呈正相关,因此要少食辛辣刺激、油腻厚味的食物。

四、戒烟戒酒

去除年龄因素,首先吸烟者发生年龄相关性黄斑变性的概率为不吸烟者的数倍,其次吸烟者发生年龄相关性黄斑变性的时间可提前 5 年左右。酗酒或者长期饮酒可使血液中低密度脂蛋白胆固醇的浓度增高,引起高脂血症,这也是激发眼底黄斑病变的高危因素。

五、保持心情舒畅,避免过度操劳和情绪激动

情志放松,使全身气血、气机调畅,有利于提高自身机体的免疫力。

六、经常做眼保健操

通过揉按眼部周围的穴位,如睛明、四白、太阳、攒竹等,可加快眼部的血液循环,缓解视疲劳,给眼睛一个放松、休息的时间。

七、定期检查眼底和视功能

家族中如有黄斑病变患者,家族中 50 岁以上成员均应定期检查眼底和视功能。

八、高度近视等发生眼底黄斑病变的高危人群,注意合理用眼

高度近视患者尤其要注意合理用眼,避免视疲劳,且需佩戴合适的眼镜,切不可时戴时摘,以免加重视疲劳,使度数进一步加深。高度近视患者平素忌剧烈运动,如玩过山车、蹦极、跳水或者与他人发生碰撞等均可能引起眼底视网膜脱离。如果在剧烈运动、长时间电脑工作,或搬重物、受外伤等情况下,短时间内出现黑影增多,伴有局部闪光感,或者局部有黑影遮盖,可能有玻璃体积血、视网膜裂孔或脱离的风险,应立即安静休息,并尽快就诊接受治疗。口服胡萝卜素、叶黄素可能有助于预防眼底漆裂纹的形成,可以在一定程度上减少脉络膜新生血管的发生,少食含糖量高的饮食,少吃白米、白面,多食糙米、粗粮。高度近视患者应定期检查,1~2 年可行一次常规眼底检查,若发现眼底视网膜裂孔,可行激光治疗及时防护,以免病情进一步发展。自觉视物异常时,应尽早及时就医检查。

九、预防先天性发育异常或遗传性疾病所致的黄斑病变

首先要做到优生。避免近亲结婚,也可以减少先天性或遗传性黄斑病变的发生。对于无症状的遗传病基因携带者,可给予遗传咨询。携带遗传性黄斑病变基因的儿童应定期检查视力、视野、眼底等常规眼科检查。

十、积极治疗基础病

控制血压、血糖、血脂。高血压、高血糖、高血脂都会造成眼底微血管损害,是眼底黄斑病变发生的高危因素。

第二节 自 我 检 测

可以通过自我检测初步了解自己是否出现黄斑病变。黄斑病变的典型症状表现为逐渐的视力下降和视物变形,视物变大或变小,直线的门窗框架视为弯曲、倾斜等。看近处物体时视物变形更加明显,患者可自备一张阿姆斯勒表(Amsler Grid),可用于早期自我诊断黄斑病变,正常视觉看到的表格是均匀等大的直线方格,中间有一个小的边界清楚的黑点。如果有网格模糊、变形或者颜色异常,就说明黄斑有异常病变,应必须立刻至专科就诊。严重时有明显的中心固定暗点,也可以出现视力的突然急剧下降。

第三节 专科检测

自我检测发现问题后应尽快至正规医院的专科就诊,进一步诊治。专科常规所做的一般检查:① 视功能检测,即视力检测,这是初步判定视功能好坏、病情轻重的指标;② 眼底检测,包括检眼镜和眼底照相,这有助于医生了解眼底病变的具体情况,如病变的类型及轻重程度,病灶部位、大小、性质等,这是疾病诊断过程中的重要环节;③ 光学相干断层成像,可以对眼底,尤其是对黄斑进行相对精确的断层扫描,以便于了解眼底结构的变化,帮助发现和诊断疾病;④ 荧光素眼底血管造影,可以明确疾病的诊断,并协助治疗。

第四节 眼科常规操作护理

一、玻璃体腔内注药术护理

随着对于眼底病的大量研究,人们在玻璃体腔内注射药物,针对性地治疗眼底病症,临床应用广泛。玻璃体腔注药术要求手术医生技术娴熟,严格按照无菌操作进行手术,同时要求我们对于术前、术中及术后的预防和护理到位。

术前需由手术医生进行眼表检查并冲洗泪道,确认患者无明显外眼病病手术禁忌证,如有黏液或脓液自泪小点反流、结膜充血、眼睑皮肤红肿等感染征象。确保患者一般情况好,无感冒、咳嗽、发烧等全身感染体征,并且既往有高血压、糖尿病史的患者,需控制好原发病方可进行手术。了解患者有无药物过敏史。平素有使用抗凝药物者,如硫酸氢氯吡格雷片、阿司匹林、华法林等,嘱其术前停用 3 天。介绍手术方法及手术目的,并告知患者及其家属手术风险及可能的预后。嘱患者术前遵医嘱滴用抗生素眼药水并完善相关眼底检查。

手术当日冲洗结膜囊、点散瞳药水,并进行患者的心理疏导,缓解患者术前的紧张情绪。手术过程中严格按照无菌操作的流程进行手术治疗。

术后嘱患者安静休息,避免剧烈运动,切勿拆开或者污染患眼的纱布,保持眼部干燥清洁,切勿使脏水进入术眼,更不能随意揉眼。遵医嘱门诊复查及使用抗炎药物。饮食清淡,忌食辛辣刺激、油腻之物。若患眼不适,需及时就医。

二、眼底激光治疗护理

随着医疗水平的不断进步,眼底激光光凝已经成为临床治疗眼底病不可或缺的重要手段之一,其通过生物热凝效应,使视网膜的异常组织瘢痕愈合,从而达到有效控制和治愈眼底病的效果。当然,眼底视网膜激光光凝术作为一种有创的治疗手段,其规范、全面和有效的预防护理就显得十分重要。

术前详细询问患者病史,了解其视力、眼压、视网膜功能及近期眼底检查的各项结果,并了解患者近期有无感冒、咳嗽等不适,以及基础病病史。充分与患者及其家属沟通手术方式、手术目的及可能的预后,告知患者及其家属术中及术后可能出现的并发症。术前 30 min 予患者的患眼滴用散瞳药水以散瞳,使瞳孔达到 6~8 mm,以便手术过程中,瞳孔维持散大状态。

术中需行表面麻醉,用束带固定患者头部后再行激光治疗。术后嘱患者家属看护好患者,防止因瞳孔散大,视物不清出现碰撞或者跌倒。嘱患者 30 min 内勿揉眼睛,若有不适,必须及时就医。

三、光动力疗法的护理

光动力疗法在临床治疗中被广泛应用于各种眼底病,尤其是对于一些病灶位于黄斑拱环内,不能行激光光凝术的病变,其克服了热激光光凝对于视网膜损伤的不足。因该治疗是有创性治疗方式,且使用的光敏剂具有强烈感光的特性,故周全的预防护理非常必要。

术前需测量患者的视力、眼压、血压等情况,完善患者肝肾功能、血糖检查,确保血压、血糖控制在相对正常水平。了解患者眼底视网膜及黄斑功能情况,仔细查看其各项眼底检查结果。告知患者及其家属此次治疗的方式方法、治疗费用及操作目的,嘱其事先准备好口罩、帽子、手套、外套等避光物品,并签署同意书。术前 30 min 予以术眼散瞳药水,使瞳孔充分散大。

术中先予术眼滴用表面麻醉眼药水,束带固定住患者头部再行操作。

术后避免随意揉或碰撞到患眼,避免脏水进入患眼;治疗后再次告知患者严格进行避光保护的必要性和重要性。周身避光休息 3~5 天,嘱患者日常活动于暗室内进行,确保门窗不会有光线透入,室内可留有较弱的地灯以供短时间照明。6 天后可以外出,但尽量不要选择光线较强的时间段出门,出门做好防护措施。嘱患者多饮水、多进食富含纤维素的食物,如水果、蔬菜,可促使光敏剂从体内排出及防止便秘;避免食用煎炸、辛辣等刺激性食物,以及富含维生素 C 的西红柿等有光敏特性的食物。患者需遵医嘱于治疗后 1 周、1 个月、3 个月、6 个月进行眼部复查。

四、荧光素眼底血管造影的护理

荧光素眼底血管造影对眼底病具有极高的临床诊断价值。但在应用过程中容易出现恶心、呕吐、荨麻疹等不良反应,个别患者可发生过敏性休克,严重威胁患者生命,为预防和减少不良反应,需要正确、及时地采取有效的护理措施。

术前详细询问患者既往史及过敏史,了解其视力、眼压、血压、血糖情况,完善患者的肝肾功能、心电图等检查,确保患者一般情况。肝肾功能不全者,近期的血液透析患者,怀孕哺乳期,癌症晚期及全身状况不好等情况,耐受差的患者禁行荧光素眼底血管造影。荧光素钠过敏试验阴性者方可进行造影检查。嘱患者检查前必须进食,避免在过度疲劳和空腹的状态下进行检查,以提前预防和减轻可能发生的不良反应。检查前 30 min 予滴散瞳药水,使瞳孔散大。

检查时嘱患者摆好体位,固定头部,在静脉注入荧光素钠后,若患者出现恶心不适的感觉,嘱患者做深呼吸,并安静休息片刻。

造影检查完成后,嘱患者静坐观察 30 min,以防发生迟发性的过敏反应。告知患者面色黄、尿液呈黄绿色,不必恐惧,是注射荧光素钠后的正常反应,嘱患者多饮水,促进造影剂的排泄。皮肤结膜黄染可在 6~12 h 后消退,尿液一般在 24~36 h 后恢复正常。

第五节　中医预防护理

由于历史条件的限制,古代对黄斑及黄斑病变的认识十分有限,患者眼外观一般无明显异常,唯有从患者自觉视力减退方面可探知一二。在初起自觉视物昏渺、蒙昧不清,称为视瞻昏渺。如兼见眼前阴影一片,甚至呈现青绿蓝碧或赤黄之色,则称为视瞻有色。若日久失治不辨人物,不分明暗者,即为青盲。

黄斑病变一直都是比较棘手的病变,随着现代诊疗手段和技术的不断革新,中医学对于黄斑病变的认识也越来越充分和系统。陈达夫在结合现代医学对于内眼结构认识的基础上,并在《黄帝内经》的理论指导下,创建了内眼结构与内脏相属的学说,他认为眼底视网膜属于足厥阴肝经,眼内的一切色素属于足少阴肾经,视网膜黄斑属于足太阴脾经。临床常见的黄斑病变不外乎水肿、渗出、出血(新生血管的形成)及瘢痕萎缩变形等。根据病症结合,学者们总结出黄斑病变一般责之肝、脾、肾三脏,因此,对于黄斑病变的预防及护理,我们要从这三脏着手。

一、辨证护理从脾

首先,《素问·阴阳应象大论》提到“中央生湿,湿生土,土生甘,甘生脾,在色为黄”。黄斑在视网膜正中,黄斑在无赤光检眼镜下或离体眼球上呈淡黄色。由此推论,黄斑应归属于脾。其次,水肿、渗出是黄斑病变的典型病理改变,《素问·至真要大论》曰:“诸湿肿满,皆属于脾。”脾虚失运,则水谷精微化生及输布障碍,清气不升,浊气不降,水湿停聚而凝成痰浊,以致眼底水肿、渗出。现代医学认为,黄斑的新生血管是由于黄斑病变发展到一定的阶段出现组织缺血缺氧而形成的。脾主气血的生成和运化输布,脾虚气弱则功能失司,气血生化不足而生病变。同时,气虚则无力推动血行,脉络瘀阻,或者气不摄血,血溢脉外,停积成瘀,表现在眼底就可见出血、渗出或者萎缩等病变。综上所述,黄斑病变以脾虚气弱为本,水湿、痰瘀内停为标。

黄斑病变患者在饮食上应注意保护脾胃之气,饮食宜清淡,不可过饥或者过饱,不可嗜食辛辣刺激或滋腻碍胃之品。饮食过饥,则脾胃气弱,气血生化乏源,目失濡养以致病发;饮食过饱,超过脾胃运化限度,内生积滞,日久易聚湿生痰;饮食偏嗜,或者嗜食辛辣刺激、滋腻、寒凉之物者,易阻滞脾胃气机,酿生痰湿,影响脾胃运化功能。

饮食结构要根据患者自身证候特点、体质的不同做出相应的调整。例如,年老体弱、肥胖、高血压及糖尿病患者,饮食应清淡,避免过食肥甘厚味之品,以免助湿生痰,使得病情反复,缠绵难愈;气滞血瘀所致黄斑水肿、渗出或出血的患者,可选择辛散的食物,以助发散气机,畅通气血,消散瘀滞,万不可饮食积滞或偏嗜滋腻、寒凉的食物,以免损伤脾胃气机,加重病情。

二、辨证护理从肝

目为肝窍,肝气可以直接通达于目,故肝气的调和与否直接影响到眼的视觉功能。肝主条畅气机,使气升降出入正常,有助于气血津液的输布,目得所养而能辨色视物。肝气还可调达情志,肝和则调达有度,七情平和,气血均衡,眼才能明视不衰。陈达夫认为视网膜属于肝经,黄斑属于视网膜的一部分,因而其病变亦与肝有关。

情志在眼底病的病因中占有重要的地位。情志失调不仅会诱发黄斑病变,还会加重病情,因此情志调护至关重要。情志失和,心情抑郁,肝气郁结,气机不畅,脉络受阻,可致出血、血瘀等病理改变。此类患者应嘱其适当转移注意力,避免过于思虑,适度地进行体育锻炼或者其他文娱活动,保持心情清静开阔,有利于疾病的恢复和防护。黄斑病变的病程一般较长,作为医生,要注重和患者的沟通,增强其治病的信心,缓解其就医的紧张和压力,做好充分的医患沟通,使其精神轻松。

三、辨证护理从肾

《灵枢·大惑论》说:"目者,五脏六腑之精也。"又有"肾主藏精",肾精的充分滋养是产生视觉的条件。五轮学说中,肾主水轮,水轮对应的现代解剖内容是瞳孔,眼球中、内层及内容物。黄斑病变的初期以水肿、渗出为主,此病理改变多责之脾,病至后期,则以新生血管、出血,最终形成萎缩瘢痕为主,此期多从肝、肾论治。另外,内障眼病多责之肝、肾,肝肾同源,肾气亏虚,肝血不足,精微物质不能上荣于目,目失濡养,神光发越于外,可致视物模糊。

年老体衰、久病及肾、房事不节或失血耗液、情志内伤暗耗肾阴均可致肝肾亏虚。人与自然界万物一样,需要顺应天地阴阳,感受四季变化。因此,要根据四季变化的规律,适当调整生活习惯,建立合乎自然的生活方式。同时,应起居有常,过逸会使人感觉倦怠,气血易受阻滞;过劳,易耗伤人的精气,诱发或者加重病情。

参 考 文 献

董照阳,魏伟,赵孝贵,2010.中西医结合治疗中心性渗出性脉络膜视网膜病变46例临床研究[J].江苏中医药,42(11):26,27.

郭峻峰,2014.雷珠单抗玻璃体内注药术的护理配合[J].中国社区医师,30(4):132.

彭清华,2012.中医眼科学[M].9版.北京:中国中医药出版社:41-48.

吴星伟,邱庆华,2009.黄斑变性[M].北京:中国医药科技出版社:183-200.

张尧明,陈应军,韩少霞,2017.光动力疗法在眼科治疗中的应用与护理配合[J].海南医学,(6):1028-1030.

下篇　各论

第六章　年龄相关性黄斑变性

第一节　概　　述

　　年龄相关性黄斑变性(age-related macular degeneration，ARMD)亦称为老年黄斑变性(age macular degeneration，AMD)，是一种好发于老年人的不可逆性致盲性眼病，发病率随年龄增长而增加，主要特征为不可逆性的中心视力下降或丧失。本病多始发于50岁以上的中老年人，年龄越大，发病率越高，双眼同时发病或先后发病。随着我国人口老龄化的加剧，年龄相关性黄斑变性已成为我国老年人最主要的致盲原因之一。传统临床上一般根据有无脉络膜新生血管将本病分为湿性(新生血管型)和干性(萎缩型)两种，前者相对较多，后者仅为前者的10%左右。随着对年龄相关性黄斑变性的深入研究，目前已经不再简单地将其分为干性和湿性，而是根据眼底表现分为无年龄相关变化、年龄相关性变化、早期年龄相关性黄斑变性、中期年龄相关性黄斑变性、进展期年龄相关性黄斑变性五期。由于本病会对老年人的视功能造成不可逆的损害，目前已引起广大医疗工作者和科研人员的密切关注。如何早期发现、早期干预，从而使早中期损害恢复或延缓、避免其发展至晚期已成为眼科防盲研究的重点内容。

　　中医学对本病尚无明确记载，《证治准绳·杂病·七窍门》有类似的描述："若人年五十以外而目昏者，虽治不复光明，其时犹月之过望，天真日衰，自然目光渐谢。"因此，根据其临床症状，可归为"视瞻昏渺""暴盲"等病症范畴。中医学认为本病的发生多是由神劳血少，元精亏虚，虚实夹杂而导致的昏渺，其发生发展与肝、脾、肾的关系密切。

第二节　流行病学

　　年龄相关性黄斑变性是一个多因素复合作用疾病，据大量流行病学调查资料、临床病例分析，以及各种实验研究表明，本病的发生可能与以下因素相关。

一、年龄

　　年龄相关性黄斑变性的发病率与年龄增长呈正相关，一般45岁以下的人群很少罹患本病，而75岁以上的老年人则是高发人群，有研究显示70岁以上的老人中有30%具有黄斑病变的表现。大量国内外流行病学调查均证实了年龄是年龄相关性黄斑变性最主要的危险因素。

二、遗传与环境因素

大量国内外研究结果表明,许多环境和遗传因素对年龄相关性黄斑变性的发生和进展及其类型都有影响。近几年,本病在遗传方面的研究取得诸多成绩。全基因组扫描发现许多参与年龄相关性黄斑变性的易感基因。一个是常见的补体因子 H (complement factor H, CFH),另一个是 10 号染色体长臂 26 段($10q26$)出现的多个多态性位点,$10q26$ 上有 3 个相邻的基因。众多研究表明,基因突变参与本病的发病,其很可能是易感基因和抑制基因共同作用的多基因变异性疾病。研究表明,长期、过量紫外线照射会造成色素上皮层细胞和光感受器细胞的损伤,照射时间越长、强度越高,损伤越严重。而色素上皮层细胞受损会影响到其营养及代谢功能,导致光感受器细胞凋亡及脂褐素的堆积,后者的增加被视为年龄相关性黄斑变性发展的危险因素之一。由于人在视物时黄斑始终处于光照之下,慢性光损害机制在年龄相关性黄斑变性的发生发展中起重要的作用。高原地区气压低、缺氧、气候干燥寒冷、日照时间长、紫外线辐射较强等的独特环境对人体与视觉器官均有不同影响。国内学者观察到高原低氧主要对视网膜血液循环影响,眼底改变主要为血管改变,即动脉痉挛、静脉扩张弯曲及早期视网膜出血等表现。光线的长期照射会使眼内的自由基浓度升高,原有的生理平衡被打破,光感受器外段最先受到自由基的攻击。光损伤使视网膜细胞受损、凋亡,进而导致年龄相关性黄斑变性的发生和发展。

三、肥胖

肥胖是近年来才发现的年龄相关性黄斑变性的可能危险因素,但相关性并不显著。有研究提出体重指数(body mass index, BMI)升高与早期年龄相关性黄斑变性的发生有关。

四、屈光状态

多个研究发现远视眼与年龄相关性黄斑变性尤其是渗出性年龄相关性黄斑变性的发生有关,远视状态容易产生脉络膜新生血管,每增加 0.75 D 的远视,本病发生的危险性就会随之增加 2.5 倍。

五、吸烟

吸烟也是公认的本病的主要致病因素,也是为数不多的可修正的危险因素。大量研究表明,吸烟会加重动脉硬化,进一步使供血减少,缺氧加剧,还会降低血液中抗氧化物的水平,加重氧化损伤。另外,吸烟还能促进新生血管生长。大量吸烟与地图状萎缩、玻璃膜疣的发生发展关系密切,同时会提高湿性年龄相关性黄斑变性的发病率及新生血管经激光光凝后的复发率。由于吸烟是可改变的主观因素,并且是为数不多的可以确定的危险因素,因此,建议有年龄相关性黄斑变性体征的患者戒烟。

六、氧化损伤

本病主要累及色素上皮层细胞,随着年龄增长,氧化应激对视网膜的损伤加重,色素上皮层功能障碍,细胞内物质积聚。色素上皮层细胞的氧化应激机制在本病的发生发展过程中发挥至关重要的作用。

七、全身疾病

心脑血管疾病等全身系统疾病也被认为是年龄相关性黄斑变性的危险因素,有研究认为其发生与血脂、血液流变学关系密切。因此,动脉粥样硬化等被视为本病高危因素之一。

八、炎症反应

炎症与年龄相关性黄斑变性发病相关的依据主要是以下两点:一是玻璃膜疣中发现多种免疫系统产物;二是研究表明补体通路多种成分参与本病发生。

除了上述等已经明确的危险因素,还有性别、种族、受教育程度、饮食习惯、营养失调、饮酒、糖尿病、慢性支气管炎等是否与本病有关联性方面尚未达成统一认识的危险因素。以上这些危险因素单独或复合作用,最终导致了年龄相关性黄斑变性的发生与发展。目前普遍认为氧化损伤、免疫炎症反应、色素上皮层功能失代偿是参与干性年龄相关性黄斑变性发生的最主要因素。

第三节　现代医学的认识

一、发病机制

年龄相关性黄斑变性的发病机制目前尚不明确,近年来许多学者通过大量的临床和基础研究,提出了以下几个可能的发病机制。

(一)色素上皮层代谢失调

色素上皮层细胞生理吞噬视网膜感光细胞外节盘后,消化残余的代谢产物不断从色素上皮层细胞内排泄至玻璃膜。当色素上皮层细胞功能障碍时会降低其细胞的吞噬功能,使代谢产物堆积,形成脂褐素和玻璃膜疣,加剧色素上皮层的萎缩,同时玻璃膜增厚会使黄斑区域血液供应减少,缺血缺氧导致脉络膜新生血管形成,继而引起水肿、渗出、出血等一系列病理改变。因此,色素上皮层细胞功能障碍被视为是年龄相关性黄斑变性早期的重要改变。

(二)血液循环障碍

流行病学调查发现年龄相关性黄斑变性与血脂异常、血液流变学异常关系密切,本病患者中有80.77%的人存在血脂异常和血液流变学异常者。近年来有研究认为本病是一种血管性疾病,主要特征为原发性脉络膜血管灌注异常,损害色素上皮层的功能,进而导致年龄相关性黄斑变性。具体来说,年龄增长后机体各器官功能衰退,脂质浸润,血管变窄,动脉硬化,血管阻力增加,血液供应降低及流体静脉压升高均会影响到色素上皮层对脱落细胞的处理,进而导致玻璃膜疣形成、色素上皮层萎缩、玻璃膜破裂,最终导致脉络膜新生血管产生。

（三）氧化应激

氧化应激是指机体在遭受氧化损伤后,体内活性氧产生过多,氧化物清除速度低于产生速度,氧化与抗氧化系统平衡被打破,积累下来的氧化物最终导致组织损伤,而黄斑由于光线、高耗氧量及新陈代谢速率,为氧化损伤提供了组织趋向性,成为首先的"受害者"。

（四）炎症反应

免疫相关研究在玻璃膜疣和黄斑视网膜组织中发现 C 反应蛋白、脂褐素、补体成分、免疫球蛋白等多种炎症产物。另外,在脉络膜新生血管组织中也发现巨噬细胞、淋巴细胞等炎性细胞,为炎症学说提供了证据。慢性炎症反应会破坏组织的正常生理功能,最终导致年龄相关性黄斑变性病理改变。

（五）遗传与基因突变

研究表明,约 25% 年龄相关性黄斑变性的发生与遗传因素相关。而近年来多项研究证实基因突变参与本病发病,并已发现多个年龄相关性黄斑变性相关候选基因,如补体因子 H 基因、*ApoE* 基因、*C2 - FB* 基因、染色体 *10q26* 等,其中补体因子 H 基因变异已被公认为是年龄相关性黄斑变性发病的关键因素。

二、临床表现

早期视物变形(Amsler 方格表可以早期发现)、视力减退;后期严重视力障碍,但可以保留一定的周边视力。双眼同时或先后发病。

（一）分期

（1）无明显年龄性变化:中心凹 2 PD 内无玻璃膜疣和色素上皮层异常。

（2）正常年龄性变化:仅有小的玻璃膜疣(直径<0.065 mm),中心凹 2 PD 内无色素上皮层异常。

（3）早期年龄相关性黄斑变性:玻璃膜疣直径 0.065~0.125 mm,中心凹 2 PD 内无色素上皮层异常。

（4）中期年龄相关性黄斑变性:至少一个直径>0.125 mm 的玻璃膜疣,或有波及中心凹 2 PD 内的色素上皮层异常。

（5）进展期年龄相关性黄斑变性:色素上皮层脱离,新生血管性年龄相关性黄斑变性,任何的图样萎缩。根据有无脉络膜新生血管又分为干性进展年龄相关性黄斑变性期、湿性年龄相关性黄斑变性和晚期年龄相关性黄斑变性(盘状瘢痕)。且将湿性年龄相关性黄斑变性中有脉络膜血管息肉样改变者单称为息肉样脉络膜血管病变。

（二）分型

（1）干性(萎缩性)年龄相关性黄斑变性:主要特点为进行性的色素上皮层萎缩。双眼同时发病,视力下降缓慢。眼底检查见黄斑色素紊乱,散在玻璃膜疣、视网膜色素上皮增生和萎缩,病变加重时出现密集或融合的玻璃膜疣及大片浅灰色萎缩区。萎缩区境界清楚,其内散布有椒盐样斑点,亦可见到金属样反光。最终中心视力严重损害,有绝对性中央暗点。

（2）湿性(渗出性)年龄相关性黄斑变性:主要特征为黄斑脉络膜新生血管生长,视力下降较快。新生血管渗漏,形成色素上皮层和(或)神经上皮层浆液性和(或)出血性脱离,视力急剧下降。晚期渗出和出血逐渐吸收并为瘢痕组织所替代。部分病例病变并不就此结束,而在瘢痕边缘处出现新的新生血管,再度经历渗出、出血、吸收、瘢痕的过程。如此反复,使瘢痕进一步扩大,严重损害患者的视力。

三、特殊检查

(一)光学相干断层成像检查

(1)玻璃膜疣:光学相干断层成像在玻璃膜疣的部位可见波浪状起伏和色素上皮层/脉络膜毛细血管复合层的局部增厚。外界膜和椭圆体区完整,随色素上皮的隆起亦呈波浪形隆起。玻璃膜疣内为中等反射物质,玻璃膜呈一细线。

(2)早期年龄相关性黄斑变性:后极部色素上皮层小丘状隆起。

(3)中期年龄相关性黄斑变性:黄斑见多个玻璃膜疣,部分融合,表现为色素上皮层连续丘陵样隆起,内部为中等反射,底部可见玻璃膜反射带,顶部可见视网膜内色素增生的强反射。

(4)晚期年龄相关性黄斑变性(干性):多个大的软性玻璃膜疣,部分有融合,内部为中弱反射,可见玻璃膜疣融合后形成色素上皮脱离,继而出现视网膜地图状萎缩。

(5)晚期年龄相关性黄斑变性(湿性):眼底彩照示部分玻璃膜疣消失,光学相干断层成像示浆液性色素上皮脱离,内部反射弱,色素上皮地形图显示整个色素上皮形态改变。继而出现高反射团的病灶(脉络膜新生血管),可以位于色素上皮层上或层下。同时伴有脉络膜新生血管渗出引起的视网膜层间出血性或浆液性脱离。

(6)终末期年龄相关性黄斑变性:干性者表现为黄斑中心凹附近视网膜神经上皮层萎缩及厚度变薄,视网膜各层结构不能分辨。湿性者表现为黄斑视网膜高密度反射(瘢痕),各层结构破坏不清。可以与脉络膜新生血管同时存在并反复发生。

(二)荧光素眼底血管造影、自发荧光和吲哚青绿血管造影

(1)玻璃膜疣和色素上皮缺损区表现为弱的透见荧光,随造影过程增强。地图状萎缩区域可见色素上皮层和脉络膜萎缩所致的弱荧光并透见脉络膜大血管影。

(2)自发荧光(AFA)来源于色素上皮细胞中的脂褐素,可反映出色素上皮细胞的功能及其状况。自发荧光增强说明色素上皮功能衰退、减弱及丢失。

(3)典型性脉络膜新生血管可于造影早期见小片边缘清晰的花瓣状、绒球状强荧光,随造影过程增强、扩大。非典型性脉络膜新生血管则于造影 2 min 左右见无源性的斑点状或不易分辨的强荧光。两者可以伴发,称为混合性病灶。

(4)吲哚青绿血管造影可以清晰地显示脉络膜新生血管团中的滋养动脉、毛细血管丛或网及回流的静脉。分辨脉络膜新生血管,将其分为小动脉为主型、毛细血管为主型和混合型。

四、鉴别诊断

(一)眼底黄色斑点症

本病青少年发病,双侧性病变,常染色体遗传,眼底双侧黄斑色素紊乱呈颗粒状,随病程进展见色素上皮变性及金箔样反光、色素上皮萎缩可见脉络膜血管,常在后极或周边部伴黄色点状渗出物。

（二）卵黄状黄斑变性

本病青少年或青壮年发病，双侧性病变，常染色体显性遗传。其眼底表现可多样化，在呈现典型卵黄样病灶特征时很易诊断，在本病后期易继发脉络膜新生血管病灶。视网膜电图 a、b 波正常，c 波下降减弱，眼电图异常。

（三）视锥细胞营养障碍

本病青少年发病，常染色体显性遗传，X 连锁遗传，以进行性中心视力下降为主要表现。其患者明适应视网膜电图和 30 Hz 闪烁光视网膜电图异常，暗适应视网膜电图正常。

（四）中心性渗出性视网膜病变

本病患者多为青壮年，单眼发病，病变范围小，局限于黄斑，病灶周围多有环形或弧形出血，病变性质为炎性渗出性，不伴有玻璃膜疣和色素变化。荧光素眼底血管造影／光学相干断层成像与典型性年龄相关性黄斑变性的脉络膜新生血管表现无区别。鉴别要点主要为患者年纪轻、眼底病灶小而局限的特点。

（五）病理性近视脉络膜新生血管

本病多见于屈光度>−6.00 D 的近视患者，眼底可见病理性近视特征样改变——豹纹状眼底：近视萎缩弧、漆裂纹、后巩膜葡萄肿、Fuchs 斑。脉络膜新生血管病灶常位于漆裂纹端，病灶小而局限，视网膜水肿不明显，常伴有视网膜内、下出血。荧光素眼底血管造影显示典型性脉络膜新生血管表现，光学相干断层成像显示视网膜水肿不明显，可伴有视网膜劈裂、前膜等。鉴别点主要是与眼底病理性近视特征样表现并存。

（六）特发性息肉样脉络膜血管病变

特发性息肉样脉络膜血管病变是亚洲人群好发的黄斑病变，随着吲哚青绿血管造影检查的普及和认识的提高，人们发现其是一较为常见的疾病，在既往诊断为湿性年龄相关性黄斑变性的患者中亦有相当比例的患者为息肉样脉络膜血管病变。其主要特征为眼底可见橘红色隆起病灶，常伴有大片视网膜下和（或）前出血，一处或多处色素上皮脱离。荧光素眼底血管造影无特异表现，吲哚青绿血管造影检查是其诊断的金标准，造影 6 min 内可见单个或多个血管瘤样扩张的结节，称为息肉样结节和脉络膜异常分支血管网。

（七）视网膜血管瘤样增生

目前对视网膜血管瘤样增生（retina angiomatous proliferation，RAP）是年龄相关性黄斑变性中的一种亚型，还是独立的病变存有争议，但其病理改变与年龄相关性黄斑变性不相同，它的新生血管源于视网膜内。临床表现与年龄相关性黄斑变性类似，但病灶多在黄斑中心附近。荧光素眼底血管造影表现与隐匿性脉络膜新生血管相似、吲哚青绿血管造影可显示小的边缘清晰的"热点"。某些病例在吲哚青绿早期阶段可见脉络膜新生血管病灶与视网膜血管吻合，这是特征性的表现。光学相干断层成像在诊断中非常重要，如可见视网膜内高反射病灶组织，或视网膜内的高反射病灶向色素上皮层下的空间延伸。

（八）特发性中心凹旁视网膜毛细血管扩张症

本病可分为两类：一类多为发育性或先天性中心凹旁视网膜毛细血管扩张，可能发展为外层渗出性视网膜病变；另一类为获得性或后天性中心凹旁视网膜毛细血管扩张。中老年人单眼发病为主，毛细血管不规则扩张呈血管瘤样或囊样，毛细血管功能不全。

荧光素眼底血管造影可见多个异常毛细血管扩张网,其邻近的小动脉、小静脉呈囊样扩张,伴有大小不等的血管瘤和无灌注区。光学相干断层成像显示视网膜囊样水肿表现。荧光素眼底血管造影见毛细血管扩张为黄斑特征表现。

(九) 糖尿病性黄斑水肿

糖尿病性黄斑水肿是老年人最常见的渗出性黄斑病变,有视网膜微血管瘤、出血、渗出,黄斑拱环外存在广泛的血管征象伴有静脉怒张或串珠样改变。糖尿病眼底特征样改变和荧光素眼底血管造影是其主要鉴别点。

(十) 视网膜黄斑分支静脉阻塞

当单独发生黄斑分支阻塞,其出血、渗出局限于黄斑时应注意与年龄相关性黄斑变性的渗出改变相鉴别。荧光素眼底血管造影检查显示黄斑静脉分支阻塞、感染,邻近毛细血管无灌注,其外周毛细血管扩张、扇形或尖端向后极部的呈三角形分布的病灶,其荧光素眼底血管造影血管阻塞的征象是其鉴别点。

五、治疗原则

1. 早期年龄相关性黄斑变性

以观察为主。若无症状 6~24 个月随诊。若有新的脉络膜新生血管症状应立即随诊,并加做荧光素眼底血管造影和光学相干断层成像。

2. 中期年龄相关性黄斑变性

应补充抗氧化维生素和微量矿物质。叶黄素和玉米黄素等也多有益处。6~24 个月随诊。若有新的脉络膜新生血管症状应立即随诊,并加做荧光素眼底血管造影和光学相干断层成像。

3. 进展期年龄相关性黄斑变性

(1) 干性进展期:应补充抗氧化维生素和微量矿物质。若无症状 6~24 个月随诊,查眼底自发荧光(fundus autofluorescence, FAF)和眼底像。

(2) 湿性年龄相关性黄斑变性:有新生血管症状者应加做光学相干断层成像、荧光素眼底血管造影/吲哚青绿血管造影,以指导后续治疗。如新生血管性年龄相关性黄斑变性的治疗:① 抗血管内皮生长因子药物;② 光动力疗法;③ 局部热激光光凝。

4. 晚期年龄相关性黄斑变性(瘢痕期)

此期以观察和低视力康复为主,帮助视力残疾患者适应生活,提高生存质量。

六、治疗方法

年龄相关性黄斑变性的西医治疗方法有很多,但大部分是针对湿性年龄相关性黄斑变性的疗法,如激光光凝、经瞳孔温热疗法、光动力疗法、玻璃体腔注射抗血管内皮生长因子药物或皮质类固醇类药物,放射疗法、手术治疗、基因疗法等。而在干性年龄相关性黄斑变性方面治疗手段却略显匮乏,目前唯一公认有效的便是年龄相关性眼病研究的复合维生素补充疗法。然而随着对干性年龄相关性黄斑变性的深入探索,涌现出不少新的思路与尝试,有些已投入临床应用或者正进行临床试验。

(一) 药物疗法

药物疗法是目前最主流的疗法,主要分成阻止光感受器和色素上皮细胞丢失,以及抑制炎症两个大方向。前者包括神经保护剂、抗氧化剂、视循环修正剂等药物,后者则为各类补体因子抑制剂及皮质激素类药物。目前唯一正式使用的年龄相关性眼病研究的复合维生素疗法即属于药物疗法中的抗氧化剂治疗。其主要成分是叶黄素、维生素 E、微量元素锌等,但是只是作为保健品上市,起到预防及减缓早中期年龄相关性黄斑变性的作用。

(二)热激光

早中期以激光在后极部中心凹外 0.75 mm 处行"C"字光凝,并直接光凝玻璃膜疣,作用机制在于低强度激光有助于改善脉络膜血液循环,而良好的脉络膜血液循环可以促进代谢产物的清除。该疗法还破坏了变性的色素上皮细胞,减少了流向玻璃膜疣的碎屑,同时直接减少了玻璃膜疣的数量。

热激光光凝目的是使脉络膜新生血管萎缩和玻璃膜疣消退。病变组织中的色素上皮细胞的黑色素吸收激光所释放出的能量,破坏脉络膜新生血管组织,使病灶瘢痕化,进而使渗漏停止。但是其主要应用于黄斑中心凹 0.2 mm 外的脉络膜新生血管。根据黄斑光凝研究标准,所有脉络膜新生血管中只有 13%~26% 是光凝的适应证。热激光光凝治疗对于黄斑中心凹 0.2 mm 外的脉络膜新生血管是一种经济有效、具有临床价值的治疗方法。

(三)经瞳孔温热疗法

经瞳孔温热疗法是用 810 nm 波长的半导体红外激光照射病变区,使局部温度升高,以达到治疗黄斑脉络膜新生血管的目的。经瞳孔温热疗法治疗可使照射区温度升高 5~10℃,以封闭脉络膜新生血管。与传统的激光光凝不同,经瞳孔温热疗法由于温度升高较为温和,因此对邻近组织损伤不大。

(四)光动力疗法

光动力疗法也是一种激光治疗方法,利用光敏剂把光能转化为化学能特性,数毫秒内集中能量产生直径 100 nm 范围的局部短暂反应,选择性地破坏脉络膜新生血管,优于传统的激光治疗,且无热损伤反应。可以与脉络膜新生血管内皮细胞大量结合,静脉注射 10 min 后经红色激光照射后造成脉络膜新生血管内皮细胞的损伤并通过血小板聚集和血栓形成引起选择性的脉络膜新生血管闭塞。该疗法破坏脉络膜新生血管的同时保留了视网膜色素上皮细胞和神经视网膜功能,不造成中心视力损坏和视野缺损。光动力疗法是近年湿性年龄相关性黄斑变性治疗较有效且安全的方法。相关研究证明光动力疗法治疗湿性年龄相关性黄斑变性往往只是暂时性封闭异常血管泄漏,大约 3 个月后会复发,绝大多数人需要反复治疗。

(五)抗血管内皮生长因子治疗

(1)哌加他尼钠可阻断 VEGF - 165 的活性,2004 年美国批准,但临床上并无广泛的应用。

(2)雷珠单抗注射液是重组人源化单克隆抗体,与 VEGF - A 具有较强亲和力,能够抑制血管内皮生长因子与受体结合,阻碍血管内皮细胞增殖,避免新生血管生成,临床上广泛应用。

(3)阿柏西普、康柏西普都是融合蛋白,对多个血管内皮生长因子靶点有较好的亲和力,在抑制新生血管形成方面有较好的作用。

第四节　中医学的认识

一、中医病名

我国古代医学典籍中并无年龄相关性黄斑变性的明确对应病名,但是却有很多与本病症状类似的记载。如隋代巢元方在《诸病源候论·眼病候》中描述"目茫茫候"曰:"……故令视瞻不分明,谓之茫茫也……则目不能远视,视物则茫茫漠漠也"。宋元时期的《秘传眼科龙木论》记载的"肝风目暗内障,此眼初患之时,眼朦昏暗,并无赤痛,内无翳膜",亦与本病相似。明代王肯堂编撰的《证治准绳·杂病·七窍门》中提到"视瞻昏渺"时曰:"谓目内外别无证候,但自视昏渺蒙昧不清也……若人年五十以外而昏者,虽治不复光明,其时犹月之过望,天真日衰,自然目光渐谢。"其症状表现与本病最为类似,且明确指出本病好发于 50 岁以上的人,这也是本病现代中医病名"视瞻昏渺"的来源。另外,同时期傅仁宇编写的《审视瑶函》中提到的"视瞻昏渺"也与本病相似。根据记载可知,当时的中医家已经发现本病与年龄关系密切。不过受当时医疗条件所限,无法观察患者眼底黄斑结构的改变,故多以患者自觉症状来命名。因此,本病还有"视瞻有色""视大为小""视直如曲""云雾移睛""暴盲"等其他病名。前三者与疾病所致色素上皮萎缩或者脱离有关,故有视物变色、变形等表现。后两者则可能因眼底突然出血,导致玻璃体积血,视力急剧下降甚至失明而得名。

现在中医学一般将本病命名为"视瞻昏渺"。但是"视瞻昏渺"在很长时间内都是中医对中心性浆液性脉络膜视网膜病变的称呼,在查询以往资料时需要注意。

二、病因病机

历代医家对本病之病因病机提出了不同的见解,多数医家认为,本病主要责之于年老体衰,脏腑精气不能上达于目,而致目失所养。这与肝、脾、肾三脏功能失调有关。目为肝之窍,肝气通于目,肝和则目能辨五色。故肝之疏泄功能正常,气之升降出入有序,才能将气血精微上输于目。肝藏血,目受血而能视,肝血不足则目失所养,而致视物不清。肾为先天之本,主藏精,按眼科传统五轮学说,黄斑属于瞳神,而瞳神为水轮,由肾所主,且中医学理论认为,人之生长衰老与肾精充盈匮乏息息相关,肾受五脏六腑之精而藏之,而目之能视,皆赖于五脏六腑精气的濡养。故肾精充足则目视精明,肾精不足则目昏聩不明。脾胃为后天之本,陈达夫六经辨证学说根据《黄帝内经》的"中央黄色入通于脾"提出黄斑居中,色黄,属足太阴脾经,赖脾胃精气濡养。先天精气贮于肾,后天精气则赖于脾,脾虚则气血生化乏源,升清失职,运化失司,难以归明于目,病程日久,脾失健运,痰浊内聚,上犯于目,则视物昏朦不清。总而言之,本病病势起于肝、脾、肾三脏虚衰,先致气血生化不足,目失濡养,神光暗淡,之后运化功能失司,痰瘀内生,犯于目窍,遮挡神光。病性为本虚标实,虚实夹杂,本虚为主,且贯穿疾病始终。

根据传统理论和医家经验,笔者认为黄斑病变主脏在脾。湿性年龄相关性黄斑变性有脉络膜新生血管形成的主要病理改变。脉络膜新生血管所致的出血、渗出或为湿,或为痰,或为瘀,都离不开一个"浊"字。我们结合现代眼科学知识,根据长期临床体会,认为本病是为本虚标实之证。

三、中医治疗

(一)辨证论治

王明芳等采用内眼辨证法,认为本病起于脾胃虚弱,归于肝肾亏虚,将本病归纳为脾虚湿困型、肝肾两虚型和痰瘀互结型,分别予三仁汤加减、驻景丸加减与桃红四物汤合五苓散加减治之。陆绵绵则将患者临床表现与年龄相关性黄斑变性病理改变结合起来进行中医辨证,认为早期病理表现为视网膜色素上皮的代谢异常,辨证为肝肾亏虚,虚则补之,当以补益肝肾气血为法,可予五子补肾丸、杞菊地黄丸加减。而中晚期大量密集、融合的玻璃膜疣,提示虚证发展成了本虚标实之证,治当攻补兼施,标本同治,可加用半夏、昆布等软坚散结药。庄增渊等将中医辨证分型与年龄相关性眼病研究疾病分期相结合,认为本病早期可分为肝血虚、肾阴虚和脾气虚三种证型,肝血虚者,当养肝补血,治以补肝散加减,肾阴虚者,予六味地黄丸合七宝美髯丹以补肾益精,脾气虚者当用健脾益气之法,方选参苓白术散加减。晚期出现地图状萎缩者,归为瘀血阻滞之证,予益气养阴补肾汤加减治之。李波等总结李传课的临床经验,将本病分为肝脾失调、肝阳偏亢、肝肾亏虚三种类型,认为干性年龄相关性黄斑变性之主要病机在于患者年老体弱,肝肾阴精亏虚,治疗上采用滋补肝肾、益精明目为大法,方选滋阴明目丸加减;对于肝脾失调者,取疏肝理气、健脾利湿之法,方选疏肝健脾利湿方加减。秦裕辉等通过病证结合、整体辨治、局部辨析的方法,将本病分为肝肾不足、气阴两虚和脾气亏虚三种类型,均以经验方治之。肝肾亏虚者以滋肾明目饮补肝益肾,养阴明目;气阴两虚者则予健脾滋肾饮加减益气养阴,补肾益肾;脾气亏虚者治当健脾益气利湿,方选健脾化痰饮加减。李官鸿等认为本病主要有脾虚湿困和肝肾亏损两型。前者以健脾化浊、利血明目为治则,予参苓白术散治之;后者则予加味四物五子汤养肝滋肾,养阴明目。

1. 脾虚湿困证

临床表现:视物变形,视物发暗,黄斑区域色素紊乱,玻璃膜疣形成,中心凹反光消失,或黄斑出血、渗出及水肿。全身可兼见头重如裹,食少纳呆,大便溏薄,舌质淡,苔白腻,脉弦;或舌苔黄腻,或畏寒肢冷,或无明显兼证。

治法:健脾利湿。

推荐方药:参苓白术散(《太平惠民和剂局方》)加减。方药:人参、白术、茯苓、炒甘草、山药、桔梗、白扁豆、莲子肉、薏苡仁、泽兰、泽泻、车前子、砂仁等。

推荐中成药:参苓白术丸。

2. 阴虚火旺证

临床表现:视物变形,视力突然下降,黄斑区域可见大片新鲜出血。口干欲饮,潮热面赤,五心烦热,盗汗多梦,腰酸膝软。舌质红、苔少,脉数。

治法:滋阴降火,凉血止血。

推荐方药:生蒲黄汤(《中医眼科六经法要》)加减。方药:生蒲黄、墨旱莲、生地黄、玄参、女贞子、牡丹皮、荆芥炭、郁金、丹参、茜草、仙鹤草、三七等。

推荐中成药:杞菊地黄丸、复方血栓通胶囊。

3. 痰瘀互结证

临床表现：视物变形，视力下降，病程日久，眼底可见瘢痕形成及大片色素沉着。全身症见倦怠乏力、纳食呆钝。舌淡、苔薄白腻，脉弦滑。

治法：软坚散结，化瘀祛痰。

推荐方药：化坚二陈汤（《医宗金鉴》）加减。方药：陈皮、制半夏、茯苓、生甘草、白僵蚕、当归、丹参、川黄连、昆布、生山楂、浙贝母、鸡内金等。

推荐中成药：血塞通片、血塞通胶囊。

（二）专方治疗

唐由之认为本病与老年患者肝肾亏虚、精血不足有关，治以肝肾双补，活血明目。采用二至明目汤（丹参、川芎、墨旱莲、白芍、五味子、枸杞子、楮实子、女贞子等）临证加减。任丽娟认为本病以脾虚气弱、肝肾不足为本，痰瘀互结为标。治当以补肝脾肾为主，以活血散结为辅。以自拟杞灵汤（枸杞子、灵芝、菟丝子、女贞子、炒白术、茯苓、郁金、川牛膝、生薏苡仁、昆布、丹参、瓦楞子等）治疗。魏建磊以养肝健脾滋肾为治则，运用加减驻景丸（生地黄、熟地黄、黄芪、丹参、白术、当归、白芍、葛根、五味子、菟丝子、枸杞子、楮实子、车前子、茺蔚子等）配合参麦注射液治疗。卓耀等运用启明丸（黄芪、党参、熟地黄、山药、枸杞子、山茱萸、菊花、党参、泽泻、牡丹皮、茯苓、石决明、木贼草等组成）治疗肝肾阴虚型年龄相关性黄斑变性。申进亮认为干性年龄相关性黄斑变性以肝肾亏虚为主，治当补益肝肾。

笔者认为本病为本虚标实之证。黄斑属脾，脾虚是为本病之本，出血、渗出等继发性致病因素是为本病治标，均为浊物。采用健脾化浊之法，以健脾益气为主，以治其本，以祛湿化痰，祛瘀散结，以治其标，标本兼顾。自拟健脾化浊方为太子参、茯苓、薏苡仁、昆布、生蒲黄、炒蒲黄、郁金、石决明加减治之，取得了稳定和提高视力，减少出血、渗出，部分缩小脉络膜新生血管的较好疗效，能够有效地促进视网膜下层间水肿的吸收，减轻眼底的渗出，并促进眼底出血的吸收，帮助视网膜形态的恢复，对脉络膜新生血管有一定程度的抑制作用。

（三）针灸治疗

夏勇等将干性年龄相关性黄斑变性患者取穴睛明、瞳子髎、承泣、球后、上明、健明、太冲等，在改善患者眼部症状及眼底表现方面取得了良好效果。焦乃军取穴睛明、攒竹、瞳子髎、阳白、四白、太阳、风池、光明、丰隆、肝俞、肾俞治疗年龄相关性黄斑变性患者在视功能改善方面明显优于西药。

常用穴位：主穴选睛明、上睛明、球后、承泣、太阳；配穴选风池、百会、合谷、肝俞、肾俞、足三里、三阴交、关元。

（四）中西医结合治疗

湿性年龄相关性黄斑变性的治疗目前仍然以抗血管内皮生长因子为主，但是抗血管内皮生长因子治疗的局限性很大，只治标、易反复、费用高。也有相应的副作用，如果和中药配合使用协同作用效果更好。

从辨证来看，先要辨脏腑多为脾、肾之本虚，继而辨继发性致病因素多为痰湿、瘀血之标实，是为本虚标实之证。本虚予健脾（补肾）之法，出血、水肿予理气和血、利水消肿，后期瘢痕予软坚散结、补肾明目。

一般采用分阶段治疗的方法。先用中药除实(瘀、痰、湿),继而抗血管内皮生长因子,最后扶正明目。常用药物:三七(甘、微苦,温,散瘀、止血);郁金(辛、苦,寒,行气、活血);茜草(苦,寒,凉血、活血);仙鹤草(苦、涩,平,收敛止血);蒲黄(甘,平,止血、化瘀);玄参(甘、苦、咸,微寒,清热、凉血、散结);陈皮(苦、辛,温,理气、燥湿、化痰);昆布(咸,寒,软坚、利水、消肿);葶苈子(辛、苦,寒,祛痰、利水、消肿);车前子(甘,寒,利水、清热、明目);黄芪(甘,微温,补气、利水、消肿);茯苓(甘、淡,平,利水、渗湿、健脾)。

第五节 预防与护理

(1)避免强光刺激,避免多接触有害光线。

(2)建议适当体育锻炼,以增强体质,避免剧烈活动,同时避免过度劳累。

(3)应定期进行眼科随访,出血较多或反复出血者,避免剧烈活动。

(4)不可过用目力,如眼部有不适感或视物模糊加重(出血较多或反复出血者)应及时到医院就诊。

(5)患者要保持心情舒畅,生活规律,戒烟酒。

参 考 文 献

蔡峰,郑光,吕爱平,等,2011.基于文本挖掘技术的中成药及西药治疗年龄相关性黄斑变性用药规律研究[J].北京中医药,30(9):643-645.

黄云飞,2013.祛湿法治疗痰湿蕴结型年龄相关性黄斑变性40例[J].光明中医,28(8):1535-1641.

江丹,刘新泉,张殷建,等,2015.耳穴贴敷联合怡开片治疗干性黄斑变性的临床研究[J].世界中西医结合杂志,10(10):1409-1411.

江伟,唐由之,梁丽娜,等,2013.二至明目汤治疗非渗出性年龄相关性黄斑变性临床分析[J].中国中医眼科杂志,23(3):201-203.

焦乃军,2011.针刺治疗年龄相关性黄斑变性疗效观察[J].中国针灸,31(1):43-45.

李官鸿,杨岸森,龚誉华,2013.分型论治年龄相关性黄斑变性的临床观察[J].中国中医急症,22(8):1424,1425.

陆绵绵,2007.年龄相关性黄斑变性的病理及辨治[J].江西中医药,39(4):2,3.

陆萍,邹菊生,阮雯洁,等,2012.柔肝健脾、滋阴明目法治疗萎缩性年龄相关性黄斑变性的随机对照临床研究[J].上海中医药杂志,46(6):71-73.

栾相佳,张隽,2014.中西医结合治疗肝肾不足型非渗出性年龄相关性黄斑变性的疗效观察[J].黑龙江医学,38(7):785,786.

秦裕辉,凌艳君,2013.年龄相关性黄斑变性中医辨治经验[J].湖南中医杂志,29(1):20-22.

任丽娟,2013.自拟杞灵汤治疗年龄相关性黄斑变性(干性)临床观察[J].云南中医中药杂志,34(5):40,41.

田君,方凯,秦雪英,等,2014.年龄相关性黄斑变性危险因素的病例对照研究[J].北京大学学报,44(4)：588-593.

张古沐阳,陈有信,2016.干性年龄相关性黄斑变性的发病机制研究进展[J].中华眼科杂志,50(6)：464-470.

张开颜,唐仕波,2015.干性年龄相关性黄斑变性的研究及治疗进展[J].中华眼科杂志,51(3)：236-240.

赵辉,闫书强,焦凡,2013.复明胶囊治疗干性年龄相关性黄斑变性64眼疗效观察[J].中国实验方剂学杂志,19(18)：330-333.

Campello L, Esteve-Rudd J, Cuenca N, et al, 2013. The ubiquitin-proteasome system in retinal health and disease [J]. Molecular Neurobiology, 47: 790-810.

Telander D G, 2011. Inflammation and age-related macular degeneration [J]. Seminars in Ophthalmology, 26(3): 192-197.

Zeng S, Hemandez J, Mullins R F, 2012. Effects of antioxidant components of AREDS vitamins and zinc ions on endothelial cell activation: implications for macular degeneration [J]. Investigative Ophthalmology & Visual Science, 53: 1041-1047.

第七章 中心性浆液性脉络膜视网膜病变

第一节 概 述

中心性浆液性脉络膜视网膜病变(简称中浆),是临床常见的一种黄斑病变,以视网膜神经上皮层和色素上皮层之间的局部浆液性隆起脱离为特点,好发于中青年人,男性多于女性。本病由 Von Graefe 于 1886 年首先提出,当时称之为中心性复发性视网膜炎。自此以后的一百多年中,各国学者陆续有大量报道。其主要临床表现常见视力下降,视物扭曲变形,眼前暗影遮挡等。中心性浆液性脉络膜视网膜病变在我国发病率较高,患者多为青壮年男性,发病年龄 25~50 岁,发病高峰在 40 岁前后。男女之比约 5:1~10:1。90%以上单眼受害,左右眼无差别。多数学者及文献报道曾认为本病属自限性疾病,大多患者急性发病后无须治疗,4~6 个月即可自愈,视力多可恢复正常。但部分患者视物变形、对比敏感度下降、色觉异常等视功能改变可持续存在。近年来临床工作中可发现部分患者病程可反复迁延 6 个月以上,经随访观察后发现其病变范围可逐渐扩大,甚至出现色素上皮萎缩,这类中心性浆液性脉络膜视网膜病变则定义为慢性中心性浆液性脉络膜视网膜病变。多次反复发作,甚至可以继发脉络膜新生血管。慢性中心性浆液性脉络膜视网膜病变可导致视功能不可逆性损害。现多数学者认为本病分为急性和慢性两大类。

中医对于本病的认识早在《证治准绳·杂病·七窍门》就有记载:"……青绿蓝碧之色,乃肝肾不足之病,由阴虚血少,精液消耗,胆汁不足,气弱而散……若见黄赤者,乃火土络有伤也",张景岳云:"……肝肾之气充,则神采光明,肝肾之气乏,则昏蒙眩晕……"故而历代医家多认为本病多与肝、脾、肾功能密切相关。现代研究认为,本病五脏皆能主病,但肝、脾、肾功能失调是引起本病较为多见的原因。一般认为,本病早期黄斑水肿是因脾失健运,不能升清降浊,转输津液,致使水湿内停,形成水肿。水肿停滞日久,聚而成"痰",所以出现渗出。水湿痰浊积聚眼内,致使脉络瘀阻,影响脏腑精阳之气的升发,黄斑失去气血之营养,而视力下降。因此,本病多因思虑过度,脾络受损,脾失健运,聚生水湿,上扰于目;或因情志失常,肝郁不舒,郁而化热,湿热熏蒸,上犯于目,视物昏朦所致。慢性中心性浆液性脉络膜视网膜病变患者则多见肝肾亏虚,精液气血不足,无以养目,不能视物。

第二节 流 行 病 学

一、性别、年龄和遗传

中心性浆液性脉络膜视网膜病变和年龄相关性黄斑变性、糖尿病性视网膜病变、视网膜分支静脉阻塞均为目前最常见的威胁视力的眼底病。本病在男性中的发病率较高,72%~88%的患者为男性。流行病学数据也显示患者的年龄存在差异,发病年龄比通常认为的39~51岁这一年龄更高。特别是女性患者和慢性中心性浆液性脉络膜视网膜病变患者,其发病年龄偏大。儿童发生本病的报道极少。其在不同种族之间发病率的差异依然存在争议。在我国台湾地区进行的大样本调查研究显示,由非甾体类固醇诱导的中心性浆液性脉络膜视网膜病变平均发病率为21/100 000,男性/女性的发病比例为1.74。中心性浆液性脉络膜视网膜病变发病率年龄在35~39岁最高,其次是40~44岁。男性平均发病率高于女性,但仅在年轻人中差异显著,说明女性在中老年时患该病的可能更大。

二、易感基因

有研究对27名家族性中心性浆液性脉络膜视网膜病变患者中的14名进行观察,结果发现至少有一个患者亲属出现多灶性的色素上皮萎缩或慢性中心性浆液性脉络膜视网膜病变的代表性眼底表现,提示基因与本病发病有关。目前为止,尚未发现明确与本病相关的遗传模式和致病基因。在最近一次对5个家族的分析显示,50%中心性浆液性脉络膜视网膜病变患者亲属的眼睛脉络膜厚度高于0.395 mm,这表明脉络膜相关疾病可能具有遗传性。假如这一点被证实,则会出现新的假说:认为某些遗传因素会导致中心性浆液性脉络膜视网膜病变的发病,而脉络膜厚度变高是明显特征之一。

在不同类型的中心性浆液性脉络膜视网膜病变患者中进行的基于单核苷酸多态性的遗传研究显示,补体因子H因为是肾上腺髓质素结合蛋白这一可以引起脉络膜血管扩张的降钙素而被认为是本病的潜在易感基因。包含140名亚洲中心性浆液性脉络膜视网膜病变病例的小组研究发现CFH基因的5个常见的多态性之间的联系,说明在这一人群中CFH基因可能是诱发中心性浆液性脉络膜视网膜病变的潜在机制。慢性中心性浆液性脉络膜视网膜病变与ARMS2和CFH基因变种之间的联系被证实,表明慢性中心性浆液性脉络膜视网膜病变和年龄相关性黄斑变性在遗传和致病源方面有一定相同点。

三、心血管疾病和高血压

高血压患者有更高的中心性浆液性脉络膜视网膜病变患病风险。中心性浆液性脉络膜视网膜病变男性患者冠状动脉粥样硬化性心脏病(即冠心病)发病率显著增高,表明本病可能是男性冠心病发展的一个潜在的危险因素。其也被证明是缺血性脑卒中及器质性和心理性勃起功能障碍的一个独立危险因素。因此,中心性浆液性脉络膜视网膜病变的脉络膜血管病变可能不是孤立的而是全身性血管功能障碍的一部分,不过这一点尚未被很好地证明。

四、交感副交感神经活性和反应性

与健康受试者相比,中心性浆液性脉络膜视网膜病变患者出现明显的交感神经副交感神经不平衡表现。交感神经过度兴奋和副交感神经活性下降,可通过血压和心率的变化来评估。这可能与自主神经系统对脉络膜血流的调制有关,表现与色素上皮细胞中的肾上腺素诱导的损害一致,最终导致细胞凋亡。

五、皮质类固醇

中心性浆液性脉络膜视网膜病变患者有很大可能曾口服皮质类固醇激素,接受过糖皮质激素治疗的患者罹患本病的风险更高。在临床路径管理中,系统性摄入(包括口服或静脉)激素是本病的一个独立危险因素。皮质类固醇激素管理条例说明中心性浆液性脉络膜视网膜病变也可能通过以下给药途径诱发:吸入鼻内、硬膜外、关节内、局部皮肤和眼周外用药物。不过人工激素是否会诱发中心性浆液性脉络膜视网膜病变还有待论证。全身应用类固醇与本病的发生、发展、加重和复发关系密切。与原发性中心性浆液性脉络膜视网膜病变相比,激素诱发中心性浆液性脉络膜视网膜病变的男性发病率相对偏低,更容易表现为双眼发病和非典型性中心性浆液性脉络膜视网膜病变。这说明类固醇诱发中心性浆液性脉络膜视网膜病变可能与某些特殊患者的个体特异性反应关系更密切,和用药剂量关系并不大,小剂量应用也可诱发本病。器官移植过程中需要应用高剂量的糖皮质激素和儿茶酚胺,会刺激应激激素生成,增加本病的风险。有许多器官移植术后患者发生中心性浆液性脉络膜视网膜病变的报道,常见于肾脏、骨髓和心脏移植。另外,过敏反应被认为可能诱发本病,但各种过敏反应被局部或全身应用皮质激素所控制,因此,究竟是过敏反应还是过敏的治疗措施诱发的中心性浆液性脉络膜视网膜病变,仍有待确定。

六、内分泌失调

在妊娠中或妊娠前的中心性浆液性脉络膜视网膜病变发病风险较高,但分娩后可以自愈,说明皮质醇水平和(或)与妊娠相关的荷尔蒙的变化与其相关。本病患者中有高达5%的患者患有内源性皮质醇增多症。对24例急性中心性浆液性脉络膜视网膜病变患者的观测发现,50%的患者24 h尿皮质醇和四氢醛甾酮水平增加,而29%的患者血清醛固酮水平降低,这表明盐皮质激素调节也与本病发病有关。29%的患者表现为单纯的晨起血浆儿茶酚胺水平升高,但24 h尿肾上腺素正常,儿茶酚胺副产物分解。与对照组对比,中心性浆液性脉络膜视网膜病变患者的血清睾酮水平无明显差异。

七、精神因素

1986年Yannuzzi发现中心性浆液性脉络膜视网膜病变和“A型”人格之间关系密切,这类人格模式表现为喜欢竞争,紧迫感,好斗的天性和不友善的气质。随后,抗精神药物的使用和心理压力被描述认为是本病的独立危险因素,而且认为精神病会增加复发的风险。一项对31名中心性浆液性脉络膜视网膜病变患者和31名对照人员进行的调查问卷显示,本病患者中并没有多余的影响生活的事件(包括社会、专业、健康、金融等层面),但却存在更多的情绪困扰、躯体化、抑郁和敌视等。近来有研究认为本病与自恋性格关系密切。事实上,通过评估情绪困扰和心理病理状态(包括躯体化、强迫症、人际敏感、抑郁、焦虑、敌对、恐怖、偏执和精神病性),以及个性(基于气质和性格)的心理调查问卷,对57名中心性浆液性脉络膜视网膜病变患者和57名年龄、性别相匹配的对照组成员进行的一项系统调查。结果显示,与对照组相比,中心性浆液性脉络膜视网膜病变患者在所有病理分类中均有着更高的情感痛苦指数及较低的合作欲和依赖性。这样的人是不友善的、严格的、不愿帮助别人的机会主义者,只在乎自己的利益,忽视其他人的权利和感受。这恰好与"A型"人格那种投机、好斗、不友善和不能容忍失败的特点相吻合。中心性浆液性脉络膜视网膜病变患者的视觉威胁尤其和他们的工作压力相关,并且治疗依从性可能较低。

八、消化道疾病

压力和适应性应激反应是中心性浆液性脉络膜视网膜病变的危险因素。一项回顾性研究发现,本病患者有较高发生胃食管反流和使用抗酸或抗反流药物的风险。最近在我国台湾地区进行的一项大数据的回顾性研究同样将消化性溃疡和高月收入作为本病的独立危险因素。研究报道本病患者中幽门螺杆菌感染的流行性增高。曾有假说提出致病源和宿主蛋白之间存在幽门螺杆菌依赖性免疫机制与分子模拟,但仍需要更多的研究来证明幽门螺杆菌和中心性浆液性脉络膜视网膜病变之间的关系。

九、药物诱发性中心性浆液性脉络膜视网膜病变(非激素)

中心性浆液性脉络膜视网膜病变发病与拟交感神经类药物的应用有关,这类药物可以改变本病患者对交感神经刺激的反应。其被认为与盐酸伪麻黄碱和羟甲唑啉、MMDA(苯丙胺类)、麻黄碱等肾上腺素能受体拮抗剂相关。应用磷酸二酯酶V型抑制剂(西地那非、他达拉非、伐地那非)后也可能出现中心性浆液性脉络膜视网膜病变,但是对停止用药后本病是否痊愈存在不同的认知。为治疗转移性癌而口服甲乙酮抑制剂的一些患者中,有65%出现了短暂性双侧浆液性视网膜脱离和中度视力模糊。甲乙酮抑制剂治疗开始后几天即出现上述临床表现,在光学相干断层成像上中心视网膜厚度的改变与应用药物的剂量相关。在所有的报告中,即使在未中断治疗的情况下,所有症状和视网膜下积液也会自愈。在这些病例中,部分病例同时出现前葡萄膜炎,这提出了炎症诱发浆液性脱离的假说,但在荧光造影或吲哚青绿血管造影中并没有异常发现。

第三节 现代医学的认识

一、发病机制

中心性浆液性脉络膜视网膜病变的发病机制尚未完全清楚,起初人们认为其发病与视网膜血管痉挛高度相关,荧光素眼底血管造影问世后。研究者发现本病患者的色素上皮屏障功能出现障碍,脉络膜毛细血管的渗漏液由该功能障碍区进入视网膜神经上皮层下积存所致。吲哚青绿血管造影的出现进一步揭示了中心性浆液性脉络膜视网膜病变的发病机制。而通过吲哚青绿血管造影,研究者进一步发现,本病患者不仅存在色素上皮渗漏性改变,其同时伴有脉络膜毛细血管和静脉扩张、脉络膜充盈迟缓、色素上皮脱离、隐性色素上皮脱离、脉络膜血管通透性增高等改变。据吲哚青绿血管造影分析,有学者提出本病病变原发于脉络膜血管,继发色素上皮的病变。首先,因各种原因,脉络膜毛细血管首先出现低灌注或者充血扩张,损伤病变部位毛细血管内皮细胞,进而毛细血管通透性增高,渗液进入色素上皮,因机械压力,色素上皮屏障的连续性遭到破坏,渗液进入神经上皮层下,从而出现神经上皮层浅脱离,目前该论点为大多数学者所认可。但对于中心性浆液性脉络膜视网膜病变是原发于色素上皮细胞,还是脉络膜血管仍然存在争议。

近来研究表明本病除与血清中儿茶酚胺浓度升高有关外,还与外源性和内源性糖皮质激素等有关。常于有诱发因素如睡眠不足、压力大、情绪波动等时发病。研究者发现患者尿中儿茶酚胺排泄量增加。中心性浆液性脉络膜视网膜病变系色素上皮的紧密连接即视网膜外屏障的病变,即外屏障被破坏,而并非色素上皮细胞死亡。脉络膜毛细血管内的液体通过色素上皮病变处渗漏,造成局限性视网膜神经上皮脱离。

二、临床表现

(一) 视功能改变

1. 中心视力

患眼中心视力突然下降,如果原属正视眼,则裸眼视力一般不低于 0.5。往往出现 0.5~2.5 D 的暂时性远视,病程早期可用镜片矫正至较好视力,甚至完全矫正(指视力表视力)。这种情况被解释为黄斑视网膜神经上皮层浅脱离前移所致。慢性中心性浆液性脉络膜视网膜病变患者视力可较低。

2. 中央暗点

患者自觉病眼视物朦胧,景色变暗,比较敏感的患者还诉在视野中央出现盘状阴影。中央视野检查可查到与后极部病灶大小、形态基本相应的比较性暗点。查不到时可改用小视标或蓝色视标,或降低视野计上背景亮度,亦可嘱患者频频瞬目或凝视白色墙壁 5 min 后再查,即能检出。如果分别以不同背景亮度检查,所得中心性暗点面积不同,亮度低的要大于亮度高的。此情况与轴性球后视神经炎恰恰相反,可作为两者鉴别诊断的根据之一。

3. 小视症和变视症

患眼同健眼相比,除患者自感视物变小,直线变得扭曲外,用 Amsler 方格表也容易检出。这种表现被认为是视细胞层因细胞外水肿而松散及排列不整齐所致。

(二) 检眼镜和裂隙灯检查

发病之初,黄斑或其附近有一个或 2~3 个圆形或类圆形境界比较清晰、大小 1~3 PD 的神经上皮层浅脱离病灶,脱离的视网膜呈半透明泡状隆起,隆起的边缘可见反光晕,中心凹光反射消失,脱离区视网膜下可有黄白色点状沉着物。这些改变如用无赤光检查则更为明显。此时,如用裂隙灯显微镜加前置镜或接触镜做窄光带检查,可见神经上皮层光切线呈弧形隆起,色素上皮层上亦有一条光切线,前后两条光切线之间,因液体完全透明而出现一个光学空间。如光切线移在随神经上皮层隆起的视网膜血管上,则可见到血管在色素上皮层光切面上的投影。慢性中心性浆液性脉络膜视网膜病变患者则多见黄斑色素紊乱。偶有患者在浆液性脱离区见到浅灰色混浊,组织病理学研究发现视网膜下和(或)色素上皮层下有纤维素存在,随着浓度的增加,纤维素分子聚合,形成卵黄色或灰色混浊,此为伴有纤维素渗出的中心性浆液性脉络膜视网膜病变,在光动力疗法治疗后随着色素上皮渗漏终止该渗出迅速消退。

三、特殊检查

(一) 眼底自发荧光

短波长眼底自发荧光大多源于色素上皮脂褐质。其通过共聚焦眼底自发荧光获得的图像反映色素上皮功能,并且是一种可以反映中心性浆液性脉络膜视网膜病变不同阶段和变化的无创性检测。70%~100%的急性中心性浆液性脉络膜视网膜病变眼可观察到在病灶部位泄漏点呈低自发荧光,其可能由于病灶部色素上皮功能缺陷或视网膜色素上皮细胞脱离,大多数情况浆液性脱离得到改善后可观察到其可能恢复正常,慢性中心性浆液性脉络膜视网膜病变其眼底自发荧光特征性的表现为多种向下的椭圆形低眼底自发荧光,边缘一圈高荧光环绕,呈"水道"或"烧瓶"样,往往从视盘黄斑开始,由于垂直向下的形态,也被称为"重力轨道"。这些病变的确切机制尚未阐明,虽然它被提出可能由于残留的视网膜下积液的慢性运动。眼底自发荧光可较好地提供反映色素上皮形态和功能的信息。在单眼发病患者的对侧眼,也可存在以前被忽视的发作或局限性视网膜色素上皮改变的多样眼底自发荧光表现,主要取决于发病年龄,新的病灶呈高自发荧光而老的病灶表现为低自发荧光,通常与点状高自发荧光相关。

近红外自发荧光是另一种基于从脉络膜和色素上皮黑色素发出的自发荧光的无创性成像模式。虽然在诊断中心性浆液性脉络膜视网膜病变时不常规采用,近红外眼底自发荧光显示急性中心性浆液性脉络膜视网膜病变表现为初始自发荧光减少,随后完全消退,或呈颗粒状,表明中心性浆液性脉络膜视网膜病变发作后一段时间后色素上皮黑色素分布改变。

(二) 荧光素眼底血管造影

荧光素自脉络膜毛细血管壁漏出,经过玻璃膜进入色素上皮层下。由于色素上皮细胞间有封闭小带紧密结合,荧光素不能通过色素上皮抵达神经上皮下。如果色素上皮层的屏障作用完好,脉络膜毛细血管渗出液只能潴留在色素上皮层下。荧光素眼底血管造影动脉前期,即脉络膜背景荧光期已可出现范围不大、境界清楚、圆形或椭圆形、一至数个荧光斑。初为弱荧光,迅即增强。自动脉前期至造影后期的整个过程中,荧光斑不见扩大,提示色素上皮层下存在着局限性脱离。

当某种原因使封闭小带遭受破坏后,荧光素才能从色素上皮细胞间隙进入神经上皮层下,形成中心性浆液性脉络膜视网膜病变的荧光素眼底血管造影改变。少数中心性浆液性脉络膜视网膜病变伴有色素上皮层脱离者,在出现上述色素上皮层浆液性脱离的荧光斑后,至造影早期静脉期或静脉期,荧光素自色素上皮层开始进入神经上皮层下,初为一个淡淡的光斑点,其后,荧光斑不断加强并呈墨渍样或炊烟样扩散于整个神经上皮层下的脱离腔内,勾画出一个(或数个)轮廓不太明显的盘状脱离区。此时,色素上皮层脱离处的荧光斑大多已被神经上皮层下的荧光淹没。但有时也能见到同一眼底造影上的神经上皮层下荧光斑附近尚有色素上皮层下荧光斑。在大多数不合并色素上皮层脱离的中心性浆液性脉络膜视网膜病变,自脉络膜毛细血管漏出的荧光素从色素上皮细胞间隙直接进入神经上皮层下积液内,荧光渗点开始于早期静脉期,以后的过程与上相同。强荧光斑一直持续至造影后期(荧光素积存)。墨渍样扩散及炊烟样扩散同样是荧光素色素向神经上皮层下渗漏。表现形式之所以不同,一般认为在发病初期漏出液黏稠度低、色素上皮层透过性强、脱离程度严重者,多见炊烟样扩散;反之,发病时间较久、漏出液黏稠度较高、脱离程度较轻者,多见墨渍样扩散。

神经上皮层下积液消失后,荧光素眼底血管造影不再出现荧光素渗漏,有些病例可见斑点状透见荧光,提示色素上皮损害。

(三)吲哚青绿血管造影检查

吲哚青绿血管造影检查可发现中心性浆液性脉络膜视网膜病变脉络膜血管的改变:早期,动脉和脉络膜充盈延迟,脉络膜毛细血管充盈较少呈现低荧区,中后期未退;中期,脉络膜大的静脉扩张对应于光学相干断层成像中显示的萎缩区或隆起的色素上皮,模糊的强荧光区域是由于脉络膜血管通透性增加,是中心性浆液性脉络膜视网膜病变成像的标志之一;晚期,中期强荧光区域呈持续强荧光、冲刷样或强荧光位移,形成高荧光环。这些强荧光区的范围常毗邻或包含荧光素眼底血管造影检查渗漏点位置。慢性中心性浆液性脉络膜视网膜病变患者可并发脉络膜新生血管。

(四)光学相干断层成像

光学相干断层成像表现为黄斑神经上皮与色素上皮间液腔,即视网膜浅脱离,而非视网膜水肿。中心性浆液性脉络膜视网膜病变患者的患眼和健眼的脉络膜厚度均有所增加。患眼增厚程度要高于健眼。在53%~100%的中心性浆液性脉络膜视网膜病变患眼中均可观察到色素上皮脱离。在慢性中心性浆液性脉络膜视网膜病变中色素上皮脱离更为常见,并可见于视网膜下积液区域的内外部。光学相干断层成像能定性、定量检测视网膜神经上皮层和色素上皮的浆液性脱离并追踪视网膜下积液消退过程并监测脉络膜厚度变化,为临床病程提供了客观的检测方法。

(五)光学相干断层扫描血管成像

中心性浆液性脉络膜视网膜病变患者光学相干断层扫描血管成像可表现为明确的高血流信号影,可伴有或不伴有高血流信号影中间的低血流信号影及高血流信号影周围的低血流信号影。部分慢性中心性浆液性脉络膜视网膜病变患者可在脉络膜浅层毛细血管图像中多见形态清晰的脉络膜新生血管,而急性中心性浆液性脉络膜视网膜病变患者不多见。光学相干断层扫描血管成像的分层扫描可以准确定位病变发生的部位,观察不同切面的形态,使我们可以更好地判断中心性浆液性脉络膜视网膜病变患者的病程及预后。

(六)视野检查

急性期中心视野存在相对或绝对中心暗点,尤其是 Amsler 表检查暗点更明确,且有视物变形,恢复期后中心视野可以正常。但是对于慢性中心性浆液性脉络膜视网膜病变病例,中心视野可能存在相对的暗点。

(七)多焦视网膜电图

中心性浆液性脉络膜视网膜病变患者多焦视网膜电图的中心峰消失,表明黄斑中心凹的视功能受到损害,视网膜电图可对患者的视功能进行定量检测且具有较好的重复性。

四、诊断要点

(1)患者有典型临床表现,急性期轻度视力下降,视物变形、变小并伴色觉改变;慢性中心性浆液性脉络膜视网膜病变患者可有中度甚至重度视力下降伴视物变形、变小、色觉异常等改变。眼底检查可见黄斑典型视网膜神经上皮脱离伴或不伴视网膜色素上皮脱离。

（2）荧光素眼底血管造影检查可见典型色素上皮渗漏点，慢性中心性浆液性脉络膜视网膜病变表现为后极部色素上皮失代偿所致的弥漫性透见荧光或伴有色素上皮渗漏点。

（3）吲哚青绿血管造影检查可见病灶区域脉络膜血管扩张渗漏所致的强荧光。

（4）光学相干断层成像检查显示后极部浆液性视网膜神经上皮层脱离或伴有浆液性色素上皮脱离，或脉络膜增厚。光学相干断层扫描血管成像可表现为明确的高血流信号影，可伴有或不伴有高血流信号影中间的低血流信号影及高血流信号影周围的低血流信号影。

五、鉴别诊断

根据上述临床表现，中心性浆液性脉络膜视网膜病变的诊断并不困难。但应与下列几种病变相鉴别。

（一）眼底周边部视网膜脱离

眼底周边部视网膜脱离，黄斑亦可累及。假若仅凭检眼镜小瞳孔检查，常易误诊。因此，当发现黄斑有浆液性浅脱离，特别是其下方有放射状皱褶者，必须扩瞳检查眼底周边部，详细检查周边部视网膜，孔源性视网膜脱离的神经上皮脱离达到周边部，常可发现远周边小裂孔，而中心性浆液性脉络膜视网膜病变则多局限于后极部，无视网膜裂孔。

（二）中间葡萄膜炎

中间葡萄膜炎的病理性产物由后房经 Berger 间隙，沿 Cloquet 管向后侵及黄斑引起水肿，产生小视、变视等与中心性浆液性脉络膜视网膜病变相似的症状。但该病前部玻璃体有尘埃状乃至小雪球样混浊，有时存在少量角膜后沉着物（KP），前房角色素沉着，晶状体后囊后往往有焦黄色锅巴样炎症渗出物。充分扩瞳后用间接检眼镜加巩膜压迫或裂隙灯显微镜加三面镜仔细检查，在锯齿缘附近可以发现灰白色渗出（严重者如雪堤状）、出血斑、视网膜血管白鞘等。

（三）后葡萄膜炎

如伏格特-小柳-原田综合征，在疾病早期可以引起黄斑浆液性视网膜浅脱离，但该病还同时合并玻璃体炎、视盘充血、内界膜紊乱、全身病变及对抗炎治疗敏感，通过仔细询问病史、检查眼前节和后节及荧光素眼底血管造影，可以做出正确诊断。

（四）先天性视盘小凹

该病为先天性视神经发育异常，常在合并黄斑浆液性视网膜脱离导致视力下降或视物变形时被发现，容易与中心性浆液性脉络膜视网膜病变混淆。先天性视盘小凹患者视盘有典型的小凹状缺损，多位于视盘颞侧边缘，荧光素眼底血管造影检查显示小凹处早期弱荧光，晚期强荧光不退，黄斑脱离区域无色素上皮渗漏点，光学相干断层成像检查显示黄斑脱离、劈裂及视盘小凹。

（五）年龄相关性黄斑变性

年龄相关性黄斑变性多发生于 50 岁以上的老年人,可一眼先发病,最终双眼均受累。患者自觉中心视力渐下降,依据眼底检查可分为萎缩型与渗出型。萎缩型黄斑可见玻璃膜疣,色素紊乱,色素沉着或脱失。部分患者后极部地图状萎缩,呈金箔样反光,荧光造影早期可见脉络膜荧光,即窗形缺损;晚期由于脉络膜毛细血管的迂曲呈现弱荧光,甚至可见一些残留的脉络膜粗大血管。渗出型除有黄斑萎缩性的改变外,色素上皮下尚有活跃的新生血管膜,由于新生血管膜而引起渗出、出血及后期的机化、瘢痕等改变。荧光造影示黄斑区域由于新生血管渗漏,荧光不断增强而呈强荧光;由于出血而见荧光遮蔽,呈弱荧光。

（六）黄斑脉络膜新生血管

黄斑脉络膜新生血管包括湿性年龄相关性黄斑变性及中心性渗出性脉络膜视网膜病变等一大类疾病。典型脉络膜新生血管病灶黄斑呈灰黄色渗出伴出血,与中心性浆液性脉络膜视网膜病变易于鉴别。当脉络膜新生血管很小合并黄斑浆液脱离且不伴出血时与中心性浆液性脉络膜视网膜病变不易鉴别,这一类病例要靠荧光素眼底血管造影检查及吲哚青绿血管造影、光学相干断层成像检查做鉴别。

（七）息肉样脉络膜血管病变

典型息肉样脉络膜血管病变的临床诊断比较容易,眼底黄斑视网膜下浓密出血,吲哚青绿血管造影检查显示脉络膜异常血管网及脉络膜毛细血管末端囊样扩张。但孤立静止的息肉样脉络膜血管病变表现可类似于中心性浆液性脉络膜视网膜病变,这些不典型的息肉样脉络膜血管病变病例可表现为孤立的色素上皮脱离或者神经上皮脱离,甚至表现为中心性浆液性脉络膜视网膜病变样的色素上皮渗漏点。此时,吲哚青绿血管造影检查在鉴别诊断上起到决定性作用。中心性浆液性脉络膜视网膜病变患者吲哚青绿血管造影检查表现为脉络膜血管的扩张和渗漏,而息肉样脉络膜血管病变则表现为脉络膜毛细血管末端囊样扩张。甚至有一些病例,患者年轻时曾患中心性浆液性脉络膜视网膜病变,年老时呈现典型的息肉样脉络膜血管病变表现,提示中心性浆液性脉络膜视网膜病变和息肉样脉络膜血管病变可能存在某种内在联系。

（八）脉络膜肿物

脉络膜肿物无论是良性或恶性,无论位于后极部或周边部,均可能合并浆液性黄斑脱离,最多见于脉络膜血管瘤。对这些病例,应用间接检眼镜检查、荧光素眼底血管造影检查、吲哚青绿血管造影检查、眼超声检查及 CT、MRI 检查,可以明确诊断。

六、治疗原则

本病尚无特效药物。对初次发病者可说明本病为自限性,强调应消除可能的诱因,等待其自行恢复,多数情况下 3~4 个月视网膜神经上皮层会再黏附。对于此期的患者观察或者配合中药是一线方法。而慢性中心性浆液性脉络膜视网膜病变其长期的视网膜脱离可能会增加视细胞的损害,对反复发作的慢性黄斑脱离病例应进行功能检查以确定其后果。复发性或持续性的视网膜下积液为视力低于 0.5 患者的危险因子。具有高危险因子的患者可积极治疗改善色素上皮层渗漏、血管脉络膜拥塞和高通透性。

对于最适合的治疗和干预中心性浆液性脉络膜视网膜病变的最佳时机仍未达成共识。以下适应证治疗是合理的：至少 4 个月持续存在的黄斑视网膜下积液，反复发作史，对侧眼有中心性浆液性脉络膜视网膜病变史且视力恢复不佳，视力下降，需要快速恢复者。本身具有良好视力的中心性浆液性脉络膜视网膜病变患者，由于治疗本身的潜在毒性，特别是迟发性的毒性应谨慎。

七、治疗方法

（一）排除风险因素

隐匿性糖皮质激素治疗会导致中心性浆液性脉络膜视网膜病变发作，糖皮质激素可加重色素上皮损害，增加液体漏出，演变为后极部色素上皮病变，或称为泡状视网膜脱离，故禁用。是否控制其他确定的风险因素将改变中心性浆液性脉络膜视网膜病变进程，特别是慢性病例，尚无报道。但是，考虑到中心性浆液性脉络膜视网膜病变患者的精神病理人格，以及他们对视力威胁非常敏感，是否需要使用药物进行心理支持还有待考证。

（二）物理治疗

1. 激光光凝

应用激光治疗中心性浆液性脉络膜视网膜病变，尚未有统一认识。光凝后约 1 周，神经上皮层下积液开始消退，2~3 周内可完全消失。然而中心性浆液性脉络膜视网膜病变是一种自限性疾病，有自愈倾向。如果激光光凝使用不当，反而会给患者造成严重后果（视细胞损害、色素上皮细胞损害，间有导致脉络膜新生血管）。因此，如何正确应用激光光凝极为重要。除根据神经上皮层和（或）色素上皮层脱离严重程度、积液的混浊与否，选择适宜激光波长（绿、黄、橙红、红，尽量不用蓝光，临床经验显示，其中以波长 568 nm 的氪黄激光最安全）；除严格掌握光斑大小（0.1~0.3 mm）、曝光时间（0.1~0.3 s）、输出功率（50~100 mW）外，综合国内外文献及笔者经验，提出如下适应证。

（1）有明显荧光渗漏，渗漏点位于视盘-黄斑纤维束之外，离中心凹 0.25 mm 以上，浆液性脱离严重者。

（2）浆液性脱离面积较大，伴有直径 1 PD 或更大的色素上皮脱离者。

（3）病程超过 3 个月，神经上皮层下仍有浆液性脱离及渗漏者。

2. 减量维替泊芬光动力疗法

激光刺激下，维替泊芬释放在脉络膜循环的自由基，导致内皮血管损伤和血管闭塞。减量维替泊芬光动力疗法已经用于中心性浆液性脉络膜视网膜病变治疗，基于其可引起短期脉络膜灌注不足和长期脉络膜血管重塑的假说，可以减少脉络膜拥塞、血管渗透性过高和血管外渗漏。

（三）药物治疗

由于本病确切发病原因不明，因而缺乏针对性的有效药物治疗。维生素 C（200 mg，每日 3 次）、维生素 E（100 mg，每日 1 次）、芦丁片（20 mg，每日 3 次）、卡巴克洛（5 mg，每日 3 次）等是减少毛细血管壁通透性的药物；浆液性脱离严重者，可以试用乙酰唑胺（125 mg，每日 2~3 次），同时内服氯化钾（0.3 g，每日 1 次，连续 10~15 天）；睡眠不良者，口服镇静剂。目前临床上使用的几种口服药物治疗中心性浆液性脉络膜视网膜病变基于抑制其不同发病途径。下列治疗药物已进行评价：碳酸酐酶抑制剂（乙酰唑胺）、β受体阻滞剂、抗生素（阿莫西林、甲硝唑、克拉霉素）和质子泵抑制剂（奥美拉唑）治疗幽门螺杆菌，咪唑类（酮康唑）、糖皮质激素受体拮抗剂（米非司酮）、抗血小板聚集剂（阿司匹林）、抗代谢物（甲氨蝶呤）、5α-还原酶抑制剂（非那雄胺）、二芳基庚烷（姜黄素）并未显示明显益处。

（四）注意事项

注意摄生，生活规律，避免脑力和体力的过度疲劳。对本病治疗和防止复发方面有重要意义。

第四节　中医学的认识

一、中医病名

中医学眼科疾病类别中，中心性浆液脉络膜视网膜病变总属内障眼病，古代医学典籍并无明确对应病名，但有很多与本疾病症候相类似的记载。早在我国现存最早的眼科医学专著《秘传眼科龙木论》中就记载有"初患之时，眼朦昏暗，并无赤痛，内无翳膜"一类眼病，归为"肝风目暗"症，至唐代孙思邈著《银海精微》中称之为"肝风目暗""目暗生花""视物不真"等症，其症候表现与中心性浆液性脉络膜视网膜病变表现相近。至明代王肯堂撰《证治准绳·杂病·七窍门》时，将"……非若萤星、云雾二证之细点长条也，乃目凡视物有大片，甚则通行（有色阴影）……"这类病症称为"视瞻有色"，均具有视大为小、视直如曲等症候特点。而至今大部分学者多沿用王肯堂之说，认为中心性浆液性脉络膜视网膜病变应属于"视瞻有色"或"视直如曲"等范畴，与临床表现最为贴切。以往的教科书中也曾归于"视瞻昏渺"。

二、病因病机

《证治准绳·杂病·七窍门》早有记载："……青绿蓝碧之色，乃肝肾不足之病，由阴虚血少，精液衰耗，胆汁不足，气弱而散……若见黄赤者，乃火土络有伤也"，张景岳云："……肝肾之气充，则神采光明，肝肾之气乏，则昏蒙眩晕……"故而历代医家多认为本病与肝、脾、肾三脏功能密切相关，多因思虑过度，脾络受损，脾失健运，聚生水湿，上扰于目；或因情志失常，肝郁不舒，郁而化热，湿热熏蒸，上犯于目，视物昏朦；或因肝肾亏虚，精液气血不足，无以养目，不能视物。现代各医家对本病病因病机理解各不相同，舒达理从体质学说理论体系认为体质类型为"燥红质"的患者易患此病，该体质的患者具有肝火易升，相火易动的生理特点，从而易引起心肝火旺，损伤阴液，灼伤真阴。刘建勇则总结本病总因情志内伤，郁于肝，肝郁不疏，而致肝阴亏虚，最终导致脾肾阳虚，病性有虚有实，多为虚中夹实。向圣锦、林颖等总结现代医家陈达夫教授六经辨证理论，认为黄斑病变当从足太阴脾经辨证，黄斑水肿当责之于脾。脾为水液输布之枢纽，因此本病多因脾运化功能失调，水湿上泛，久而形成痰湿凝集，气血运行受阻，上扰于目，发为此病，并在此基础上进一步提出本病早期发病眼底所见黄斑水肿渗出为标，后期多转为肝肾亏虚为本，为本虚标实之证。梁艳等研究发现在疾病初期，多由纳食失节，或忧思忧虑,损及脾络,导致脾失运化,内生湿浊,上泛于目,而致黄斑发生病变;发展到中期,则病邪迁延日久,气血不行,或情志不舒,气机不舒,血行不畅而化瘀,最终形成痰瘀,郁结于内;至疾病末期,病情缠绵,气血受损,无以滋养肝肾,或由情志失调,长久肝郁于内,损伤肝阴,致肝肾阴虚。张馨、郝小波则继承传统医学中的"扶阳"理论,认为在疾病的发展过程中不离阴阳,发病机制为阴盛阳衰,治则当以温阳利水之法。陈来华则认为本病可因脾阳虚运化失司,肾阳虚而致水不化气,或肝阳亢盛,木乘脾土,脾失健运,运化不利,以致水湿郁结于内,上泛于目,发为黄斑水肿;或肝失条达,肝肾阴虚火旺,气机失司,气滞血郁,壅遏目窍。虽然前人之说不尽相同,现代大多医家认为本病主要由脾络受损,损伤运化功能,水液运化失调,湿邪上逆,上犯于目,而脾失健运日久,则阻滞气血而化生痰瘀,气血阻滞,肝肾无以供养,而致亏虚。

三、中医治法

本病目前尚无特效的疗法,抗炎剂无确切效果。激素有加剧病情及使病情迁延的危险,血管扩张剂无确切疗效。激光治疗目前尚有争议,从目前国内外的报道来看,中心凹以外的渗漏,光凝后普遍有所好转,但由于光凝治疗本身就存在着一定的危险,加上靠近中心凹的渗漏点不适于光凝,因此限制了光凝的应用。并且大部分患者最终视力可自然恢复良好,光凝是否必要仍存在争议。中医对本病的治疗有一定的效果,并且没有明显的副作用,故目前治疗本病可以使用中医疗法。

本病发作较缓,外无赤痛,古人认为主要是由神劳、血少、元虚、精亏等引起,故治疗强调补虚培本。现代临床所见,本病病变多种多样,主要与痰湿、气郁、精亏有关,有虚有实,因而不可一味从虚论治。目前中医对本病的辨证治疗主要有分型治疗和分期治疗两种。

(一)分型治疗

1. 湿热内困

证候特点:自觉视物昏朦,或视瞻有色,视大为小,视直为曲等。眼底可见黄斑水肿、渗出,中心凹反光不清等。眼部症状缠绵不愈。全身症见头重胸闷,食少口苦,小便黄少,舌苔黄腻,脉濡数,或腹满痰多,口苦而腻,脉滑数等。

治法:利湿清热,祛痰化浊。

推荐方药:三仁汤(《温病条辨》)合温胆汤(《三因极一病证方论》)加减。方药:杏仁、薏苡仁、木通、滑石、淡竹叶、法半夏、厚朴、白豆蔻、陈皮、茯苓、枳实、竹茹、黄连、茺蔚子。热盛者加黄芩、栀子;黄斑水肿、渗出明显者加胆南星、车前子等。

2. 脾虚湿泛

证候特点:视物模糊,眼前暗影,视物变形,伴胸闷纳呆,食少便溏,舌淡苔薄白,脉细弱或濡。

治法:健脾渗湿,益气明目。

推荐方药:五苓散(《伤寒论》)合六君子汤(《医学正传》)加减。方药:白术、泽泻、茯苓、猪苓、桂枝、党参、法半夏、陈皮、炙甘草。眼底水肿渗出甚者,加昆布、三七;气虚甚者加黄芪;便溏、脘闷者加木香、厚朴。

3. 肝气郁滞

证候特点:视力下降,眼前暗影,视物变形、变色,伴胸闷不舒,胁肋胀痛。

治法:疏肝解郁。

推荐方药:柴胡疏肝散(《景岳全书》)加减。方药:柴胡、陈皮、白芍、枳壳、炙甘草、川芎、香附。兼脾虚者加白术;眼底渗出甚者加牡蛎、莱菔子、三七。

4. 肝经郁热

证候特点:视力模糊,眼前暗影,伴情志急躁,口苦咽干,胸胁胀痛,舌淡红苔薄白,脉弦数。

治法:疏肝清热。

推荐方药:丹栀逍遥散(《太平惠民和剂局方》)加减。方药:柴胡、当归、白芍、茯苓、白术、甘草、薄荷(同煎)、生姜、牡丹皮、栀子。热甚者去当归,加夏枯草或黄连。

5. 肝肾阴虚

证候特点:视力模糊,眼前暗影,视物变形、变色,或久患本病不愈,或屡次复发,伴头晕耳鸣,腰膝酸痛,舌红少苔,脉细数。

治法:滋养肝肾。

推荐方药:六味地黄丸(《小儿药证直诀》)加减。方药:熟地黄、山茱萸、山药、泽泻、茯苓、牡丹皮。

推荐中成药:杞菊地黄丸。

6. 脾肾阳虚

证候特点:视力下降,眼前暗影,视物变形、变色,伴腰背酸痛,形寒肢冷,神疲乏力,纳差便溏,舌淡胖苔白,脉沉弱。

治法:健脾温肾。

推荐方药:肾气丸(《金匮要略》)加减。方药:熟地黄、山药、山茱萸、泽泻、茯苓、牡丹皮、桂枝、熟附子、党参。便溏甚者可加干姜、白术;眼底水肿吸收后,可加菟丝子、枸杞子以提高视力。

7. 气血两虚

证候特点:视物昏花,眼前暗影,失眠多梦,头昏乏力,心悸怔忡,舌淡苔薄,脉细弱。

治法:益气补血。

推荐方药:八珍汤(《瑞竹堂经验方》)加减。方药:党参、白术、茯苓、炙甘草、当归、川芎、熟地黄、白芍。气虚甚者加黄芪;血虚甚者加阿胶、何首乌。

(二) 分期治疗

临床上不少患者只有视力下降和眼底黄斑水肿、渗出,全身几乎无证可辨,此种情况可根据眼底改变和病程的长短分期治疗。一般分为水肿期、渗出期、恢复期三期。

1. 水肿期(早期)

证候特点:视力下降,眼前暗影,黄斑中心凹反光变暗或消失,黄斑周围水肿及渗出。

治法:利水消肿。

推荐方药:五苓散(《伤寒论》)加减。方药:白术、泽泻、猪苓、茯苓、桂枝。水肿甚者可加大腹皮、紫苏。

2. 渗出期(中期)

证候特点:视力模糊,眼前暗影,黄斑周围以渗出质为主,水肿消退,中心凹反光不见。

治法：健脾燥湿,化痰活血。

推荐方药：六君子汤(《医学正传》)加减。方药：法半夏、陈皮、党参、白术、茯苓、甘草、三七粉末(冲服)。渗出多者可加昆布、牡蛎;渗出少者可加菟丝子、枸杞子等以提高视力。

推荐中成药：陈夏六君丸、复方血栓通胶囊。

3. 恢复期(后期)

证候特点：视力模糊,眼前暗影,黄斑水肿、渗出基本吸收,色素沉着及陈旧斑点,黄斑中心凹反光可见。

治法：补益肝肾,益气养阴。

推荐方药：六味地黄丸合生脉散(《医学启源》)加减。方药：熟地黄、山茱萸、山药、泽泻、茯苓、牡丹皮、党参、麦冬、五味子。黄斑色素沉着,或有囊变者,宜加活血化瘀、疏肝理气之品,如三七、枳实等。

(三)专方治疗

1. 滋阴地黄丸加减治疗肝肾阴虚之中心性浆液性脉络膜视网膜病变(陈澳南)

组成：熟地黄 15 g,五味子 3 g,当归 6 g,黄芩 6 g,生地黄 15 g,炒枳实 6 g,党参 10 g,地骨皮 10 g,黄连 10 g,银柴胡 6 g,天冬 10 g。

主治：视物不清,变形,眼前暗影,头晕头痛,夜寐不佳,口干,纳少,眼球酸涩胀痛,舌红苔少,脉细而弱。

加减：伴腰痛、耳鸣者加枸杞子、山茱萸。

2. 滋肾降浊汤治中心性浆液性脉络膜视网膜病变(张皆春)

组成：枸杞子 12 g,桑椹 12 g,茯苓 9 g,车前子 9 g,熟地黄 9 g,玄参 9 g,荷叶 15 g。

主治：视瞻有色,暗影灰暗,神光受截,或兼头晕耳鸣,腰酸遗精,脉沉细。

3. 内障主方合温胆汤加减治中心性浆液性脉络膜视网膜病变(张望之)

组成：茺蔚子 15 g,香附 15 g,川贝母 15 g,金银花 20 g,牡丹皮 20 g,竹茹 10 g,滑石 10 g,枳实 6 g,甘草 3 g。

主治：视瞻有色初发期。

加减：若为虚烦不眠者,加连翘、柏子仁、酸枣仁。大便干者,去滑石,加槟榔、知母。口苦者,加龙胆草、栀子。纳差便溏,舌质淡,苔白或白腻,脉缓者,上方去金银花、川贝母、牡丹皮,加陈皮、法半夏、白术、茯苓。

4. 清肝解郁益阴渗湿汤治中心性浆液性脉络膜视网膜病变肝经郁热型、湿热蕴脾型(庞赞襄)

组成：银柴胡 9 g,菊花 9 g,蝉蜕 9 g,木贼 9 g,羌活 9 g,防风 9 g,苍术 9 g,白术 9 g,女贞子 9 g,赤芍 9 g,生地黄 9 g,甘草 3 g,菟丝子 9 g。

主治：视瞻有色,视物变形,多兼头痛,眼胀,口不干或口干不欲饮,大便润,小便黄。

加减：大便燥者,加番泻叶 3~9 g;孕妇去赤芍,加当归 9 g,白芍 9 g;在治疗过程中,若患者视力增加缓慢而无口渴现象时,可倍加苍术、白术,最大量可用 24~30 g。

5. 加减温胆汤治中心性浆液性脉络膜视网膜病变脾经湿热型(黄叔仁)

组成：胆南星 6 g,浙贝母 10 g,赤茯苓 10 g,枳壳 10 g,炒竹茹 10 g,陈皮 10 g,郁金 10 g,连翘 20 g,秦皮 10 g。

主治:视瞻有色,面色淡黄,头身重病,小便不利,大便不爽或溏泻,苔黄滑腻。

加减:黄斑水肿严重者,加车前子(炒焦、纱布包)10~15 g,渗湿;舌质有瘀斑者,加茺蔚子 10~15 g。

6. 新制逍遥散治中心性浆液性脉络膜视网膜病变七情郁结型(石守礼)

组成:柴胡 10 g,生地黄 15 g,当归 12 g,丹参 15 g,香附 12 g,赤芍 15 g,白芍 15 g,茯苓 15 g,炒白术 15 g,川芎 10 g,防风 10 g,甘草 6 g。

主治:视物不清,变形,伴胸脘痞闷,少食,精神忧郁,烦躁易怒,苔白润或白腻,脉滑或弦缓。

加减:口苦甚,心烦易怒,面赤者可加牡丹皮、焦栀子。

(四)针灸

1. 常用穴

睛明、球后、头临泣、太阳、风池、翳明(经外穴,翳风后 1 寸处)、合谷、养老、光明、肝俞、肾俞、足三里等。每次局部取穴 2 穴,远端配 2 穴,每日针 1 次,10 次为 1 个疗程。偏阳虚者,远端穴位施灸或针灸并用,但眼部穴位忌灸。

2. 穴位注射

(1)复方樟柳碱 2~4 mL,注射双侧肾俞穴,有促进黄斑水肿、渗出吸收的作用。

(2)复方丹参注射液 2 mL,注射双侧足三里,有促进渗出吸收,提高视力的作用。

3. 耳针

可选用目 1、目 2、肝、皮质下等耳穴,可以达到促进渗出吸收,提高视力的目的。

4. 眼部直流电离子导入

选用川芎嗪、丹参、三七注射液做离子导入,每日 1 次,每次 15 min,10 次为 1 个疗程,间隔 2~5 日再进行第 2 个疗程。

(五)单方验方

(1)岗稔根 30 g,决明子、枸杞子各 9 g。每日 1 剂,水煎(以文火煎约 1 h),温服,留渣再煎服。6 天为 1 个疗程,可连服 1~2 个疗程,适用于中心性浆液性脉络膜视网膜病变各期患者。

(2)毛冬青注射液(每 2 mL 含生药 5 g),2 mL,肌内注射,每日 2 次,适用于中心性浆液性脉络膜视网膜病变各期患者。

第五节 预防与护理

中心性浆液性脉络膜视网膜病变属于自限性疾病,大多数病例能自行痊愈。中心视力约在 3 个月内恢复,变视、小视、景色阴暗、对比视敏度等亦可在 6 个月内渐趋康复。但也有一些慢性迁延性中心性浆液性脉络膜视网膜病变患者视力有轻度或中度的障碍,或轻微的视物变形,或眼底后极部色素紊乱及轻微的视网膜水肿。有严重病例伴有出血和视网膜囊样变性者,可产生永久性视功能损害。有些患者在多年以后复查时,可见除在原发病部位有色素上皮萎缩外,还可见下方大片色素上皮萎缩和液体流经的通道。本病有复发倾向,复发率一般在 18%~25%。检眼镜下示本病患者黄斑色素紊乱,慢性中心性浆液性脉络膜视网膜病变可见黄斑色泽污暗,可能是脉络膜毛细血管灌注异常或色素上皮细胞失代偿、色素上皮层带状萎缩、黄斑视网膜下新生血管形成、视网膜色素上皮撕裂等尚未完全清楚的原因,使神经上皮层营养障碍而趋于萎缩所致。因此,笔者认为,积极的及早干预,消除视网膜下积液有助于提高视功能预后。

如何防止中心性浆液性脉络膜视网膜病变的迁延是治疗难点。尤其对于本病初次发作后并未停止进展,而进入慢性迁延期的慢性中心性浆液性脉络膜视网膜病变患者,防止其病程反复迁延是至关重要的。肝失条达,血瘀湿滞是中心性浆液性脉络膜视网膜病变的主要发病机制。阴虚与肝郁并存是本病迁延不愈的原因,可采用逍遥散为基础方进行加减治疗。此外,依据中央属脾的观点,中心性浆液性脉络膜视网膜病变发病往往与脾失健运有关。肝郁脾虚,脾失健运,清阳不升,浊阴不降,痰湿阻络,血流不畅,也是导致中心性浆液性脉络膜视网膜病变迁延不愈的原因,采用疏肝解郁、健脾利湿、活血通络之法进行治疗往往取得良效。同时,患者在生活上也需注意以下几点。

（1）环境调整:保持环境安静,室内光线宜暗。

（2）生活调护:中心性浆液性脉络膜视网膜病变的发病与疲劳、体内激素水平有关,故应注意休息,避免熬夜,避免过度疲劳,节制房欲。

（3）饮食调养:中心性浆液性脉络膜视网膜病变的发病与过敏有关,故应少食虾、蟹等高蛋白易致敏的食物。注意营养,多食用富含维生素的食品,对本病的恢复会有一定的帮助。

（4）精神调理:中心性浆液性脉络膜视网膜病变的发病与应激状态、情绪激动有关,故应避免情绪激动。

参 考 文 献

李美玉,王宁利,2003.眼解剖与临床[M].北京:北京大学医学出版社:115-123.

刘祖国,颜建华,2009.眼科临床解剖学[M].济南:山东科学技术出版社:1-55.

庞荣,张彬,2014.庞赞襄治疗中心性浆液性视网膜脉络膜病变的经验[J].中医临床研究,6(11):11-14.

澎清华,2012.中医眼科学[M].北京:中国中医药出版社:192.

张梅芳,詹宇坚,邱波,2013.眼科专病中医临床诊治[M].北京:人民卫生出版社:204-214.

朱成义,伊琼,马金力,等,2016.黄斑水肿方治疗痰湿内蕴型中心性浆液性视网膜脉络膜病变[J].国际眼科杂志,16(5):916-919.

Chen S N, Chen Y C, Lian I, 2014. Increased risk of coronary heart disease in male patients with central serous chorioretinopathy: results of a population-based cohort study [J]. British Journal of Ophthalmology, 98(1): 110-114.

Conrad R, Geiser F, Kleiman A, et al, 2014. Temperament and character personality profile and illness-related stress in central serouschorioretinopathy [J]. Scientific World Journal: 631-687.

Lim J I, Glassman A R, Aiello L P, et al, 2014. Collaborative retrospective macula society study of photodynamic therapy for chronic central serous chorioretinopathy [J]. Ophthalmology, 121(5): 1073-1078.

Massimo Nicoló, Eandi C M, Alovisi C, et al, 2014. Half-fluence versus half-dose photodynamic therapy in chronic central serous chorioretinopathy [J]. American Journal of Ophthalmology, 157(5): 1033 – 1037.

Miki A, Kondo N, Yanagisawa S, et al, 2014. Common variants in the complement factor H gene confer genetic susceptibility to central serous chorioretinopathy [J]. Ophthalmology, 121(5): 1067 – 1072.

Scholz P, Altay L, Fauser S, 2017. A review of subthreshold micropulse laser for treatment of macular disorders [J]. Advances in Therapy, 34(7): 1528 – 1555.

Tudosescu R, Alexandrescu C M, Istrate S L, et al, 2018. Macular pigmentdensity changes in central serous chorioretinopathy [J]. Romanian Journal of Ophthalmology, 62(3): 222 – 227.

第八章 中心性渗出性脉络膜视网膜病变

第一节 概 述

中心性渗出性脉络膜视网膜病变(central exudative choroidoretinopathy, CEC),简称中渗,指不是发生于黄斑的孤立的渗出性脉络膜视网膜病灶,伴有新生血管及出血,最终导致瘢痕形成的疾病。也有人称之为青壮年出血性黄斑病变。本病多发生于20~40岁的中青年人,性别、种族均无明显差异,90%以上为单眼发病。黄斑脉络膜新生血管与其他疾病引起的脉络膜新生血管不同,大部分病例查不出病因,因此,又名为特发性脉络膜新生血管(idiopathic choroidal neovascularization, ICNV)。

中心性渗出性脉络膜视网膜病变的主要临床体征是眼底黄斑区域或是近黄斑区域的新生血管引起的视网膜出血、渗出和水肿,中医眼科将其归属于"内眼血证"的范畴。根据其视觉改变的情况,运用取象比类法,又可将其归属于"视瞻昏渺""视瞻有色""视直如曲""视大为小"等。其病名首见于《证治准绳·杂病·七窍门》。

第二节 流行病学

本病西医病因至今未明,病理学显示此病为非特异性炎症,炎症的原因是多种多样的,可能与结核、弓形虫病、组织胞浆菌病、病毒、梅毒的感染有关。国外以弓形虫感染多见,而我国以结核或病毒感染多见。在与结核有关的病例中,抗结核治疗对部分患者有效,但是缺乏足够的证据来证实,大部分患者由于治疗无效而造成中心视力的永久性损害。

综合分析中心性渗出性脉络膜视网膜病变的病因可以发现,结核、梅毒、弓形虫感染的患者中存在免疫缺陷性疾病如人类免疫缺陷病毒(human immunodeficiency virus, HIV)感染的人更加容易形成脉络膜炎。同时,免疫力低下的人群也更容易感染此类疾病。

另外,一些社会因素也可能成为中心性渗出性脉络膜视网膜病变的病因,如吸烟、饮酒、环境污染等。

第三节 现代医学的认识

一、发病机制

中心性渗出性脉络膜视网膜病变的发病机制尚不明确,近年来许多学者通过分析荧光素眼底血管造影结果,证实了本病发生的根源是脉络膜新生血管。新生血管血管壁结构发育不完全,容易发生血管外渗漏及血管破裂,渗出、出血积聚在色素上皮下或神经上皮下间隙,形成视网膜下水肿,严重时发生视网膜浆液性脱离,导致视网膜组织缺血,又可促进新生血管生长,形成恶性循环,使中心视力发生永久性损害。人们总结大量的临床和基础研究结果提出了以下几个可能的发病机制。

(一)炎症反应

有学者认为中心性渗出性脉络膜视网膜病变在病理上应属于一种局限性的肉芽肿性炎症。免疫相关研究在脉络膜新生血管组织中也发现了巨噬细胞、淋巴细胞等炎性细胞,为炎症学说提供了证据。慢性炎症反应会破坏组织的正常生理功能,最终导致中心性渗出性脉络膜视网膜病变的病理改变。

(二)血液循环障碍

黄斑视网膜代谢最薄弱,却又是视网膜与脉络膜循环系统的连接点,有高度的代谢需求,是新生血管的易发区。当视网膜循环一侧发生代谢障碍时,则诱发另一侧的脉络膜循环系统形成新生血管为该区提供血液供应。另外,变性、外伤等病理、生理改变很容易造成黄斑外层视网膜缺血、缺氧。在此状态下,病灶部位腺苷酸激酶活性下降,积聚的腺苷与细胞表面相应的受体结合增多,环腺苷酸水平升高,激活了蛋白激酶A,经细胞内信号传导通路可以增加血管内皮生长因子的表达,从而启动了一系列反应,脉络膜毛细血管-玻璃膜-视网膜色素上皮复合体改变,最终形成脉络膜新生血管。

(三)氧化应激

与年龄相关性黄斑变性的发病机制相类似,吸烟等社会因素可减少血清中高密度脂蛋白胆固醇的含量而引起高血脂,增加血液中血小板的聚合及纤维蛋白原的水平,增加氧化应激反应及脂质过氧化,减少血浆中抗氧化剂的水平,氧化与抗氧化系统平衡被打破,积累下来的氧化物最终导致组织损伤,促进脉络膜新生血管的形成及发展。

二、临床表现

本病单眼发病居多,但少数病例亦有双眼患病者。视力损害因中心凹受害程度而异,自眼前指数至0.5不等,有变视症、视物显大症或小视症。当渗出灶位于黄斑中心凹时,患者中心视力早期即明显减退;当病变位于黄斑中心凹以外时,患者尚无明显自觉症状;当浆液性浅脱离影响中心凹时,患者自觉中心视力障碍,出现视物变形或小视症。本病病程持久,常呈间歇性发作,往往持续1~2年甚至更长时间,最后进入瘢痕形成阶段,此时患者留有浓厚的中心暗点,视力蒙受永久性的损害。如果病灶位于旁中心凹区,中心凹未受累,则患者常可保留相当的中心视力。极少数病例过数年后病情可复发,复发的渗出灶常在原来瘢痕的边缘出现。

三、特殊检查

(一)实验室检查

血常规检查、结核菌素皮内试验、组织胞质菌素皮内试验及弓形虫红细胞凝聚反应、梅毒相关等血液检查是必要的,但检查后多数病例可能仍无法确定病因,只能给予对症治疗。

（二）其他检查

胸部 X 线片示部分患者有活动性结核的影像学特征。

（三）眼底检查

（1）活动期：部分病例后极部玻璃体可见极其轻微的尘埃状或线结状灰白色混浊。检眼镜下，在黄斑中央或其附近有灰白色圆形或类圆形深层渗出性病灶，大小为1/4～1PD，微微隆起，境界欠清，渗出病灶周围有点状，或片状、锯齿形的环状或眉月状出血。病灶周围可见盘状脱离。

（2）恢复期：渗出病灶处视网膜水肿减退，出现色素脱失及色素增生，境界比活动期略感清晰，周围出血消失。

（3）瘢痕期：病灶面视网膜水肿消失，成为境界清楚的灰白色斑块。还有部分病例可见亮白色不规则形的硬性脂类沉着。

（四）荧光素眼底血管造影

（1）活动期：荧光素眼底血管造影可见灰白色渗出病灶内在动脉期已开始显荧光，边界清晰，呈花瓣状或车轮状，并迅速扩大增强成强荧光斑，提示视网膜神经上皮层下有新生血管存在，病灶周围出血处可见荧光遮蔽。随着造影时间的延长荧光逐渐增强，造影晚期可见由于荧光渗漏而形成的边界清晰的片状强荧光。

（2）恢复期：荧光素眼底血管造影动脉期出现与灰白色病灶及其周围脱色素区大小一致的荧光，逐渐增强并略有扩大。

（3）瘢痕期：荧光素眼底血管造影动脉期出现与瘢痕病灶一致的荧光斑，周围因色素增生而有荧光掩盖，其外更有轮状透见荧光。病灶处荧光逐渐增强，但不扩大。

（五）光学相干断层成像

（1）活动期：可见 2 型脉络膜新生血管自视网膜色素上皮层向上，在视网膜神经上皮层下腔生长，边界清晰，高反射呈团块状、纺锤形，伴有神经上皮脱离、水肿、囊肿、渗出。

（2）瘢痕期：圆顶状高反射隆起，与色素上皮层对应的强反射层相连，组织深层有一中等反射区，提示脉络膜新生血管被视网膜色素上皮包裹并瘢痕化的过程，无视网膜水肿或神经上皮脱离。

（3）中间期：这期表现兼有活动期和瘢痕期的特点：荧光素眼底血管造影检查结果中非典型脉络膜新生血管在光学相干断层成像图像上可表现为边界清楚的脉络膜新生血管或边界不清的脉络膜新生血管，可伴有浆液性和（或）出血性神经上皮和（或）色素上皮脱离。

（六）视野检查

本病视野检查表现为与病灶相应的中央相对性乃至绝对性暗点，虚性或实性。

（七）吲哚青绿血管造影

中心性渗出性脉络膜视网膜病变在荧光素眼底血管造影上多表现为早期典型脉络膜新生血管，晚期强荧光可勾画出视网膜脱离的边界，此边界在吲哚青绿血管造影上表现为相对弱荧光区，弱荧光区内可见融合的强荧光（脉络膜新生血管），有的患者弱荧光区周围可见局限脉络膜静脉扩张，晚期常见脉络膜新生血管周围的暗环。

四、鉴别诊断

根据上述临床表现,中心性渗出性脉络膜视网膜病变的诊断并不困难,但应与下列几种产生脉络膜新生血管的其他疾病相鉴别。

(一)年龄相关性黄斑变性(湿性)

湿性年龄相关性黄斑变性(wet senile macular degeneration)发病多见于 50 岁以上的中老年患者;病变范围较大(常常超过 1 PD);常累及双眼(可先后发病);有玻璃膜疣及色素的改变等。而中心性渗出性脉络膜视网膜病变多发生于中青年,多单眼发病,眼底病灶很少超过 1 PD,无其他眼底改变。

(二)多灶性脉络膜炎

多灶性脉络膜炎(multi focal choroiditis, MFC)可并发脉络膜新生血管,与中心性渗出性脉络膜视网膜病变相比两者临床症状类似,均好发于中青年,预后较差。不同之处:① 眼别,多灶性脉络膜炎常双眼发病,而中心性渗出性脉络膜视网膜病变常单眼发病。② 眼前节,多灶性脉络膜炎早期有前葡萄膜炎的临床表现,而中心性渗出性脉络膜视网膜病变无前葡萄膜炎的临床表现。③ 眼底,中心性渗出性脉络膜视网膜病变患者黄斑可见灰色病灶伴视网膜下出血,无高度近视及其他眼底改变;多灶性脉络膜炎患者视盘周围、后极部及周围部可见散在多发性(3 个至数百个)圆形或椭圆形灰黄色灶(>0.3 mm)。④ 荧光素眼底血管造影检查,中心性渗出性脉络膜视网膜病变呈典型脉络膜新生血管,无须行 ICGA 检查,黄斑及周围无或见少于 2 个的病灶染色。伴发脉络膜新生血管在活动性病灶造影早期呈弱荧光,后期染色;在非活动性病灶造影呈穿凿样灶、透见荧光和色素遮蔽。1/3 病例伴发典型脉络膜新生血管表现,ICGA 检查病灶呈弱荧光,有助于发现早期病灶。

(三)弓形虫脉络膜视网膜炎

弓形虫脉络膜视网膜炎(toxoplasmic chorioretinitis)患者有猫、狗接触史,常伴有前房及玻璃体炎性反应,眼底以黄斑及周围、中周部穿凿样病灶为特征。如为陈旧病灶则表现为 2~3 PD 的类圆形瘢痕,中央灰白色纤维组织,周围色素圈;如为再发病灶则表现为新鲜的坏死灶,卵圆形轻隆起的白色绒毛灶,周围伴色素性瘢痕。荧光素眼底血管造影检查病灶染色。0.3%~19%的患者并发脉络膜新生血管。血清弓形虫抗体检查:弓形虫抗体 IgG 和 IgM 阳性。其与中心性渗出性脉络膜视网膜病变易于鉴别。

(四)点状内层脉络膜病变

点状内层脉络膜病变(punctate inner choroidopathy, PIC)是一种主要累及内层脉络膜和视网膜色素上皮的炎症性疾病,目前病因、发病机制未明。点状内层脉络膜病变好发于中青年女性,多数伴中高度近视,黄斑脉络膜新生血管伴后极部深层视网膜下有黄白色奶油状小病灶及陈旧性色素性萎缩灶。荧光素眼底血管造影检查显示活动性病灶早期呈强荧光,后期染色或轻渗漏。中心性渗出性脉络膜视网膜病变好发于中青年,男女发病无明显差异,呈黄斑单个脉络膜新生血管病灶,无高度近视及其他眼底改变。

(五)高度近视性脉络膜新生血管

脉络膜新生血管是病理性近视的严重并发症,常导致黄斑出血和瘢痕形成,造成严重的视力丧失。患者有高度近视病史及高度近视眼底改变(脉络膜视网膜萎缩灶、漆样裂纹、视网膜劈裂、黄斑裂孔等),两者眼底改变迥异,很容易与中心性渗出性脉络膜视网膜病变鉴别。

(六) 特发性息肉样脉络膜血管病变

特发性息肉样脉络膜血管病变以源于内层脉络膜血管系统的异常息肉状膨隆为特征,常导致反复发生的浆液性或血性色素上皮脱离,与中心性渗出性脉络膜视网膜病变相比:① 本病发病年龄更大,多为 50 岁以上的老年人。中心性渗出性脉络膜视网膜病变多发生于中青年;② 本病眼底常见橘红色病灶,中心性渗出性脉络膜视网膜病变呈黄斑灰色病灶;③ 荧光素眼底血管造影检查特发性息肉样脉络膜血管病变常表现为隐匿性脉络膜新生血管(可为多处),中心性渗出性脉络膜视网膜病变呈典型脉络膜新生血管;④ 息肉样脉络膜血管病变患者吲哚青绿血管造影检查有特征性改变,显示内层脉络膜异常分支血管网,末端呈息肉状或呈动脉瘤样簇状扩张的强荧光,随造影时间延长局部荧光素渗漏,晚期管壁着染,出现"冲刷现象"。

(七) 中心性浆液性脉络膜视网膜病变

中心性浆液性脉络膜视网膜病变患者的发病年龄与本病相同,亦多单眼受害,但中心视力一般不低于 0.5。黄斑见浆液性视网膜神经上皮层脱离,初起时视网膜下积液透明,光学相干断层成像检查可见神经上皮层和色素上皮层之间有一明显的暗腔,且绝无出血,与本病不同。

五、治疗原则

目前该病普通西药治疗效果不佳,普通激光治疗对周围组织的损害较大,易导致永久性暗点,亦不适用。根据荧光素眼底血管造影,可将中心性渗出性脉络膜视网膜病变分成 3 期,治疗原则也各有不同。

(1) 活动期:患者视力受影响明显,应及时行荧光素眼底血管造影、光学相干断层成像检查、眼底照相以明确诊断,确定新生血管范围,眼底有无出血、渗出。积极查找病因,行抗感染治疗,中药辅助治疗促进出血的吸收,密切观察 3 个月,并在造影指导下及时行如下治疗:① 抗血管内皮生长因子;② 曲安奈德局部注射;③ 光动力疗法;④ 局部热激光光凝(黄斑中心凹外或部分旁中心凹型脉络膜新生血管)。

(2) 恢复期:继续积极对因治疗,并且适当补充抗氧化维生素、锌制剂、钙制剂,予以中药辅助治疗。

(3) 瘢痕期:防止复发,运用药物以促进患者瘢痕机化物的吸收。改善视力为此期的治疗原则,并密切随访进行观察。

六、治疗方法

(一) 活动期

根据中心性渗出性脉络膜视网膜病变的病理基础,首先应查找疾病的原因,予全身用药进行抗感染治疗,最新也有研究提出运用基因疗法治疗中心性渗出性脉络膜视网膜病变,同时口服维生素 C、维生素 E、芦丁片、肾上腺色腙等支持药。其次针对病变活动期眼底的病变,可以运用眼科局部治疗措施。对于视力<0.1,甚至<0.05,视物变形,脉络膜新生血管位于中心凹下及其近缘 0.25 mm 以内的患者,目前常运用光动力疗法、

抗血管内皮生长因子药物注射或联合治疗;对于视力≥0.1,脉络膜新生血管位于中心凹之外者,可予以局部热激光(视网膜激光光凝术或经瞳孔温热疗法),局部注射曲安奈德等,患者常可保留相当的中心视力。

1. 抗感染治疗

结合患者病理学基础,最理想的治疗是能找到引起这种肉芽肿性炎症的原因,采取积极的抗感染治疗,预后一般良好。鉴于国内弓形虫病、组织胞浆菌病、梅毒均非常见;在有结核怀疑时,即可做诊断性治疗,连续3周,如果病情无好转,需另找病因,如有好转则继续内服异烟肼300 mg,每日1次,坚持半年至1年(同时内服维生素 B₆,每日30 mg,与异烟肼服用时间相隔12 h,否则会影响异烟肼药效,同时补充少量锌制剂);或者予以链霉素每日0.75 g,至少维持3个月以上。如果考虑为其他原因导致的炎症,可试用糖皮质激素泼尼松(predmison),每次20 mg,每日1次,于早晨8点前顿服,炎症有所控制后,剂量递减渐停。但是大多数病例无法明确病因,患者常因病情反复,中心凹形成瘢痕,留有浓厚的中心暗点,而致视力蒙受永久性的损害。

2. 基因治疗

基因治疗是一种新型治疗方法,在脉络膜新生血管的发生过程中,色素上皮细胞、巨噬细胞及一系列的生长和抑制因子扮演了关键角色,因此,很多研究都把色素上皮细胞作为靶细胞,把带有抑制因子的基因或对抗促生长因子的基因通过病毒或其他载体转导入靶细胞,并促使其表达,从而起到抑制新生血管生成的作用,这种抑制因子的表达过程即为当前大多数研究者所采用的治疗原理。目前的研究多围绕利用转导功能性基因,如编码抗血管新生因子的 cDNA 或 DNA 分子,抑制内源性基因的表达,实现治疗脉络膜新生血管的可能。基因治疗技术已在实验性脉络膜新生血管模型中获得成功,并且部分已进入临床试验阶段。但是基因导入的方式、引入载体的基因表达能力及其是否可调节,以及它们对机体的潜在不良反应均有待进一步研究。随着基因治疗研究的深入,它将为临床治疗脉络膜新生血管提供新的方向。

3. 中心凹下的脉络膜新生血管的局部治疗

(1)抗血管内皮生长因子药物注射:血管内皮生长因子参与脉络膜新生血管的形成。它是最有效的促血管新生因子之一。炎症、缺血、缺氧等因素均可诱导血管内皮生长因子合成和分泌增加,并通过多种信号转导途径引起血管通透性增加,促进血管内皮细胞增生和迁移,从而诱导血管新生。近年来国内外多项研究证实,抗血管内皮生长因子药物如雷珠单抗、康柏西普等通过抑制新生血管形成,减轻渗漏,从而改善黄斑视网膜功能,挽救视力,对脉络膜新生血管疾病有良好效果。

(2)光动力疗法治疗:光动力疗法的作用主要是让新生血管萎缩,并不能抑制新生血管的形成,故存在脉络膜新生血管复发及患者需要重复治疗的可能。同时有学者认为光动力疗法治疗后所致的局部炎症反应也有诱发脉络膜新生血管形成的风险。并且光动力疗法存在一些问题,如治疗价格昂贵、重复治疗率高、短期内患者的视力会下降并且长期疗效的稳定性不够高等,这些都限制了其广泛的临床应用。

(3)联合治疗:糖皮质激素具有较好的抗炎作用,能够弥补单纯光动力疗法治疗后所致的局部炎症反应。抗血管内皮生长因子类药物主要是通过抑制血管内皮生长因子的作用而达到抑制新生血管形成的目的,光动力疗法主要是针对已形成的新生血管膜。

因各种治疗的作用机制不同及其作用的阶段不同,故理论上联合治疗应有协同作用。目前文献报道的联合治疗主要有光动力疗法联合抗血管内皮生长因子药物、光动力疗法联合糖皮质激素类药物、光动力疗法联合抗血管内皮生长因子药物及糖皮质激素类药物治疗。其中较占优势的是光动力疗法联合糖皮质激素治疗。

研究发现光动力疗法联合玻璃体腔注射糖皮质激素如曲安奈德能较大程度地提升疗效,控制炎症,避免视力明显下降等不良反应的出现。因为一项临床研究显示对脉络膜新生血管患者行光动力疗法治疗后立即予以玻璃体腔内注射曲安奈德 4 mg,随访3个月患者视力得到明显改善。此外,该项研究还显示,首次接受光动力疗法联合曲安奈德治疗的患者,较行单一光动力疗法后再采用此联合方案的患者视力改善更明显,且复发率更低。因此,光动力疗法联合曲安奈德可作为脉络膜新生血管的一线治疗方案。从脉络膜新生血管及光动力疗法的自身特点来说,在光动力疗法治疗后立即注射糖皮质激素能够最大限度抑制炎性反应,减少视网膜光感受器细胞的损伤,而治疗后 1 周给药则能够较好地发挥抗血管生成的作用,延缓脉络膜新生血管的复发,减少重复治疗的次数。然而,既往有临床研究显示,尽管光动力疗法治疗后 1 周注射曲安奈德能够获得较好的中期视力恢复,却会加大患者罹患青光眼的风险。

（4）手术治疗:方法主要有黄斑转位术和黄斑下脉络膜新生血管摘除术,但手术难度较大,且风险高,术后患者中心视力差,并可能发生视网膜裂孔、视网膜脱离、黄斑水肿等并发症,故临床中并未推广应用。有报道认为手术治疗与单纯观察相比并无优势或优势较小。

4. 中心凹旁脉络膜新生血管的局部治疗

（1）视网膜激光光凝:是利用激光热效应使脉络膜新生血管凝固的治疗方法。但由于光凝产生的热效应对视网膜全层均有损伤,故临床上主要用于黄斑中心凹外或部分旁中心凹型脉络膜新生血管的治疗,对于中心凹下型脉络膜新生血管的治疗不宜采用,对于边界不清楚的脉络膜新生血管效果亦不明显。

（2）经瞳孔温热疗法:由于其价格较光动力疗法经济,故使用较广泛。但经瞳孔温热疗法治疗引起视网膜色素上皮脱离的可能性似乎比用常规的激光光凝高,可能是与红外激光导致经瞳孔温热疗法治疗过程中或治疗后短期脉络膜新生血管膜的闭塞有关。目前对经瞳孔温热疗法治疗中心性渗出性脉络膜视网膜病变尚缺乏大样本的研究,故还不能对其疗效做出全面评价。

（3）筋膜囊或球后注射曲安奈德:曲安奈德是糖皮质激素的一种,局部注射可以减轻组织水肿和炎症反应。针对旁中心凹的脉络膜新生血管,筋膜囊或者球后注射曲安奈德也是一种治疗方案,同时可以作为局部激光治疗的辅助,以减轻激光治疗的炎症反应。徐建锋等发现黄斑水肿、渗出、出血是影响经瞳孔温热疗法参数的主要因素,因此,选择可以减轻黄斑视网膜的水肿、渗出的曲安奈德进行球后注射,有利于激光的治疗和参数的设定。低能量经瞳孔温热疗法联合曲安奈德球后注射治疗中心性渗出性脉络膜视网膜病变的疗效确定,且对组织损伤小,安全性高。

（二）恢复期

（1）继续抗感染治疗（全身应用抗炎药物）。

（2）适当补充抗氧化维生素、锌制剂、钙制剂。

（3）予以中成药口服（如知柏地黄丸）辅助治疗。

（三）瘢痕期

此期以保守治疗为主，主要治疗方法：① 口服补益肝肾的中成药（如六味地黄丸、四物五子丸等）。② 予卵磷脂络合碘改善视力。③ 予甲钴胺、银杏叶提取物片等营养神经改善血液供应。④ 密切随访病情3个月以上。

第四节　中医学的认识

一、中医病名

我国古代医学典籍中并无中心性渗出性脉络膜视网膜病变的明确对应病名，但是却有很多与本病症状类似的记载。《证治准绳·杂病·七窍门》曰："视瞻有色证，非若萤星、云雾二证之细点长条也，乃目凡视物有大片，甚则通行（有色阴影）……"《目经大成·视惑论》中提到"视大为小"时曰："此目人看无病，但自视物颠倒紊乱，失却本来面目，如视正为斜……大为小。"与本病有变视症、视物显大症或小视症相似。《证治准绳·杂病·目》又曰："视直物如曲，弓弦、界尺之类视之皆如钩。"简述了本病视物变形的特点。《张氏医通》又认为，"以长为短、以白为黑、神光自见、黑夜精明、视正反邪、视定反动、视物颠倒、视一为二、视瞻有色……"宋元时期《秘传眼科龙木论》中记载的"肝风目暗内障，此眼初患之时，眼朦昏暗，并无赤痛，内无翳膜"，亦与本病相似。因此，本病可归属为中医学"视大为小""视直如曲""视瞻有色""视瞻昏渺""云雾移睛"的范畴。当时的医家清楚地认识到本病有视物变形、视物变色的临床特征。这些可能与色素上皮层渗出、脱离、黄斑视网膜瘢痕机化及新生血管引起的出血密切相关。

二、病因病机

大多数医家认为此病病因病机多归虚证，脏气不足，目失所养，与肝、脾、肾三脏的功能失调有关。目为肝之外窍，肝气通于目，肝和则目能辨五色；肝藏血，目受血而能视。肝失疏泄，气血不能上输于目则视物昏花；肝血不足则目失所养，致视物不清。肾为先天之本，主藏精，按眼科传统五轮学说，黄斑属于瞳神，而瞳神为水轮，由肾所主，且中医学理论认为，肾受五脏六腑之精而藏之，而目之能视，皆赖于五脏六腑精气的濡养。故肾精充足则目视精明，肾精不足则目昏不明。又精血同源，肝肾失调，目必首为所害。脾胃为后天之本，陈达夫根据《素问·金匮真言论》中"中央黄色入通于脾"的理论，在《中医眼科六经法要》中也提出，眼底黄斑位于视网膜的中心，色黄，属足太阴脾经。脾胃居于中焦，升清降浊，运化有序，气血津液，生化无穷，黄斑得养，神光充沛而不病。脾虚则气血生化乏源，气血难以上荣于目，则致目窍失养则视物昏朦；脾失健运则痰饮水湿内生，上犯于目则视物不清。总之本病由于肝、脾、肾三脏亏虚，导致目失所养，正气不能驱邪外出，邪胜正衰，久之运化功能失常，致痰瘀互结，气血不畅，遂成变证，而成本虚标实之证。

亦有医家以五轮辨证认为：① 黄斑水肿渗出，多为肝气犯脾，水湿停聚所致；水肿一消退，遗留渗出物，多为气血瘀滞；若新旧渗出物混杂，多为阴虚火旺；若渗出物较为陈旧,多为肝肾不足。若黄斑水肿经久不消,多属脾肾阳虚,气化不利,水湿停滞。② 黄斑出血,多为思虑过度,劳伤心脾,脾不统血;或热郁脉络;或阴虚火旺所致。③ 黄斑色素沉着,多为肝肾不足。

现将病机归纳如下。

(1) 忧思过度,内伤于脾,脾失健运,水湿上犯。

(2) 情志不畅,肝气不舒,郁久化热,湿热上犯清窍。

(3) 肝肾不足,精血两亏,目失所养。

三、中医治疗

本病有一定的自限性,一般 3~6 个月或能自行痊愈。但部分患者经久不愈,视力下降明显,应积极治疗。

(一) 辨证治疗

刘文舟等将本病分为肝郁脾虚型,治以疏肝解郁、健脾利湿,方用逍遥散及五苓散加减;肝肾亏虚,精血不足型,治以补肾滋阴、醒脾利湿,方用驻景丸加减,临床疗效可。杨旭认为本病因痰湿上泛目内、气滞血瘀而致,以丹栀逍遥散加减,同时局部配合针灸治疗,有效率为90.9%。任征辨证分型治疗:① 肝郁化火,治以丹栀逍遥散加减;② 痰热阻络,二陈汤、龙胆泻肝汤加减;③ 阴虚火旺,知柏地黄汤加减。杨兴华辨病分期治疗:① 活动期,清热凉血止血;② 恢复期,活血化瘀;③ 瘢痕期,化痰软坚,补益肝肾。于晓按血证分期将其分 3 期:① 出血期,治以生蒲黄汤加减;② 瘀血期,治以桃红四物汤加减;③ 干血期,治以消瘰丸加减。

1. 湿浊上犯证

临床表现:视物模糊,眼前出现有色阴影,视物变小或变形,黄斑色素紊乱,中心凹反光消失,或黄斑出血、渗出及水肿。全身可兼见头重如裹,食少纳呆,大便溏薄,舌质淡,苔白腻,脉弦,或舌苔黄腻,或畏寒肢冷,或无明显兼证。

治法:健脾利湿,益气摄血。

推荐方药:三仁汤(《温病条辨》)加减。方药:杏仁、白蔻仁、薏苡仁、通草、半夏、厚朴、白术、茯苓、车前子、太子参、山药、郁金、丹参、焦山楂、生蒲黄、炒蒲黄、茜草等。

推荐中成药:参苓白术丸。

2. 肝经郁热证

临床表现:视物模糊,眼前棕黄色暗影,视物变小或变形,眼底可见黄斑水肿及黄白色渗出,胁肋胀痛,嗳气叹息,潮热盗汗,失眠多梦,小便短赤,舌红苔黄,脉弦数。

治法:疏肝解郁,清热凉血。

推荐方药:知柏地黄丸(《景岳全书》)加减。方药:知母、熟地黄、黄柏、山茱萸(制)、牡丹皮、茯苓、泽泻、山药、青蒿、焦栀子、夏枯草、枳壳等。

推荐中成药:知柏地黄丸。

3. 肝肾不足证

临床表现:视物模糊,眼前可见暗灰色阴影,视物变小或变形,眼底可见黄斑色素紊乱,少许渗出,中心凹反射减弱,或兼见头晕耳鸣,梦多滑精,腰膝酸软;舌红少苔,脉细。

治法:补益肝肾,软坚明目。

推荐方药：四物五子丸(《普济方》)加减。方药：熟地黄、当归、川芎、白芍、车前子、枸杞子、菟丝子、覆盆子、茯苓、焦山楂、昆布、海藻。

推荐中成药：四物五子丸。

本病本虚宜补益肝脾肾；出血宜凉血止血；瘀结宜活血化瘀；瘢痕宜软坚散结；病变后期宜补益肝肾明目。常用牡丹皮、茜草、大蓟、小蓟凉血止血；昆布、海藻、穿山甲*等软坚散结；生地黄、菟丝子、枸杞子等补肝肾明目。

（二）专方治疗

唐由之认为此病多由虚致热、热而致瘀，应治以凉血化瘀，自拟凉血化瘀方，临床证实治疗中心性渗出性脉络膜视网膜病变确有疗效。王付军等用五苓散加减为主治疗中心性渗出性脉络膜视网膜病变，总有效率为90%，与单用西药治疗比较，能明显提高本病的疗效，缩短疗程，且疗效稳定不易复发。黄叔仁等用加减化斑汤和加减知柏地黄汤治疗，总有效率为87.75%，得出此两方有提高视功能和缩短病程的作用。钱方等以二陈汤为基础方，健脾化湿、理气和中治疗本病，疗效亦可，并且辨证同时结合辨病分期，活动期清热凉血止血，恢复期活血化瘀，瘢痕期软坚散结。

（三）针灸治疗

针灸主穴可选瞳子髎、攒竹、球后、睛明；配穴可选合谷、足三里、肝俞、肾俞、脾俞、三阴交、光明。每次选主穴2个，配穴2~3个。根据辨证选择补泻法，每日1次，留针30 min，10日为1个疗程。

（四）中西医结合治疗

在治疗中心性渗出性脉络膜视网膜病变的过程中，有很多前辈们给我们提供了中西医结合治疗的方法。目前在临床上广泛应用的抗血管内皮生长因子治疗在减少本病的复发、改善视力受损方面的疗效并不显著，针对这一缺陷，有很多医学工作者将其与中药结合使用，起到了很好的改善视力、减少复发的效果。

光动力疗法主要作用于脉络膜新生血管，不损伤正常的视网膜组织，故并发症少见，被认为是一种安全、有效的治疗方法。光动力疗法不能从根本上杜绝脉络膜新生血管的发生，因而不能彻底治疗脉络膜新生血管，无法使之长时间完全消失，也无法改善视力，并且费用较高。中医学对该病的疗效确切，但疗程长，长期服用中药，患者依从性差。两者可以相互弥补不足，针对一些有条件的患者，可以采用光动力疗法联合中药的方法进行治疗。

若疾病发展到瘢痕期则西医无能为力，可采用中医药补肝肾明目或补气养血的方法以挽救受损的视功能。

第五节　预防与护理

（1）保持环境安静，室内光线宜暗，注意休息，养成良好的生活习惯，避免过度疲劳、熬夜或情志不调等诱发本病的原因，适时减负。

---

* 现用猪蹄甲代替。

（2）饮食宜以易消化、低脂肪、低蛋白、营养均衡为原则。多食新鲜水果、蔬菜、豆制品,忌烟戒酒,不喝咖啡、浓茶等兴奋类饮料。

（3）应定期进行眼科随访,对一些有病变的患者应及时明确病因,积极对因治疗,同时进行眼科治疗。

参 考 文 献

董照阳,魏伟,2008.中心性渗出性脉络膜视网膜病变的中西医诊治进展[J].辽宁中医药大学学报,10: 51,52.

黄延,张晓峰,2016.玻璃体腔注射抗 VEGF 药物治疗脉络膜新生血管疾病疗效分析[J].临床眼科杂志,24(2): 134−137.

李学晶,唐由之,2008.中心性渗出性脉络膜视网膜病变研究进展[J].中国中医眼科杂志,18(2): 105−108.

刘驰,张聪,徐丽,2010.光动力疗法治疗中心性渗出性脉络膜视网膜病变疗效观察[J].中国实用眼科杂志,28: 259−261.

刘家琦,李凤鸣,1999.实用眼科学[M].2 版.北京: 人民卫生出版社: 507,508.

唐坤,黄一飞,2015.脉络膜新生血管的临床治疗研究进展[J].中国激光医学杂志,24(2): 101−108.

田蓉,陈有信,2012.中心性渗出性脉络膜视网膜病变的治疗[J].眼科新进展,32(8): 794−797.

许薇琦,Rosenfeld P J,孙晓东,2008.病理性近视脉络膜新生血管的治疗[J].上海交通大学学报,28: 731−735.

钟舒阳,周尚昆,唐由之,2013.中心性渗出性脉络膜视网膜病变的中医体质调查[J].中国中医眼科杂志,23(1): 33.

钟一声,朱益华,2006.新生血管性眼病[M].北京: 人民军医出版社: 278−300.

周尚昆,钟舒阳,梁丽娜,等,2014.唐由之治疗中心性渗出性脉络膜视网膜病变经验.中医杂志,55(8): 645−647.

Yihsuan L, Chengkuo C, Yutang T, 2015. Clinical characteristics and antivascular endothelial growth factor effect of choroidal neovascularization in younger patients in Taiwan [J]. Taiwan Journal of Ophthalmology, 5: 76−84.

第九章 特发性黄斑裂孔

第一节 概 述

黄斑裂孔是指发生于黄斑域的视网膜神经上皮层的局限性缺损，是比较常见的黄斑病变之一。根据病因的不同，黄斑裂孔还可分为特发性黄斑裂孔和继发性黄斑裂孔。特发性黄斑裂孔在人群中的发病率约为3%，常见于50岁以上且病因不明者，女性多于男性，两者之比大约为2∶1，并且多为单眼发病，双眼发病的趋势较单眼低（单眼∶双眼=3.5∶1）。原发病而致自发形成的黄斑中心全层神经上皮的缺失，占黄斑裂孔病例的绝大多数（>80%）。根据黄斑裂孔的组织解剖结构，我们可以将其分为全层裂孔和板层裂孔。自内界膜至视细胞层全部缺失者称为全层裂孔；尚有部分组织残留者称为板层裂孔。神经上皮层内层组织缺失而外层组织尚有保存时为内层板层裂孔，反之为外层板层裂孔，两者之间内层板层裂孔占大部分，外层板层裂孔较为少见。特发性黄斑裂孔起病隐匿，常在另一只眼被遮盖时才被发现，病程进展缓慢，早期可无明显症状，随着病情发展，患者常出现中心视力下降，视物模糊、视物变形和中心暗点等临床表现，自愈率较低。

特发性黄斑裂孔在我国古代医学中，并无明确与之相对应的病名记载，但我们根据本病视物模糊、视物变形和病程后期发生中心视力锐减的主要临床特点，可将其分别归纳为"视瞻昏渺""视直如曲"和"暴盲"范畴。本病多责于脾肾亏虚，肾为先天之本，脾为后天之本，脾肾亏虚，运化失司，固摄无权发为本病，故老年人多发。治疗上以补益脾肾，安神为重，健脾增纳为旺盛自身生机的有效方法，安神是修复神经细胞的重要手段，诚所谓"安神则脏和，脏和则泪目清洁"。

第二节 流行病学

据相关文献报道，以下危险因素可能与特发性黄斑裂孔的发生有关。

一、雌性激素水平异常

特发性黄斑裂孔的发病存在明显的二态性，即特发性黄斑裂孔多见于绝经后的老年女性，且本病在行雌性激素替代治疗及子宫切除术后的患者中发病率高；同时近年来发现，人眼的许多结构中存在相应的性激素受体，影响眼的生理病理，故许多学者推测特发性黄斑裂孔的发生可能与雌性激素水平有关。北京同仁医院在直接比较特发性黄斑裂孔患者和正常对照组的血总雌激素水平的研究中发现，绝经后女性特发性黄斑裂孔患者的雌二醇水平相对升高;余梦佳等在相关研究中还发现当特发性黄斑裂孔患者血清雌二醇>18 pg/mL时,特发性黄斑裂孔的发病率显著增高,皆提示雌激素有可能是其发病的一个独立危险因素。但性激素的变化如何影响特发性黄斑裂孔形成,其具体机制尚不得而知,也缺少直接的实验证据。由于玻璃体黄斑牵引在黄斑裂孔形成过程中的作用已得到广泛认同,由此可以设想雌激素或许是通过影响玻璃体后脱离的发生而间接影响黄斑裂孔的发生,已知玻璃体胶原纤维的状态及玻璃体-视网膜界面的粘连状态决定着玻璃体后脱离的发生和玻璃体对黄斑的牵拉。前者的状态主要受玻璃体内黏多糖的影响,而黏多糖已被证实其受到包括雌激素在内的多种性激素的调节。因此,推论雌激素水平发生波动或者变化时,通过玻璃体内相关激素受体影响了黏多糖的浓度,黏多糖降低了玻璃体胶原纤维网和玻璃体-视网膜界面的稳定性,促进了玻璃体后脱离的发生和玻璃体黄斑的牵拉,最终诱发了黄斑裂孔的发生。特发性黄斑裂孔的发病与雌激素水平的相关性仍需进一步研究,血清雌激素水平有望成为预测特发性黄斑裂孔发病更为敏感的指标。

二、脉络膜厚度与血管代谢

国内外针对特发性黄斑裂孔患者脉络膜厚度的研究中,绝大多数研究表明特发性黄斑裂孔患者不仅仅是黄斑中心凹处脉络膜厚度低于正常人群,而且黄斑脉络膜厚度明显变薄,同时对侧健眼也较正常人明显变薄,提示特发性黄斑裂孔的发生可能与其脉络膜厚度明显降低有关,对侧健眼较正常人群脉络膜厚度也明显降低,提示脉络膜血管代谢降低可能是特发性黄斑裂孔的致病因素。目前脉络膜厚度与特发性黄斑裂孔发病关系的相关研究为数不多,纳入的病例数量也相当有限,还需要进一步采集多中心、大样本的眼科流行病学资料。

三、纤维蛋白原

国外有学者将198例特发性黄斑裂孔的患者与年龄、全身状况等其他条件相当的1 023人相对照。结果发现,纤维蛋白原水平与黄斑裂孔发病的危险性呈正相关,但其作用机制尚不清楚,仍需更多更大样本的研究以进一步明确相关性,从而阐明特发性黄斑裂孔的病理生理因素,找出治疗和预防特发性黄斑裂孔的潜在新途径。

第三节　现代医学的认识

视网膜内界膜是一层0.001～0.002 mm厚的无结构的均质膜,由Müller细胞基底膜、少量胶质细胞与玻璃体纤维组成,由外到内分为三层,即外板层、实质层和内板层。视网膜内界膜前为玻璃体,为无色透明的胶状体,随着年龄的增长,玻璃体逐渐出现液化,凝胶状玻璃体减少、前后向的胶原纤维减少,使得胶原纤维-透明质酸失代偿,玻璃体与视网膜之间的粘连性减弱,随着时间的推移,最终形成玻璃体后脱离。

内界膜内表面与玻璃体皮质紧密接触,内界膜越薄处黏附越紧,尤其是围绕中心凹区1.5 mm直径边缘及中心小凹旁0.5 mm,当眼球转动时,玻璃体运动牵引黄斑,这在特发性黄斑裂孔的发病机制中起重要作用。病理情况下,玻璃体皮质和黄斑发生粘连称为玻璃体黄斑粘连(vitreeomacular adhesions, VMA),随着玻璃体发生浓缩,其对黄斑的牵引更为明显,逐渐可发展成为玻璃体黄斑牵引综合征(vitreomacular traction syndrome, VMT),致使黄斑视网膜形成囊样水肿,中心凹厚度增加,最终形成特发性黄斑裂孔。此时内界膜可成为色素上皮细胞、Müller 细胞和星形细胞增生的支架,诱发黄斑视网膜前膜形成,同时也是影响黄斑裂孔闭合,导致黄斑裂孔继续扩大的主要原因。

一、发病机制

特发性黄斑裂孔的发病机制并未十分明确,国内外皆进行了大量相关性研究,目前存在以下几种推测。

(一)玻璃体对黄斑前后方向牵引

1988 年 Gass 提出玻璃体对黄斑中心凹前后方向的牵引可能是特发性黄斑裂孔形成的主要原因,并将特发性黄斑裂孔的发病过程分为四期。随着光学相干断层成像的发明、发展和普及,国外最新文献证实了这一观点,其指出长期固定黏附在黄斑域的玻璃体一旦发生后脱离,就会前后牵引黄斑而导致裂孔发生。由于视网膜内界膜在黄斑中心凹处比其他部位更为脆弱,而与玻璃体后界面的黏附却最为紧密,如果存在病理性粘连,玻璃体后脱离不完全,则此处粘连较易产生对中心凹视网膜的牵引,并逐步形成中心凹视网膜的全层裂孔。国内学者认为,特发性黄斑裂孔形成的原因不仅仅单纯因为玻璃体后脱离的牵引,还因为玻璃体皮质发生液化的过程中形成旁中心凹玻璃体后脱离,其后发展为玻璃体黄斑粘连,进一步形成玻璃体黄斑牵引综合征,最终导致裂孔,且这一过程是动态连续的。

(二)玻璃体脱离过程中对黄斑切线方向牵引

Gass 发现只有 12%的特发性黄斑裂孔患者存在玻璃体的后脱离,推测玻璃体对黄斑中心凹前后的牵引并不是造成黄斑裂孔的主要原因,而玻璃体皮质对中心凹旁的切线方向牵引可能才是特发性黄斑裂孔发生的真正原因。在上述基础上,Yoon 等在对黄斑裂孔手术中剥离的孔周内界膜进行超微结构的研究中发现,特发性黄斑裂孔的 I 期和 II 期的主要发病机制是黄斑中心凹玻璃体后皮质收缩对黄斑切线方向的机械牵引;而 III 期和 IV 期裂孔不断扩大的主要机制是内界膜一旦出现破口,内界膜本身的内在张力加上迁移至孔周内界膜内表面的色素上皮细胞、神经胶质细胞及成肌纤维细胞样化并不断增殖和收缩而形成的牵拉力,以破口为中心进行放射状切线牵拉,特别是在伴有玻璃体后脱离或发生于玻璃体后脱离之后的 IV 期黄斑裂孔,孔周的内界膜组织成为唯一的牵拉力量。Guyer 和 Green 认为玻璃体对黄斑的切线牵拉造成黄斑裂孔的机制可能有三个:① 眼内液体的流动、玻璃体皮质细胞的重新构形及细胞膜性成分对玻璃体内表面的牵拉;② 细胞成分沿玻璃体皮质内表面的增生,有助于造成牵拉;③ 玻璃体皮质内细胞聚集及纤维的重新排列、收缩造成牵拉。

目前,玻璃体后皮质对视网膜切线方向的牵拉是特发性黄斑裂孔发生的主要原因已被大多数学者所认同。

(三)黄斑视网膜前膜

黄斑视网膜前膜的形成也是促进特发性黄斑裂孔发生发展的重要因素。移行的神经胶质细胞及色素上皮细胞在玻璃体-视网膜界面增殖形成纤维细胞膜,加固了玻璃体后极部与黄斑中心凹的粘连;与此同时,黄斑视网膜前膜的收缩还可以导致裂孔进一步扩大而发展至Ⅲ期甚至Ⅳ期。

以上仅凭牵引作用解释裂孔形成问题是远远不够的,如板层裂孔,特别是外层板层裂孔。有学者做出假设:本病的发生必须具备黄斑中心凹视网膜神经上皮层退行性变和玻璃体牵引两个条件,两者相互影响,由于两者所起作用的主次不同,从而形成的临床表现也不同。如以玻璃体牵引为主,视网膜退行性变程度较轻者,则形成内层板层裂孔;反之,形成外层板层裂孔。如玻璃体不全后脱离、液化、与中心凹视网膜局限性粘连较大,视网膜退行性变薄、囊样变性等亦相当严重,则发展为全层裂孔。

二、临床表现

(一) 症状

患者一般主诉为患眼视力下降,视物变形和中央暗点,少数有闪光感。视力的好坏取决于视网膜组织的损伤和缺损程度。如仅为早期的板层裂孔,视力可无明显减退,如发展为全层裂孔,则中心视力锐减。

(二) 临床分期

根据特发性黄斑裂孔形成过程中不同阶段的眼底所见,Gass 将其发展过程分为四期。

Ⅰ期:没有发生玻璃体后脱离,黄斑中心凹脱离但未形成全层裂孔。特发性黄斑裂孔起病初期,仅有黄斑中心凹前玻璃体皮质收缩而引起的视网膜表面切线方向(间或横向)牵引,中心小凹脱离为 a 级,中心凹前玻璃体皮质进一步收缩,a 级眼底表现为中心凹反光消失,中心凹视网膜神经上皮层下有少量黄色小点者;中心凹脱离为 b 级,均不伴有玻璃体后界面同黄斑中心凹内界膜之间的脱离,临床上称之为先兆黄斑裂孔,视力轻度下降至 0.3~0.8。b 级眼底中心凹反光消失,中心凹视网膜神经上皮层下出现黄色环者,约有半数以上的病例,可在玻璃体完全后脱离后自行缓解。

Ⅱ期:全层裂孔<0.4 mm,没有发生玻璃体后脱离。玻璃体牵引加剧,中心凹边缘出现半月形、马蹄形乃至整圆形裂孔,裂孔缘可有盖片,但裂孔直径<0.4 mm。少数情况下,黄斑裂孔可于中心凹中央开始形成,逐渐扩大。裂孔周围可见视网膜下积液边缘,裂孔处有黄色玻璃膜疣状沉着物。视力下降至 0.1~0.6。

Ⅲ期:全层裂孔>0.4 mm,没有发生玻璃体后脱离,玻璃体黄斑粘连牵引。裂孔进一步扩大,直径可达 0.4~0.5 mm,中心凹视网膜神经上皮层全部缺失,色素上皮层暴露,玻璃体与黄斑粘连牵引,可见表面附着有玻璃膜疣样沉着物(黄色小点)和视网膜下积液边缘,中心小凹边缘有微囊样水肿,伴或不伴有盖片。视力下降至 0.02~0.5。

Ⅳ期:全层裂孔>0.4 mm,完全玻璃体后脱离,玻璃体与黄斑和视盘均分离,出现 Weiss 环。黄斑与玻璃体完全分离,如果原来见有盖片,则盖片向前方移位。后期同时有视盘边缘玻璃体脱离,还可见到 Weiss 环。Weiss 环是指玻璃体与视网膜完全脱离开以后,由于玻璃体与视盘边缘有紧密的粘连,故分离后出现一个如视盘大小的环状混浊物,是玻璃体后脱离存在的确切指征。

三、特殊检查

（一）检眼镜及裂隙灯显微镜（加前置镜或接触镜）

黄斑见一暗红色（为深层脉络膜血液的颜色）圆形或椭圆形斑，边缘锐利，清晰整齐，有穿凿感，大小为 1/4~1/2 PD。

我们区分全层裂孔和板层裂孔时，用窄光带检查裂孔处：全层裂孔可见光带在裂孔边缘和裂孔底面有明显的差位或中断，提示裂孔的基地低于视网膜平面，嘱患者注视光带，患者诉光线中断（即 Watzke-Allen 征阳性）。板层裂孔可见光带在裂孔处变细，但无中断和错位，嘱患者注视光带，患者诉无光线中断（即 Watzke-Allen 征阴性）。

全层裂孔孔缘常绕有浅灰色晕轮，四周有小放射纹，提示裂孔边缘有少量的视网膜下积液。如视网膜下积液多，裂孔边缘翘起，以裂孔为中心的局部的视网膜隆起，进而形成黄斑裂孔性视网膜脱离，这时需要充分扩瞳检查下方眼底，确定有无视网膜低位脱离，防止进展为全视网膜脱离；孔内和孔周还可见黄白色点状沉积物，这可能是因为视网膜变薄，视网膜层间的黄色素暴露。裂隙灯下，绝大多数病例可见玻璃体混浊、液化、完全或不完全脱离，脱离后界面处有时还可见透明度不等的盖片，少数可见 Weiss 环提示玻璃体完全脱离。

（二）光学相干断层成像检查

光学相干断层成像检查为诊断特发性黄斑裂孔的金标准。其可清楚地显示黄斑裂孔组织缺损的直径、形态、与玻璃体之间的关系、有无盖片、视网膜下有无积液及积液的多少。特发性黄斑裂孔在光学相干断层成像上的表现我们可以归纳为以下两个方面。

（1）玻璃体-视网膜界面：粘连、牵引、部分或全部玻璃体后脱离。

（2）视网膜神经感觉层：水肿、积液、增厚；视网膜组织部分或全层缺损；局部视网膜脱离。

我们还可以通过光学相干断层成像测量黄斑裂孔基底直径、黄斑裂孔最窄直径、裂孔边缘高度，量化观察黄斑裂孔，如计算裂孔边缘高度与基底直径比、裂孔边缘高度与最窄直径比、IS/OS 断裂长度、术后 IS/OS 缺损程度等，这些对于指导手术方案的选择，预测手术预后，评估手术效果等都具有独特的优势；而测量黄斑裂孔基底直径，能够评价黄斑感光细胞的缺损情况，是常见的判断黄斑裂孔预后的良好指标。

（三）荧光素眼底血管造影

特发性黄斑裂孔在荧光素眼底血管造影下的特征与以下 3 个因素有关：① 与色素上皮层的受损程度有关，包括色素上皮脱色素或萎缩，如果色素上皮层未受到损害，荧光素眼底血管造影可表现为正常；② 与视网膜外核层和视网膜外丛状层中叶黄醇损失的程度有关，黄斑的叶黄醇可以遮挡脉络膜的背景荧光，黄斑裂孔时，视网膜组织破坏越多，脉络膜荧光透见就越多；③ 与黄斑裂孔的周围视网膜神经上皮有无脱离有关，神经上皮的脱离多为弱荧光，可以更加反衬出黄斑裂孔基底的强荧光。

特发性黄斑裂孔在荧光素眼底血管造影下的表现与视网膜受损程度密切相关。① 全层黄斑裂孔表现为透见荧光（窗样缺损）的强荧光斑，如发病时间较短，色素上皮层尚未发生失用性萎缩者，为弱荧光斑；② 外层板层裂孔由于色素上皮层的外屏障受到破坏，从而导致视网膜外层崩解，表现为不同程度的透见荧光；③ 内层板层裂孔的破坏从视网膜内层开始,早期荧光素眼底血管造影可表现为正常,或微弱的透见荧光,后期如已接近全层裂孔,色素上皮层和黄斑含有叶黄醇的组织缺失,表现为不同程度的透见荧光。

如果黄斑裂孔孔周视网膜脱离,除中心强荧光外,还可见环状弱荧光区。荧光素眼底血管造影能够帮助临床医生了解特发性黄斑裂孔的血管屏障功能,但对于特发性黄斑裂孔的早期改变,荧光素眼底血管造影并不能表现出异常变化。临床上用荧光素眼底血管造影检查诊断黄斑裂孔较为少见。

(四) 眼底自发荧光

眼底自发荧光检测是诊断黄斑裂孔的一种新方法,其采用荧光素眼底血管造影模式,无须注射造影剂,通过应用共聚焦扫描检眼镜检测视网膜色素上皮细胞中脂褐质的分布从而获得自发荧光。全层黄斑裂孔在眼底自发荧光下可见裂孔处与荧光素眼底血管造影透见荧光(窗样缺损)一致的明显增强的自发荧光区,这是由于缺少视网膜神经上皮层的阻挡;在该强荧光区周围可见弱荧光环,这是因为黏稠的视网膜下积液阻挡荧光所致。外层板层裂孔眼底自发荧光轻度增高,内层板层裂孔眼底自发荧光正常。

眼底自发荧光弥补了部分患者对造影剂过敏而无法进行荧光素眼底血管造影检查的不足,其可以更直观、更清晰地显示黄斑裂孔的位置、大小、形状,帮助我们更好地进行诊断和鉴别诊断;由于它本质上反映了色素上皮层的功能情况,故可以用来预测疾病的进展。此外,因为黄斑裂孔术前中心凹处的高自发荧光信号在玻璃体手术裂孔闭合后消失,我们还可以运用眼底自发荧光来评估手术治疗后的封闭效果。但眼底自发荧光对于黄斑细微结构的敏感性较低,临床上仅用于辅助诊断。

(五) 视功能

(1) 视力:视力的好坏取决于视网膜组织的损伤和缺损程度。如仅为早期的板层孔,视力可无明显减退,如发展为全层裂孔,则中心视力锐减。其中全层裂孔的中心视力常低于0.05(旁中心注视);内层板层裂孔者可保持较好的中心视力,一般不低于0.3;外层板层裂孔的中心视力较差,在0.05~0.2之间,多数为0.1左右(旁中心注视)。如裂孔位置偏离中心凹,位于中心凹边缘,则视力可能稍好。

(2) Amsler 表:较为敏感,提示视物变形,无论全层裂孔、内层板层裂孔、外层板层裂孔均为阳性。

(3) 视野:全层裂孔的中心视野有10°左右相对性暗点,其核心有5°左右绝对暗点,实性,色觉障碍。内层板层裂孔者中心视野有时可检测到2°~5°虚性相对性暗点,色觉正常。外层板层裂孔中心视野有2°~5°虚性绝对性暗点(偶为实性),色觉损害,蓝色觉损害尤为明显。如并发低位视网膜脱离者,还能检查到相应的周边视野缺损。视野检查是一种心理物理学检查方法,其通过测定黄斑阈值来较准确地反映早期黄斑病变的改变;其利用光敏感度的变化及光阈值的波动,可以客观地随访评价特发性黄斑裂孔手术治疗前后视功能的变化。

(4) 视觉电生理:特发性黄斑裂孔不仅使视锥细胞功能受到损害,视杆细胞功能也受到影响。在视觉诱发电位下特发性黄斑裂孔的改变极为显著,表现以振幅降低为主,高空间频率是图像视觉诱发电位异常率达到93.3%。在多焦视网膜电图上特发性黄斑裂孔主要表现为裂孔处振幅的下降和潜伏期的延长,可描绘出如火山口样地形图。

多焦视网膜电图是一项可以客观评价黄斑功能的重要检查,可以在较短的时间描绘出中心视网膜的功能地形图,能非常敏感地发现黄斑功能异常,同视野一样可以用于随访、评价黄斑裂孔进展及手术后视功能的变化。

四、鉴别诊断

(一) 板层裂孔与全层裂孔

(1) 眼底特点:全层裂孔的边缘锐利,板层裂孔的边缘清晰;全层裂孔孔周有晕轮或局限性视网膜脱离,孔底可有黄白色小点,典型者可有透明的盖片,与局部增厚的玻璃体后界面粘连,板层裂孔外周无视网膜脱离的晕轮,仅有明亮的反光。

(2) Watzke-Allen 征:在裂隙灯前置镜下,全层裂孔光切线中断或错位,患者注视光线自觉有光线中断现象;板层裂孔光切线变细,但未见跨越裂孔的光线中断或错位现象,患者注视光线时不觉中断。

(3) 详细的检眼镜和前置镜即可确立诊断:近年来飞速发展的光学相干断层成像可更为直观和准确地进行诊断,现临床多用。

(二) 继发性黄斑裂孔

特发性黄斑裂孔和继发性黄斑裂孔均有原发病可循,如外伤(包括眼球钝挫伤、激光意外和日蚀等放射性损伤)、糖尿病黄斑病变、视网膜静脉阻塞之囊样黄斑变性、高度近视、眼内炎症、孔源性视网膜脱离术后(包括光凝、电凝、冷凝)等。

(三) 视网膜前膜内裂孔(假性黄斑裂孔)

大致来说,假孔是"形态改变",是视网膜增厚并向中央堆积,导致"中心凹"更加陡峭;而全层裂孔则属于"组织缺失",是黄斑孔形成过程中断的结果,有部分黄斑视网膜组织的扯离。检眼镜下,假性黄斑裂孔边缘虽然锐利,但参差不齐,而真性裂孔的边缘如凿孔样正圆形。此外,假性裂孔的周围视网膜前膜呈玻璃纸样皱褶,伴有小血管迂曲,荧光素眼底血管造影下无透见荧光。光学相干断层成像亦能清晰显示视网膜前膜,以及神经上皮层是否完整,可将两者鉴别。

(四) 囊样黄斑变性

囊样黄斑变性由微囊样变性融合而成,视网膜组织完整,但视网膜层间可有囊样积液。如一些小的囊腔破裂,形成大的囊腔,则在检眼镜下与黄斑裂孔类似。但在荧光素眼底血管造影下,囊样黄斑变性有荧光素潴留。光学相干断层成像下可见液性暗腔,更有利于鉴别。

(五) 黄斑出血

黄斑出血表现为中心凹及其邻近处视网膜出现类圆形出血斑,检眼镜下易于误诊。但出血斑的境界绝不会像黄斑裂孔如凿孔样清晰和圆整,且随病程的发展,出血斑会逐渐消失。

五、治疗原则

治疗黄斑裂孔的目的在于减轻甚至解除黄斑的牵拉作用力,促使视网膜解剖复位。

Ⅰ期黄斑裂孔:有自愈可能,观察随访。黄斑裂孔可长期不发展,也有可能自愈,但这其中绝大多数都未形成全层裂孔。

Ⅱ期及以上黄斑裂孔：明确诊断为Ⅱ期及以上的特发性黄斑裂孔患者，伴有明显视力下降、视物变形等症状者需要干预治疗，干预方式包括药物治疗及手术治疗。国内学者通过临床研究认为，Ⅱ期特发性黄斑裂孔患者中，视力≥0.5者手术治疗的风险大；视力≤0.3的患者术后愈合率达到将近90%，且愈合时间较Ⅲ期、Ⅳ期短。但关于其具体的治疗方案，现尚无定论，还需要大样本试验就此期的治疗进行对照研究。裂孔发展至Ⅲ期、Ⅳ期则必须行手术治疗。

六、治疗方法

（一）观察随访

对于Ⅰ期的患者，我们可采取观察随访的办法。近期有研究表明，玻璃体黄斑牵引综合征的自发缓解率为30%～40%。同时随着光学相干断层成像的发展，也使随访观察更加便捷与精确。对于早期微小的裂孔，我们可以给予一些改善微循环、营养神经等药物保护治疗后可自愈。虽然研究表明，直径<0.25 mm的特发性黄斑裂孔能通过Müller细胞和神经胶质细胞的桥样增殖进行自我修复而闭合。但是目前我们无法预测到哪些玻璃体黄斑牵引综合征能够自发缓解，哪些最终会发展成为全层裂孔。并且如果修复失败，星形神经胶质细胞、肌成纤维细胞和Müller细胞等将在视网膜内界膜上增殖收缩，使裂孔进一步增大。因此，在我们随访过程中，当观察到裂孔进一步发展时，应立即采取有效的治疗措施。

（二）手术治疗

治疗特发性黄斑裂孔成功的关键在于减少、消除孔周牵引，促使视网膜的解剖复位，并加强孔周视网膜与后方组织的黏附。激光虽然可以封闭裂孔，但对黄斑中心凹的损害太大，会导致视功能不可逆性严重障碍，对于特发性黄斑裂孔，特别是板层裂孔，应予禁用。笔者建议，当今玻璃体-视网膜手术趋于成熟，如发生视网膜脱离，应首先考虑玻璃体-视网膜手术，解除玻璃体对中心凹的牵引。术中施行气体交换或用硅油填充，亦可在手术时用自体血清、转化生长因子β2等，可能促进裂孔愈合。内界膜移植术作为新的治疗方式，其主要是将大部分内界膜剥除后，留下黄斑裂孔周围小部分的内界膜，将保留的内界膜反折填塞入裂孔，注入膨胀气体，利用内界膜上胶质细胞增殖、牵拉的原理以达到促进裂孔愈合的目的。

玻璃体药物消融术是指在玻璃体内注射一种酶，从而溶解玻璃体和视网膜间的连接蛋白，诱导玻璃体后脱离及玻璃体液化，从而解除玻璃体-视网膜牵拉。这类药物包括透明质酸组织型纤维酶原激活物和纤溶酶（plasmin）等，其中研究最多且效果最佳的为奥克纤溶酶（ocriplasmin）。奥克纤溶酶是一种具有抗纤维连接蛋白和层粘连蛋白（玻璃体-视网膜界面的成分）活性的重组蛋白酶，其能够诱导玻璃体液化和促进玻璃体后皮质从视网膜表面脱离，治愈率较高。注射奥克纤溶酶最常见的副作用有玻璃体混浊、闪光感和短期视力丧失等，这可能是因为玻璃体液化但未发生完全性玻璃体后脱离。其他少见的副作用包括一过性视网膜下积液、椭圆体带改变、视网膜电图振幅降低、光反射受损、视网膜血管变化及晶状体半脱位或震颤等，这可能与奥克纤溶酶作用于层粘连蛋白致光感受器受损及药物注射损伤悬韧带有关。近期研究结果表明玻璃体腔注射奥克纤溶酶是长期有效且安全的，未出现严重的并发症。因此，对于一些早期裂孔直径较小且伴有玻璃体黄斑粘连的特发性黄斑裂孔患者,注射奥克纤溶酶也可作为一种选择,但其远期疗效仍需大样本及长期的临床研究,该方式治疗4周后特发性黄斑裂孔未能闭合者可考虑玻璃体切除术。

此外,治疗特发性黄斑裂孔的方法还有气体玻璃体溶解术、经典内界膜瓣翻转技术、改良的内界膜瓣翻转技术、保留中心凹内界膜剥除术、自体内界膜移植术、晶状体囊膜移植术等,皆取得较好的疗效。治疗方案的不断成熟、改进及创新为更多的患者带来了福音,但在治疗方案适应证的选择上,手术方式的改进等方面仍然存在争议,今后需要在临床实践中进一步研究和探索。

第四节 中医学的认识

一、中医病名

特发性黄斑裂孔在我国古代医学中,并无相对应的病名记载,但我们根据本病主要临床特点,可将其归纳为"视瞻昏渺"范畴。该病名首见于明代王肯堂编撰的《证治准绳·杂病·七窍门》,其曰:"若人年五十以外而昏者,虽治不复光明,盖时犹月之过望,天真日衰,自然目渐光谢。"该书中明确指出本病好发于老年人,视力随年龄增加而降低,直至失明的特点。本病还可归为"视直如曲"和"暴盲"范畴,前者与黄斑水肿、黄斑牵拉而导致视物变形有关,后者与病程后期视力骤降有关。

二、病因病机

《证治准绳·杂病·七窍门》认为本病"有神劳、有血少、有元气弱、有元精亏而昏渺者"。由于古代受到检查手段的限制,因此古人不能从视瞻昏渺中分辨出不同的眼底病。现代中医眼科结合临床可将病机归纳如下。

(1)脾肾亏虚,精亏血少,目失濡养。

(2)脾胃虚弱,气血生化不足,津液输布无权,水湿上犯于目。

(3)肝失疏泄,肝气犯脾,脾失健运,气机阻滞,血行不畅为瘀,津液凝聚成痰,痰瘀互结。

三、中医治疗

西医认为手术是治疗黄斑裂孔的有效方法,但是同其他手术一样也有一定的并发症,而中医能够进行整体控制,对于黄斑裂孔的早期治疗有独特的优势,临床上为早期患者及不愿行手术者提供了更多的治疗手段。

(一)辨证论治

1.脾肾两虚证

临床表现:视物变形,视力下降,眼底可见中心凹反光消失,中心凹视网膜神经上皮层下有少量黄色小点或成环;常伴有头晕失眠,面白肢冷,精神倦怠,腰膝无力;舌淡红,苔薄白,脉沉细无力。脾肾两虚,肾为先天之本,脾为后天之本,肾藏精,脾为气血生化之源,脾肾两虚,精亏血少,故眼底可见中心凹反光消失,中心凹视网膜神经上皮层下有少量黄色小点或成环;全身症状及舌脉均为脾肾两虚之候。

治法:补益脾肾。

推荐方药:驻景丸(《太平圣惠方》)加减。方药:楮实子、枸杞子、五味子、制乳香、川椒、人参、熟地黄、肉苁蓉、菟丝子。兼有黄斑水肿者,可加薏苡仁、泽泻等;渗出多者,加昆布、海藻、夏枯草等。

2. 脾虚湿犯证

临床表现:视物变形,视力下降,眼底可见中心凹反光消失,视网膜下积液,或视网膜水肿;可伴胸膈胀满,眩晕心悸,倦怠乏力,或有食少便溏;舌质淡白,边有齿痕,苔薄白,脉细或濡。脾虚失运,湿浊停聚,上扰于目,阻碍神光发越,故眼底见视网膜下积液或视网膜水肿;倦怠乏力、食少便溏等全身症状及舌脉均为脾虚湿犯之候。

治法:健脾益气,利水化湿。

推荐方药:参苓白术散(《太平惠民和剂局方》)加减。方药:白扁豆、白术、茯苓、甘草等。水肿明显者,加泽兰、益母草利水消肿。

3. 痰瘀互结证

临床表现:视力下降,视物变形,眼底可见裂孔进一步扩大,中心凹反光消失,中心凹视网膜神经上皮层全部缺失,色素上皮层暴露,玻璃体与黄斑粘连牵引,甚至黄斑与玻璃体完全分离,可同时出现视盘边缘玻璃体脱离,出现 Weiss 环;伴见形盛体胖,头身沉重,或伴有身体某部位固定刺痛,口唇或肢端紫暗;舌紫有瘀斑,苔厚腻,脉弦滑。痰瘀互结,有形之物阻滞,脉络不利,故见裂孔因牵拉进一步扩大,中心凹视网膜神经上皮层全部缺失,色素上皮层暴露,玻璃体与黄斑粘连牵引,甚至黄斑与玻璃体完全分离;全身症状及舌脉均为痰瘀互结之候。

治法:化痰软坚,活血明目。

推荐方药:化坚二陈丸(《医宗金鉴》)加减。方药:陈皮、半夏、茯苓、僵蚕、川黄连、甘草等。裂孔直径大者,加浙贝母、鸡内金、皂角刺软坚散结,黄芪、白及益气生肌。

(二)专方治疗

1. 自拟补肾健脾基础方

阙冬梅等认为特发性黄斑裂孔的发病基础为脾肾亏虚,当以补肾健脾为基本大法进行辨证施治,自拟基础方:熟地黄 20 g,生山药 30 g,薏苡仁 18 g,楮实子 15 g,菟丝子 15 g,茺蔚子 18 g,枸杞子 15 g,车前子 15 g,生三七 6 g,龙眼 7 枚,黄芪 20 g,阿胶 12 g(另炖分冲),寒水石 8 g,白及 15 g。黄斑出血伴有气滞血瘀者加桃仁 8 g,红花 6 g,地龙 10 g,丹参 12 g;脾胃气虚者加党参 15 g;伴黄斑渗出者,加昆布 12 g,海藻 12 g,夏枯草 12 g;黄斑水肿者加薏苡仁 15 g,泽泻 15 g。每日 1 剂,水煎 2 服,30 天为 1 个疗程,连服 3 个疗程。阙冬梅等以为本病病机为脾肾亏虚,肾、脾二脏为先后天之本,年老体虚多责之肾与脾的虚损。本方用熟地黄、楮实子、菟丝子、枸杞子滋补肝肾,益精明目,茺蔚子、车前子助之;生三七补血活血;加寒水石则不惧其阴虚火旺之弊;重用生山药,是取其能补肺、补肾兼补脾胃之功。健脾增纳是旺盛自身生机的有效方法,安神是修复神经细胞的唯一手段。方中为了填孔,亦重用熟地黄、薏苡仁以填补真阴,修复神光。其中,黄芪益气生肌,善治气血不足,与阿胶配合,可增强益气补血的作用,对改善局部血液运行,可起到事半功倍之效。白及不仅用于生肌,又能促进病灶钙化,其性黏多脂,能促进局部组织愈合。白及是通过促使角质形成细胞更早更快地游走来实现其治疗创伤的功能的。治疗本病 28 例,28 例均未出现视网膜脱离,23 例黄斑裂孔闭合,部分黄斑留有色素;5 例黄斑裂孔较大者治疗 3 个疗程后仍未闭合,但裂孔边缘色素沉着明显,视力改善。

2. 五苓散合五子衍宗丸加减方

韦企平教授等认为本病的病机为脾虚湿困,兼有肝肾不足,治以健脾利湿、补益肝肾,再结合患者舌脉,方用五苓散合五子衍宗丸加减(生黄芪 30 g,炒白术 20 g,茯苓 15 g,猪苓 10 g,泽泻 10 g,浙贝母 15 g,皂角刺 10 g,生牡蛎 20 g,女贞子 15 g,五味子 15 g,楮实子 10 g,枸杞子 10 g),15 剂,水煎服,每日 1 剂,分 2 次服。患者服药后自觉视物较前明显好转,自行连续服用 1 个月,此后间断服用(每周 3 剂,隔日服)共服约 4 个月。复诊查右眼视力由 0.02 上升至 0.4,光学相干断层成像提示裂孔封闭。中医学认为,随着年龄的增长,人的脏器也日渐衰退,肾藏精为先天之本,肾精充足则髓生、耳聪目明;肾精随年龄渐亏,阴虚血少,则目暗。脾为后天之本,气血生化之源,脾胃虚弱,气血生化不足,津液输布无权,目失濡养,水湿上泛。方中运用生黄芪、炒白术、茯苓、猪苓、泽泻健脾祛湿,利水消肿;女贞子、五味子、楮实子、枸杞子补肾明目;浙贝母、皂角刺、生牡蛎软坚化痰,故而取得较好的疗效。

3. 济生肾气丸加减方

高建生等认为本病多责之脾、肾,脾肾亏虚,运化失司,固摄无权为本病病因病机,在治疗Ⅳ期黄斑裂孔时,以济生肾气丸为基础方加减补益脾肾[熟地黄 30 g,山茱萸 10 g,山药 10 g,牡丹皮 10 g,茯苓 10 g,泽泻 10 g,桂枝 10 g,牛膝 10 g,车前子 10g(包煎),骨碎补 10 g,皂角刺 10 g(后下),莪术 10 g,三棱 10 g,诃子 6 g],7 剂,水煎服,早晚分服。患者 3 个月后复诊患眼视力由 0.3 上升至 0.6,复查光学相干断层成像提示黄斑裂孔边缘已平复。以济生肾气丸为基础方加减,通补肺、脾、肾三脏,以治其本;配以骨碎补补肾壮骨;佐以酸涩之诃子敛肺涩肠,以固元气;皂角刺、莪术、三棱破血行血,以祛瘀散结。骨碎补一可助济生肾气丸补肾壮骨,二可助皂角刺、莪术、三棱通目络,三可助诃子涩肠止泻。高建生教授认为,在治疗Ⅳ期黄斑裂孔时,玻璃体虽已后脱离,但玻璃体引起的牵拉现象仍存在。中医学认为这是脉络瘀结所致,本方中皂角刺、莪术、三棱取其破血、祛瘀、散结之意,以解除黄斑的牵拉,使裂孔闭合。纵观全方,集健脾补气、温补肾阳、活血化瘀、收敛固涩于一体,标本兼治,故取得较好疗效。

(三) 针灸治疗

毫针方的主穴选新明 1(位于耳垂后皮肤皱褶之中点,相当于翳风穴前上 0.5 寸)、上睛明(睛明穴上 0.5 寸)、上天柱(天柱穴上 0.5 寸)。配穴选新明 2(眉梢上 1 寸旁开 0.5 寸)、风池、承泣、丝竹空、瞳子髎;穴位注射方选球后、太阳、肾俞、肝俞、光明;耳穴方选支点、肝、肾、眼、神门;皮肤针方选正光 1(眶上缘外 3/4 与内 1/4 交界处)、正光 2(眶上缘外 1/4 与内 3/4 交界处)。

对于黄斑的难治性眼病,张仁教授主张异病同治,对于病位病机均一致的眼底病总结出一个基本方,在辨证论治的基础上同中有变。其强调两点:一是讲究综合协调,所谓综合,就是采用多种针法如电针、水针、耳针及皮肤针之法和独特手法如捻转提插法、导气法、气至病所法等,"集中兵力进行攻坚";所谓协调,就是有机配合,如电针与水针是针药结合、电针与皮肤针是点面结合治疗,加用耳针是巩固和加强效果等。二是要"打持久战",即针刺治疗这类病症有一个相当长的过程,在治疗之初应当向患者说明要求其能坚持有规律地针灸治疗,一般以 3 个月为 1 个疗程,多需半年至一年以上的治疗。

(四) 中西结合治疗

廖华、唐玖鸿等将 20 例(20 只眼)特发性黄斑裂孔患者予行闭合式三通道微创 20G 常规玻璃体切除术+内界膜剥离+全氟丙烷手术治疗,术后给予除风益损汤加减:熟地黄 3 g,当归 3 g,白芍 3 g,川芎 3 g,藁本 2 g,前胡 2 g,防风 2 g,出血者加三七、墨旱莲等;视网膜水肿者加车前子、茯苓等。结果:术后 3 个月 18 例裂孔封闭良好,2 例裂孔未封闭。手术治疗的目的不仅在于解除玻璃体牵引,防止裂孔进一步扩大,还可以促进裂孔边缘解剖复位,保存和恢复视锥细胞的功能。加用中药除风益损汤加减可减少手术对组织的损伤及恢复视功能。

特发性黄斑裂孔属于眼科的疑难杂症,临证治疗时应将辨病和辨证相结合,眼病辨证和全身辨证相结合,充分发挥中医整体观念的优势,才能获得较好的疗效。

第五节　预防与护理

目前,尚无有效的方法预防特发性黄斑裂孔,建议在日常生活中做到以下几点。

(1) 注重用眼卫生,避免眼部感染。

(2) 避免熬夜,保障充足睡眠。

(3) 积极预防外伤。

(4) 少吃辛辣、刺激的食物,戒烟酒。

(5) 女性是黄斑裂孔的高发人群,女性应尤为注意,高危人群可定期眼科随诊。

(6) 预防心血管疾病,控制血脂,纠正可导致心血管疾病发生的高危因素,已有心血管疾病的患者,更应注意用眼卫生,眼科随诊,如自觉异常,立即就医。

参 考 文 献

鲍庆,邢怡桥,2016.特发性黄斑裂孔治疗及预后判断研究现状[J].中华眼底病杂志,32(5):549-553.

陈勇,刘向玲,宋子宣,等,2017.特发性黄斑裂孔 OCT 影像与术后早期视力恢复的相关性研究[J].眼科新进展,37(3):275-278.

付维,樊芳,贾志旸,2018.特发性黄斑裂孔诊治进展[J].眼科新进展,38(10):995-1000.

甘春兰,2016.内界膜剥除治疗特发性黄斑裂孔的研究进展[J].中华实验眼科杂志,34(3):280-283.

郭蕴颐,徐国兴,2017.不同染色剂在特发性黄斑裂孔手术中的应用[J].国际眼科杂志,17(10):1849-1851.

贺李娴,刘二华,2016.脉络膜厚度与特发性黄斑裂孔发病关系的研究进展[J].国际眼科杂志,16(7):1291-1294.

侯敏,2017.玻璃体切除术联合不同填充物治疗特发性黄斑裂孔的比较[J].国际眼科杂志,17(6):1119-1122.

黄叔仁,张晓峰,2016.眼底病诊断与治疗[M].北京:人民卫生出版社:294-305.

李清坚,张瑜,王志良,2018.特发性黄斑裂孔治疗进展[J].国际眼科杂志,18(2):255-258.

林秋蓉,高敏,刘海芸,2017.特发性黄斑裂孔患眼黄斑中心凹下脉络膜厚度及毛细血管血流面积的频域光相干断层扫描观察[J].中华眼底病杂志,33(4):396-399.

吕林,2017.认识特发性黄斑裂孔分类及治疗新趋势提升特发性黄斑裂孔诊断治疗水平[J].中华眼底病杂志,33(4):333-335.

彭娟,沙翔垠,文晔,等,2015.特发性黄斑裂孔内界膜的组织病理学特征及细胞成分研究[J].中华实验眼科杂志,33(10):915-918.

石兴东,胡博杰,2016.玻璃体切除术在治疗特发性黄斑裂孔中新进展[J].中国实用眼科杂志,34(8):777-779.

孙会兰,谢立科,郝晓风,等,2017.特发性黄斑裂孔的临床研究进展[J].国际眼科杂志,17(2):259-262.

王丽丽,马玲,柏茂仁,等,2018.脉络膜厚度与黄斑裂孔的相关性[J].国际眼科杂志,18(1):122-125.

魏文斌,杨丽红,2014.同仁荧光素眼底血管造影手册[M].北京:人民卫生出版社,225-228.

邢秋云,梁曦达,郁艳萍,等,2017.绝经后女性特发性黄斑裂孔患者血清雌二醇水平研究[J].转化医学电子杂志,4(8):17-19.

俞素勤,2012.简明OCT阅片手册[M].北京:人民卫生出版社:56-58.

张承芬,2010.眼底病学[M].2版.北京:人民卫生出版社:260-295.

朱远飞,赵铁英,2015.特发性黄斑裂孔治疗进展[J].中华眼底病杂志,(4):405-407.

第十章 特发性黄斑视网膜前膜

第一节 概　　述

视网膜前膜(epiretinal membrane，ERM)是指由于不同原因导致细胞在玻璃体与视网膜内界膜之间增生而形成的一层半透明无血管的纤维细胞膜，其中发生于黄斑的视网膜前膜称为黄斑视网膜前膜(macular epiretinal membrane，MEM)。根据不同病因可以将黄斑视网膜前膜分为特发性黄斑视网膜前膜和继发性黄斑视网膜前膜(macular secondary epiretinal membrane，sMEM)。无明确病因可循者称为特发性黄斑视网膜前膜，占绝大多数(>80%)；少数有明确发病原因，如孔源性视网膜脱离及其复位手术(如光凝、冷凝、电凝、术中或术后出血、术后葡萄膜炎症反应)、糖尿病视网膜病变、视网膜血管阻塞、脉络膜视网膜病变、玻璃体切除术后、眼部外伤的后遗症，称为继发性黄斑视网膜前膜。

特发性黄斑视网膜前膜早期为半透明薄膜，可无症状，其后随着纤维膜的增厚，膜的皱缩牵拉视网膜引起黄斑的皱褶、血管扭曲及牵引性黄斑水肿，从而导致视物变形、视力下降和复视等症状。特发性黄斑视网膜前膜多见于50岁以上的老年人，发病率随年龄的增长而上升，发病年龄呈现年轻化趋势。性别无明显差异，多为单眼发病，双眼发病率为10%~20%，相隔时间数月至数年不等。

中医学方面，文献中无与本病相对应的病名，但我们依据本病视物模糊、视物变形的临床表现，可将其归为"视瞻昏渺""视直为曲"范畴。"视瞻昏渺"始见于明代王肯堂编撰的《证治准绳·杂病·七窍门》，其曰："谓目内外别无证候，但自视昏渺蒙昧不清也……若人年五十以外而昏者，虽治不复光明，盖时犹月之过望。天真日衰，自然日渐光谢。"

第二节　流 行 病 学

特发性黄斑视网膜前膜是导致中老年人视力下降的一个重要原因，国外报道视网膜前膜发病率为7.6%~28.9%，其中4.1%~25.1%为黄斑视网膜前膜，而国内报道50岁以上人群中视网膜前膜发病率为7.3%，黄斑视网膜前膜占1.02%~5%。有研究报道特发性黄斑视网膜前膜与种族、糖尿病、高血脂、年龄、性别、吸烟、玻璃体后脱离和动脉粥样硬化有关，其中与年龄和玻璃体后脱离的相关性最大。

玻璃体后脱离在特发性黄斑视网膜前膜的发生率高达95%。此病的发病率在

5.5%~12.0%,大多数特发性黄斑视网膜前膜患者在50岁以后发病,随着年龄的增长,其发生率也随之增加,在70~79岁的人群中发病率可达11.6%~35.7%,发病年龄呈现年轻化的趋势。性别无明显差异,但患有高脂血症的患者出现黄斑视网膜前膜的概率比正常人高,多为单眼发病,双眼发病率为10%~20%,相隔时间数月至数年不等。

第三节 现代医学的认识

特发性黄斑视网膜前膜有两个主要组成,包括细胞外质结构(纤维蛋白、胶原纤维)和视网膜来源的细胞。视网膜来源的细胞有神经胶质细胞(Müller细胞、纤维性星形胶质细胞、小神经胶质细胞)、成纤维细胞、玻璃体细胞,其中神经胶质和玻璃体细胞(hyalocyte)是早期形成特发性黄斑视网膜前膜的主要细胞成分;晚期的黄斑视网膜前膜含有多种细胞形态,与胶原的合成有关。另外,有学者对手术切除的内界膜样品进行形态学分析,发现其中还含有色素上皮细胞及来自玻璃体后皮质的体细胞,均在形成特发性黄斑视网膜前膜中发挥了重要的作用。

一、发病机制

多种发病机制可以促进黄斑视网膜前膜的产生,其共同的途径是组织的损伤与继发性修复。随着年龄的增长,玻璃体超微结构发生改变,玻璃体在逐渐发生液化的过程中,水与胶原亦逐渐分离,导致玻璃体与视网膜黏附力逐渐降低,从而引起玻璃体后脱离,多数学者认为,玻璃体后脱离是黄斑视网膜前膜形成的主要原因。另外,视网膜血管疾病如视网膜静脉阻塞、视网膜静脉周围炎、增生性糖尿病视网膜病变、眼内炎症、眼球外伤和视网膜光凝术后等都可导致黄斑视网膜前膜的形成。

(一)玻璃体后脱离

1. 玻璃体后脱离引起视网膜内界膜损伤

在玻璃体后脱离过程中,来自其下方视网膜的胶质细胞和其他细胞可能通过内界膜缺损处,同时破坏局部血-眼屏障,从而移行至视网膜内表面进行增殖,形成黄斑视网膜前膜,这也是手术切除的内界膜样品中视网膜色素上皮细胞及神经胶质细胞存在的原因。

2. 异常的玻璃体后脱离

异常的玻璃体后脱离是指液化的玻璃体与视网膜粘连并弱化,导致玻璃体劈裂和玻璃体-视网膜牵引。玻璃体劈裂是指玻璃体后皮质层出现分裂,即有残余的玻璃体胶原纤维与内界膜内表面粘连。玻璃体-视网膜机械牵引诱导产生的生长因子刺激残留玻璃体细胞增殖。此外,残留的玻璃体透明细胞可促进细胞迁移和滞留,或与其他细胞交连并穿透完整的内界膜形成前膜。

(1)神经胶质细胞信号转导分子:参与的细胞因子主要有碱性成纤维细胞生长因子(basic fibroblast growth factor, bFGF)、神经生长因子(nerve growth factor, NGF)、转化生长因子β1(transforming growth factor - β1, TGF - β1)、转化生长因子β2(TGF - β2)和血管内皮生长因子等。bFGF支持神经元和神经胶质细胞的存活和成熟,并且可能在神经损伤后再生中发挥作用;神经生长因子的生物学效应是刺激成纤维细胞迁移,并分化为肌成纤维细胞引起 ERM 收缩;转化生长因子 β2 则刺激特定类型的神经胶质细胞或透明质体分化成肌成纤维细胞,诱导 ERM 收缩。

(2) 晚期糖基化终末产物(advanced glycation end product, AGE)的积累:这是一种年龄相关的现象,可诱导玻璃体的液化并促进玻璃体纤维的机械分解,参与玻璃体后脱离的形成。另外,糖基化终产物的积累可增加膜的硬度,有助于纤维化过程,并且晚期糖基化终末产物诱导视网膜 Müller 细胞中血管内皮生长因子和碱性成纤维细胞生长因子的产生,被认为参与促进视网膜上细胞增殖。

(3) 收缩功能:体细胞起源于异常的玻璃体后脱离残留下来的玻璃体后皮质,属于巨噬细胞家系,其具有分化形成肌成纤维细胞的潜能,引起特发性黄斑前膜(idiopathic epiretinal membrane, IERM)收缩;肌成纤维细胞可以储存纤维蛋白,也可以分泌收缩蛋白诱导细胞收缩,肌成纤维细胞的这些特性预示了晚期 IERM 的纤维膜具有收缩性能。随着纤维膜的收缩,牵拉视网膜,从而引起视网膜组织的病理改变及一系列临床症状。

(二) 细胞的迁移与增殖

细胞的迁移与增殖贯穿整个黄斑视网膜前膜的形成过程。一方面,视网膜内层的胶质细胞和色素上皮细胞通过破损处移行至视网膜表面进行转化增殖;另一方面,玻璃体后脱离后,玻璃体后皮质薄层及其中的玻璃体细胞残留于黄斑表面,其可被各种生长因子激活形成增殖膜。另外,随着病程的进展,细胞成分复杂化,各种细胞(神经胶质细胞、体细胞、色素上皮细胞、成纤维细胞和肌成纤维细胞)与细胞外成分(纤连蛋白、玻连蛋白、凝血酶敏感蛋白)相互交错组成纤维增殖膜。与此同时,随着年龄的增长,老年人的眼底发生退行性改变,视网膜本身的生物学屏障功能均减弱,有利于细胞的迁移和细胞外基质成分的渗透,并同时产生多种生长因子,刺激细胞的迁移和增殖。

二、临床表现

(一) 症状

本病主要症状是黄斑功能障碍,黄斑以外区域较少受影响。临床症状可以从无明显症状至严重视功能障碍,这主要取决于前膜部位、厚度、有无收缩,膜组织对黄斑牵引的程度、时间,视网膜血管的渗漏情况,视网膜水肿程度及是否出现囊样黄斑变性。早期可完全无症状,视力正常或接近正常。视物变形或模糊是最常见的症状。随着前膜的增厚和收缩,可出现不同程度的视力下降,视物变暗、变形和复视。

视力变化幅度很大,一般可从正常下降到 0.1 以下。位于黄斑中心凹以外的前膜对视力影响较小,黄斑视网膜前膜较薄时,视力下降不明显,甚至不受影响,或仅有轻度的视力下降、视物变形;前膜较厚或收缩严重时,视力明显下降,可伴有视物变形,当前膜收缩导致黄斑中心凹被牵引移位时可出现复视。特发性黄斑视网膜前膜的发展一般较为缓慢,近 70% 的病眼能在较长时间内保持 0.5 以上的中心视力,部分患眼因黄斑严重皱褶、水肿、裂孔形成等原因而下降至 0.1 或以下。前膜增厚视力下降的患者只占患者总数的 10% 左右,个别患者前膜可自行吸收、减退或完全消失。

(二) 临床分期

过去诊断特发性黄斑视网膜前膜主要依赖于临床眼底检查的结果,把特发性黄斑视网膜前膜分为早期玻璃纸样反光型和后期黄斑纤维增生型。Gass 于 1971 年提出的临床分期标准目前仍被沿用,其将特发性黄斑视网膜前膜分为三期:0 期为玻璃纸样膜,呈金箔样反光,薄而透明,视网膜内层不变形,组织结构正常;1 期为薄膜,表现为视网膜内层不规则皱缩,对视网膜产生切线方向的牵引,表现为黄斑有放射状细纹或邻近血管扭曲扩张;2 期为厚膜、色灰,其下血管不清,视网膜出现全层皱褶,血管重度迂曲变形,可伴有视网膜水肿,甚至局限性视网膜脱离。

国内学者根据病例进展过程及临床观察将黄斑视网膜前膜分为早、中、晚 3 期:早期黄斑视网膜前膜薄而透明,受累视网膜表面粗糙呈锡纸样不规则反光,黄斑小血管轻度迂曲;中期黄斑视网膜前膜增生进一步发展,以黄斑为中心,视网膜呈放射状皱缩,黄斑渐呈灰白色伴透明样反光,同时黄斑可有水肿及假性黄斑裂孔形成,黄斑小血管迂曲、僵硬,偶见小的出血灶;晚期黄斑视网膜前膜继续增生变厚,形成灰白色不规则不透明膜状或条索状,并可伴有固定皱褶及假性黄斑裂孔形成。

随着现代检查方法的不断进步、成像技术的不断改进及对黄斑视网膜前膜认识的不断完善,文峰等对 Gass 和 Machemer 的分期做出了总结与修正,提出分期见表 10-1。

表 10-1 特发性黄斑视网膜前膜分期

分期	检眼镜下改变	荧光素眼底血管造影检查所见
1	黄斑前有玻璃纸样或湿丝绸样反光	小血管正常或仅有轻度蛇行,拱环无改变
2	小血管迂曲或牵拉变直,或有放射状皱褶	拱环变形,小血管无渗漏
3	较显著的膜形成,小血管行径明显异常	小血管渗漏,膜染色或透见荧光(黄斑孔)

注:如有假性裂孔而其周围小血管无荧光渗漏者归入 2 期;有渗漏则纳入 3 期。

三、特殊检查

(一)检眼镜

(1)视网膜皱褶:前膜较薄时,仅可观察到一层薄薄的金箔样反光;前膜继续进展加重时,表现为以黄斑中心凹为中心的纤细的反射形条纹及被牵拉的视网膜皱褶。

(2)血管改变:可以观察到视网膜血管迂曲、拉直、不规则扩张。位于黄斑附近的小血管扩张,可伴有点状出血甚至黄斑水肿。颞侧血管弓被牵拉可发生黄斑无血管区缩小、黄斑中心凹移位等。严重者在玻璃体后脱离的作用下,牵拉前膜,可导致黄斑裂孔或局部视网膜脱离,眼底照相可见黄斑视网膜变白或者中心凹较周边红。

(3)黄斑假性裂孔:前膜有时在凹陷的中心周围形成一个边缘,黄斑中心凹与周围灰白色前膜的颜色形成对比,极易被误诊为黄斑裂孔。

(二)光学相干断层成像

光学相干断层成像检查可以直观地观察到黄斑视网膜前膜和视网膜神经上皮层的关系及视网膜内部结构的改变,同时还可测定黄斑视网膜前膜的厚度及范围。黄斑视网膜前膜在光学相干断层成像上表现为黄斑视网膜内表面线状的高反射信号条带,与视网膜内表面完全紧密粘连或分离,同时还可以观察到视网膜表面皱褶、视网膜增厚、黄斑水肿、黄斑假孔(看似板层裂孔但光感受器层完整)、黄斑裂孔、玻璃体-视网膜牵引等改变。特发性黄斑视网膜前膜可归纳为以下 4 种形态。

（1）黄斑视网膜前膜伴黄斑水肿：黄斑中心凹变浅或消失，神经上皮层下方为一暗区（水肿），或呈囊肿改变，视网膜内层可见高反光带。

（2）增生型黄斑视网膜前膜：黄斑中心凹厚度明显增加，神经上皮层间或神经上皮层下可有暗区，视网膜内层可见光带增强增宽的前膜，亦可见前膜呈簇状向玻璃体腔凸起。

（3）黄斑视网膜前膜引起黄斑假孔：黄斑中心凹厚度增加或正常，中心凹呈陡峭状改变，周围视网膜厚度增加，可见光带增强的前膜。

（4）黄斑视网膜前膜引起板层黄斑裂孔：黄斑中心凹神经上皮层部分缺失，孔的边缘锐利，孔的底部尚有部分神经组织残留，中心凹周围的视网膜内层可见反光增强的前膜。

光学相干断层成像成为黄斑视网膜前膜的诊断金标准已逐渐被认同。其相较于检眼镜、眼底照相和荧光素眼底血管造影等的优势在于，它们只能定性有无黄斑视网膜前膜的存在，而光学相干断层成像则不仅可以定性，还可以定量分析，同时不仅能准确鉴别黄斑视网膜前膜伴发的假性黄斑裂孔、全层黄斑裂孔和板层黄斑裂孔，同时能够鉴别黄斑视网膜前膜与其他疾病。更重要的是，通过光学相干断层成像我们可以根据黄斑视网膜前膜与黄斑组织的关系对手术难度及预后做出评估；在术后早期对黄斑中心凹曲线的恢复情况进行动态观察，为术后随访提供重要客观依据。因此，光学相干断层成像对于黄斑视网膜前膜的诊断、鉴别诊断、形成发展、术前评估、手术疗效评估、术后随访都具有重要作用。

（三）荧光素眼底血管造影

对于黄斑视网膜前膜的患者进行造影的主要目的在于一方面可以明确病因，判断为特发性或是继发性，如为继发性黄斑视网膜前膜，则需进一步明确及治疗原发病；另一方面可以明确黄斑视网膜前膜造成的局部荧光素渗漏状态，进行玻璃体切除黄斑前膜剥除术的术前评估。特发性黄斑视网膜前膜的临床分期不同，在荧光素眼底血管造影上的表现也有所不同：临床上无症状的黄斑视网膜前膜，荧光素眼底血管造影可以表现正常，随着病情发展，早期可以表现为眼底后极部颞侧上下血管弓靠拢，黄斑无血管区垂直径缩小，血管可发生移位。病情进展者黄斑附近血管扭曲、扩张并向前膜收缩，黄斑中心移位，较重者小血管受到牵拉而出现荧光素渗漏，在膜收缩中心可出现无灌注区，严重者在造影后期出现黄斑囊样水肿。玻璃体切除黄斑前膜剥除术前出现的渗漏和黄斑水肿，提示视网膜血管系统因牵拉可能已造成永久性的功能改变，并会继续引起术后的视力障碍，因而术后视力恢复不佳。随着光学相干断层成像的发展，荧光素眼底血管造影在临床上较少用于诊断特发性黄斑视网膜前膜。

（四）多焦视网膜电图

多焦视网膜电图是一种多刺激的视网膜电图，其可以同时刺激视网膜上多个小区域，其各波振幅密度与视网膜感光细胞的分布密度相同，能够精确、快速、直观地显示对应的各个小区域的视网膜电图特性，甚至能敏感地发现后极部30°区域的微小功能变化，从而反映视网膜各部位的视功能，是临床上评价视觉功能障碍的常用方法。在黄斑视网膜前膜患者中，多焦视网膜电图可表现为中心峰下降，1、2环P1波幅明显降低，提示黄斑中心凹及旁中心凹反应密度下降，视功能受到影响。多焦视网膜电图还可以应用于客观评价手术后黄斑视功能的恢复状况。

（五）视野检查

特发性黄斑视网膜前膜早期可无明显变化，随着病情进展，可表现为光敏度不同程度的下降，中心视野有虚性相对性暗点。临床上我们可以通过光敏度和光阈值的波动，对黄斑视网膜前膜的病程进展和手术效果进行视功能评价。

（六）对比敏感度

对比敏感度（contrast sensitivity，CS）是指在明暗对比变化下，人的视觉系统对不同空间频率的正弦光栅视标的识别能力。许多眼病早期在其他视功能尚未出现改变之前即可表现为对比敏感度异常；也有的眼病恢复后视力已达到正常，然而对比敏感度值仍低于对侧眼。因此可认为它是比视力更敏感的指标。特发性黄斑视网膜前膜伴随视力下降，会出现对比敏感度的下降，视力的下降程度直接影响到对比值的高低。部分患眼视力虽与健眼的视力相当，但其对比敏感度数值已较健眼下降，随着病情进展，视力受损严重可表现为全频区的对比敏感度下降。因此对比敏感度检查对于特发性黄斑视网膜前膜的早期发现具有重要临床意义。

多焦视网膜电图、视野检查、对比敏感度可以发现早期黄斑功能的异常，但不能用于诊断黄斑视网膜前膜；检眼镜及荧光素眼底血管造影只能平面观察黄斑的形态，而光学相干断层成像则能够直观地观察视网膜内十层的结构，故其已成为诊断黄斑视网膜前膜的主要工具。

四、鉴别诊断

（一）玻璃体黄斑牵引综合征

脱离的玻璃体呈圆锥形，顶部粘连于黄斑中央，早期可有黄斑皱褶、假孔形成、黄斑水肿，持续牵拉可引起黄斑中央塔形隆起，严重者可致黄斑脱离、黄斑囊肿，偶有黄斑裂孔形成。光学相干断层成像检查显示玻璃体后脱离，后皮质呈两条高反光带粘连于黄斑，黄斑隆起。

（二）黄斑裂孔

当黄斑视网膜前膜出现假孔时需与黄斑裂孔鉴别，后者为黄斑中心凹全层视网膜组织裂开或缺损。

（三）继发性黄斑视网膜前膜

（1）发育型黄斑视网膜前膜，是指40岁以下的相对正常眼，多无症状。

（2）发生于眼外伤或眼部手术后，见于眼球穿通伤、钝挫伤。

（3）由于玻璃体切割或巩膜外加压术后，裂孔边缘卷曲、皱褶，玻璃样积血，玻璃体脱出等诱发因素，此类膜多较厚且致密，视力受损严重。此外，白内障术后也较易发生黄斑视网膜前膜。

（4）伴有其他眼病，如视网膜静脉阻塞、糖尿病视网膜病变、眼内炎症、视网膜血管瘤、视网膜色素变性等疾病。

继发性黄斑视网膜前膜患者有明确的病因，年龄相对较轻，视力较差，黄斑水肿，尤其是囊样黄斑水肿明显。

五、治疗原则

特发性黄斑视网膜前膜的治疗主要包括随访观察、药物治疗和手术治疗。

对于无症状或者视力轻度下降、轻微视物变形的早期前膜，一般无须治疗或药物治疗。对于少数青年患者或无玻璃体后脱离的患者，其虽有症状，我们仍可以观察随访。有文献报道年轻人的黄斑视网膜前膜可以自行分离消失，发生率为3%。这可能是因为玻璃体发生后脱离对前膜的拉力大于前膜与内界膜的黏附力，使前膜与内界膜分离，从而视功能恢复。

对于明显视力下降及视物变形，或有复视的晚期前膜（上述的 3 期病例），则考虑手术治疗。

本病大多数病例能够维持长期而稳定的较好视力，预后较佳。

六、治疗方法

（一）药物治疗

本病目前尚无特效药物治疗。轻者可以口服维生素 B_1、维生素 C 等辅助治疗，也可以以激素类、非类固醇抗炎剂、抗代谢药物为主，以抑制细胞增殖、减少血-视网膜屏障的损害、阻断或破坏催化剂与质膜表面受体结合、改变细胞的生理功能使其不与趋化因子反应。早期膜主要抑制细胞骨架系统的功能，破坏细胞内的骨架系统。晚期膜的主要成分为胶原纤维，主要以手术治疗为主，药物只作为手术的辅助并减少术后复发。

近年来因大量学者认为玻璃体后脱离是黄斑视网膜前膜形成的关键，大量的玻璃体溶解药物出现，如纤溶酶、胶原酶、透明质酸酶、纳豆激酶、尿激酶、分散酶（dispase）、枯草杆菌蛋白酶等，因这些溶解药物各有相应的毒副作用，且单独使用难以达到治疗效果，临床上可以考虑联合用药，不但可以达到降低药物毒性作用的目的，而且可以达到治疗效果。但玻璃体溶解药物治疗仍然缺乏大量的临床随访研究，长期疗效有待于进一步研究。

人眼存在天然的保护屏障，眼外用药可能无法达到治疗效果，可以采用玻璃体腔内注射药物的方法，使药物直接接触前膜。

（二）手术治疗

特发性黄斑视网膜前膜的药物治疗效果不明显，目前临床上普遍认为玻璃体切除联合黄斑视网膜前膜剥离术仍为治疗特发性黄斑视网膜前膜最有效的手段。术后消除了玻璃体对黄斑中心凹的牵引，使黄斑皱褶趋向水平，70%～80%病例的视力有所改善（视力表提高两行以上），术后视力提高的程度也与手术时机有关，然而采取手术的时机至今仍无统一标准。手术过早，增殖膜尚未成熟，手术中难以明确辨认，剥离时易断易碎，造成术后前膜残留；手术过晚，增殖膜牵引黄斑可致黄斑水肿或黄斑移位、血管移位甚至视网膜脱离，严重影响术后视功能的恢复。因此，选择合适的时机能够提高手术的成功率。目前，术中剥离前膜是否同时剥离内界膜一直存在争议。相关研究报道，单纯剥离前膜和剥离前膜+内界膜对于术后视力改善虽无显著差异，但剥离前膜+内界膜可以达到解剖复位的效果，降低黄斑视网膜前膜的术后复发率。这是因为剥离内界膜不但剥除了所有在视网膜上产生胶原的细胞，消除了增殖细胞的支架，而且还可以确保前膜完全被剥除,所有被黄斑视网膜前膜粘连牵拉而形成皱褶的视网膜被释放,黄斑视网膜前膜的复发源为未剥除的内界膜上残留的前膜成分。但需要指出的是,剥离内界膜会造成黄斑结构的破坏。对于特发性黄斑视网膜前膜伴有黄斑水肿的患者,同时剥离前膜+内界膜疗效是确切的。

针对黄斑视网膜前膜引起的黄斑水肿或者剥除内界膜时引起的黄斑水肿,术中一般会采取玻璃体腔注射曲安奈德或者抗血管内皮生长因子药物,不但可以使黄斑水肿消退,帮助黄斑形态的恢复,还可以降低黄斑视网膜前膜的复发率,但对视功能没有明显改善。

黄斑视网膜前膜手术治疗虽然比较安全,但仍存在并发症。术后短时间的并发症有角膜水肿、眼压增高、医源性视网膜裂孔、视网膜出血、眼内炎、黄斑光损伤等,长期可能发生的并发症有白内障、黄斑视网膜前膜复发、视网膜脱离、色素上皮层变性、人工晶体脱位等。其中最主要的并发症是白内障,一般在术后半年左右发生,发生率为34%~68%。术后另一常见并发症为黄斑视网膜前膜复发,术后复发率为2.8%。

第四节　中医学的认识

一、中医病名

中医学文献中无与本病相对应的病名,我们根据患者的自觉症状与临床表现,可将其归为"视瞻昏渺"范畴。该病始见于明代王肯堂编撰的《证治准绳·杂病·七窍门》,其曰:"谓目内外别无证候,但自视昏渺蒙昧不清也……若人年五十以外而昏者,虽治不复光明,盖时犹月之过望。天真日衰,自然日渐光谢。"此处指出该病外眼无异常,而视力减退,以致视物模糊不清,多发生于50岁以上的中老年人。本病还可出现"视直为曲""视小为大""视一为二"等症状,这与该病引起黄斑水肿、黄斑被牵引移位有关。

二、病因病机

《证治准绳·杂病·七窍门》中对其病因病机的记载为"有神劳、有血少、有元气弱、有元精亏而昏渺者",由于古代受到检查手段的限制,古人尚不能将不同眼底病变从视瞻昏渺中区分开来。现代中医眼科结合临床可将病机归纳如下。

(1)饮食不节,脾胃虚弱,脾失健运,不能运化水湿,积聚成痰,水湿停滞,上犯目窍。

(2)情志内伤,肝失疏泄,肝气犯脾,脾失健运,气机阻滞,血行不畅为瘀,津液凝聚成痰,痰瘀互结,遮蔽神光则视物不清。

(3)年老体弱,肝肾不足,精血两亏,目失所养。

三、中医治疗

现代医学缺乏治疗黄斑视网膜前膜的有效药物,采取手术治疗需掌握好适应证。对初期黄斑视网膜前膜患者或未达到手术指征或对手术恐惧者来说,应用中医药治疗不失为一种可能有效的治疗干预手段,也为黄斑视网膜前膜的治疗方法提供了可选择手段。

（一）辨证论治

1. 湿浊上犯证

临床表现：视力下降，视物变形或变小，眼底可见反光晕轮明显，黄斑水肿，中心凹光反射减弱或消失；胸闷，纳呆呕恶，大便稀溏；舌苔滑腻，脉濡或滑。

治法：利水化湿（脾失健运，水湿上犯于目，故见视物变形模糊；纳呆便溏等全身症状及舌脉均为脾失健运、湿浊上犯之候）。

推荐方药：三仁汤（《温病条辨》）或参苓白术散（《太平惠民和剂局方》）加减。方药：杏仁、半夏、飞滑石、生薏苡仁、白通草、白蔻仁、竹叶、厚朴等；或白扁豆、白术、茯苓、甘草等。黄斑水肿明显者，宜加车前子、琥珀末以利水化痰；纳呆便溏者，加白术、山药、芡实以健脾除湿；失眠多梦者可用温胆汤加减。

2. 痰瘀互结证

临床表现：视力下降，视物变形，或有复视，眼底可见黄斑呈灰白色伴透明样反光，以黄斑为中心视网膜呈放射状皱缩，黄斑周围视网膜血管迂曲、拉直、不规则扩张，偶见小的出血灶；颞侧血管弓被牵拉可发生黄斑无血管区缩小、黄斑中心凹移位；伴见疲倦乏力，纳食呆钝；舌淡，苔薄白腻，脉弦滑。

治法：化痰软坚，活血明目（肝气郁结，气滞血瘀，瘀血阻滞，木郁土壅，脾失健运，水湿不化，聚湿成痰，痰瘀互结，故可见眼底视网膜皱缩，黄斑周围血管迂曲、拉直、不规则扩张，偶见小的出血灶，黄斑无血管区缩小、黄斑中心凹移位。全身症状及舌脉为痰瘀互结之候）。

推荐方药：化坚二陈丸（《医宗金鉴》）加减。方药：陈皮、半夏、茯苓、僵蚕、黄连、甘草等。常用丹参、川芎、牛膝等活血通络；视网膜皱缩严重者，可加用浙贝母、鸡内金软坚散结。

3. 肝肾两虚证

临床表现：视力下降，视物变形，眼底黄斑可见灰白色不规则不透明膜状或条索状，其下血管不清，血管重度迂曲变形，可伴有固定皱褶及假性裂孔形成。常伴有头晕失眠或面白肢冷，精神倦怠，腰膝无力；舌淡红，苔薄白，脉沉细无力。

治法：补益肝肾（肝肾两虚，精亏血少，故眼底黄斑可见灰白色不规则不透明膜状或条索状，其下血管不清，血管重度迂曲变形，可伴有固定皱褶及假性裂孔形成；全身症状及舌脉均为肝肾两虚之候）。

推荐方药：四物五子丸（《普济方》）加减。方药：菟丝子、地肤子、枸杞子、覆盆子、车前子、酸枣仁、薏苡仁、柏子仁、鹿茸、肉苁蓉、当归、熟地黄、沉香、茯苓、川芎、白芍等。

（二）专方治疗

1. 驻景丸

高君等认为早期特发性黄斑视网膜前膜患者的病机特点为肝脾肾虚为本，选用驻景丸加减［楮实子12 g，菟丝子12 g，车前子10 g，枸杞子15 g，茺蔚子12 g，生地黄12 g，五味子10 g，当归10 g，三七3 g（打粉）］进行干预。兼有气郁者加丹栀逍遥散（牡丹皮、栀子、柴胡、白芍、白术、茯苓、甘草等）疏肝解郁，养血健脾；兼有脾虚者加参苓白术散（党参、茯苓、白术、山药、白扁豆、薏苡仁、莲子、砂仁、桔梗、甘草等）。驻景丸方中楮实子补肾清肝，明目利尿；菟丝子入肝、肾经，补肾固精，养肝明目，既补肾阳又补肾阴；茺蔚子补肝肾,通血脉,养阴明目;五味子益气生津,补虚明目,敛耗散而助金水;车前子入肝、肾、肺经,利水通淋,清热明目;枸杞子滋补肝肾,益精明目;生地黄凉血清热,滋阴补肾;当归和气血,益肝脾;三七活血而通利血脉。全方补益肝肾,清热明目,补而不腻。其治疗本病30例,治疗后患者最佳矫正视力、黄斑中心10°区域视网膜平均光敏感度均较治疗前明显改善($P<0.05$)。

2. 固本明目散

陈丽等认为早期特发性黄斑视网膜前膜病机为脾肾阳虚,采取温补法治疗本病,温肾补脾,养血活血,方用自拟固本明目散(山药12 g,山茱萸9 g,枸杞子12 g,菟丝子12 g,当归9 g,肉桂12 g,生地黄12 g,牡丹皮9 g,菊花10 g,甘草3 g)。肾为先天之本,水火之脏,元气之所聚,依中医五轮学说,瞳神属肾,黄斑属广义之瞳神,故黄斑退行性变与肾元关系密切;脾为后天之本,黄斑位于视衣中,其色黄属脾,故黄斑病变亦与脾土有关;肝开窍于目,上连目系,肝血盛衰亦影响黄斑功能。方中肉桂是温补肾阳之君药,培补肾中元阳,须"阴中求阳",臣以生地黄、山茱萸、枸杞子、山药滋阴益肾,养肝补脾,佐以菟丝子温肾补脾,养肝明目,当归养血活血,与补肾之品相配,以补养精血。诸药合用以温补脾肾为主,肝脾肾阴阳兼顾。牡丹皮清泻肝火,与温补药相配,意于补中寓泻,以使补而不腻。菊花平肝明目,甘草调和诸药。诸药配伍,共奏温阳益肾,养肝补脾,养血活血之功。其治疗本病21例21只眼,治疗后患者各阶段视力均有提高,说明中医温补法对于早期干预治疗特发性黄斑视网膜前膜临床有效。

3. 蜕膜汤

王玉斌等认为本病病机为肝肾亏虚,精血不足,目失濡养,或者气血亏虚,以致目昏不明或脾胃亏虚,脾失健运,不能运化水湿,水湿停滞,积聚成痰,上犯目窍而发本病,当予行气活血、滋补肝肾、活血通络、消瘀散结的治法,予中药自拟方蜕膜汤(葛根50 g,黄芪30 g,枸杞子20 g,黄芩20 g,鸡内金20 g,焦山楂20 g,当归10 g,鸡血藤20 g,甘草5 g)口服。本方重用葛根为君药。葛根功效为解肌退热、透发麻疹、生津止渴、升阳止泻。现代医学研究发现,葛根对于改善眼底血液循环,提高氧气供应,疗效确切,也对应黄斑视网膜前膜的发病机制,为方中君药。黄芪、枸杞子、当归、鸡血藤为臣药。黄芪为补气要药,补气升阳,利水消肿;当归补血活血调经,舒筋活络;枸杞子功效补肝肾,明目,合用补益气血,滋补肝肾。鸡内金、焦山楂、陈皮为佐药。鸡内金消食健脾,同时还有通淋化石、消瘀散结的作用;山楂行气散瘀;陈皮理气化痰。甘草调和诸药。因甘草和陈皮都归于脾经,眼底黄斑的中医辨证也属于脾胃,因此同陈皮共为引经药。黄斑视网膜前膜是眼内有形之物,因此与中医学"癥瘕""积聚"有着类似的表现、病因和病机,无外乎瘀血阻滞,痰浊上犯。方中当归、鸡血藤既能补血,又能活血,助君药葛根可改善眼底视网膜的血液循环;鸡内金、焦山楂、陈皮同为佐使药,既可消瘀散结,又可化痰散结,可以从本质上改善气血,在调补肝肾的基础上,针对黄斑视网膜前膜的标进行散结消瘀的治疗,从而起到标本兼治的效果。其治疗本病13例14只眼(2年纯中药治疗),从视力疗效上看,显效1只,有效8只,无效5只,总有效率为64.2%;从黄斑视网膜前膜改变的情况看,显效3只,有效4只,无效7只,总有效率为50%。

(三)针灸治疗

张仁等治疗特发性黄斑视网膜前膜取主穴:新明1、上精明、上天柱;配穴:新明2、风池、承泣、丝竹空、瞳子髎。操作：主穴每次必取，配穴轮用。球后穴使用甲钴胺穴位注射，瞳子髎、肝俞和肾俞使用复方樟柳碱穴位注射。张仁在难治性眼病的治则上强调异病同治，其中包括异病同方。黄斑病变属于难治性眼底病，在针刺治疗时，张仁强调两点：一是讲究综合协调，所谓综合，就是采用多种针法如电针、水针、耳针及皮肤针之法和独特手法如捻转提插法、导气法、气至病所法等，集中兵力进行攻坚；所谓协调，就是有机配合，如电针与水针是针药结合、电针与皮肤针是点面治疗结合、加用耳针是巩固和加强效果等。二是要打持久战，即针刺治疗这类疾病有一个相当长的过程，在治疗之初应当向患者说明要求其能坚持有规律的针灸治疗，一般以3个月为1个疗程。多需半年至一年以上治疗。

(四) 中西结合治疗

秦伟等将28例特发性黄斑视网膜前膜伴黄斑水肿患者随机分为治疗组和对照组。对照组予以标准的经睫状体平坦部的三通道玻璃体切除+黄斑视网膜前膜剥离+内界膜剥离+惰性气体(C_3F_8)填充术。治疗组在对照组的基础上，以健脾利湿之法进行干预，术后第一天开始口服参苓白术散加味方(党参15 g，茯苓10 g，白术10 g，莲子10 g，薏苡仁15 g，砂仁10 g，白扁豆10 g，桔梗10 g，怀山药10 g，甘草5 g)。加味法：湿重纳呆加陈皮10 g；有热象加黄连5 g；气虚加黄芪10 g；气滞加柴胡10 g；肾精亏虚加女贞子、桑寄生各10 g；肾阳亏虚加熟附子、肉桂各5 g。每日1剂，水煎分2次温服。4周为1个疗程，治疗2个疗程。结果：两组患者术后4周、术后8周时视力均较术前明显提高，有统计学意义($P<0.01$)；术后4周时治疗组黄斑中心凹厚度较术前明显减少，有统计学意义($P<0.01$)，对照组黄斑中心凹厚度与术前比较有减少趋势，但无统计学意义($P>0.05$)。两组相比，治疗组低于对照组，有统计学意义($P<0.05$)；术后8周时，两组患者黄斑中心凹厚度较术前均明显减少，有统计学意义($P<0.01$)，两组间比较无统计学意义($P>0.05$)。

第五节　预防与护理

预防黄斑视网膜前膜可平日多食用对眼睛有益的食物，如富含维生素C、维生素E、叶黄素、玉米黄素的食物，也可多摄入一些高纤维素及新鲜的蔬菜和水果；营养均衡，摄入蛋白质、糖、脂肪、维生素、微量元素和膳食纤维等必需的营养素，荤素搭配，做到食物品种多元化。

此外，控制好血脂、血糖等，能防止玻璃体液化，对预防黄斑视网膜前膜同样有效；建议日常强光下要佩戴遮光眼镜，平时生活少用电子产品。

参考文献

陈丽,冉起,冯驰,2016.中医温补法对早期特发性黄斑前膜的干预研究[J].临床医学研究与实践,1(12)：98－100.

陈丽,冉起,冯驰,2017.温补并用对早期特发性黄斑前膜的视觉质量的影响[J].国际眼科杂志,17(7)：1297－1299.

杭伟奇,张贤梅,秦大军,等,2017.针药并用治疗早期特发性黄斑前膜1例[J].中国中医眼科杂志,27(6):405,406.

黄叔仁,张晓峰,2016.眼底病诊断与治疗[M].北京:人民卫生出版社:294-305.

李善雨,2013.特发性黄斑前膜的诊断与治疗进展[J].中国实用眼科杂志,31(12):1511-1514.

凌娅娅,2013.视网膜内界膜剥除术联合中药治疗特发性黄斑前膜伴黄斑水肿患者的临床研究和护理[J].中医临床研究,(9):103-105.

秦伟,王雪菁,陈一兵,等,2012.视网膜内界膜剥除术联合中药治疗特发性黄斑前膜伴黄斑水肿14例临床研究[J].江苏中医药,44(4):27,28.

宋殊琪,侯豹可,姚毅,2014.特发性黄斑前膜诊断和手术治疗的进展[J].中华眼外伤职业眼病杂志,36(9):717-720.

孙刚,孙艳,朱艳,等,2014.特发性黄斑前膜形态学特征与最佳矫正视力关系的相关性研究[A].山东省第十八次眼科学学术会议论文汇编[C].济南:山东省第十八次眼科学学术会议:154.

田恬,赵培泉,2015.青少年儿童黄斑前膜与成人黄斑前膜的比较[J].中华眼底病杂志,31(5):512-515.

王旌,童晓维,罗勤,2014.不同类型特发性黄斑前膜患者中黄斑中心凹厚度与视敏度关系[A].第十四届国际眼科学和国际视光学学术会议暨第三届国际角膜塑形学术大会论文集[C].上海:第十四届国际眼科学和国际视光学学术会议暨第三届国际角膜塑形学术大会:259.

魏文斌,杨丽红,2014.同仁荧光素眼底血管造影手册[M].北京:人民卫生出版社:225-228.

俞素勤,2012.简明OCT阅片手册[M].北京:人民卫生出版社:56-58.

张承芬,2010.眼底病学[M].2版.北京:人民卫生出版社:260-295.

第十一章　糖尿病视网膜病变

第一节　概　述

糖尿病视网膜病变是糖尿病后期的严重并发症之一,是糖尿病导致的全身微血管损害在视网膜上的体现,是一种影响视力甚至致盲的慢性进行性眼病,一般情况下双眼同时发病,且双眼病情处于同一程度,主要特征表现为不可逆性的中心视力下降或丧失。糖尿病视网膜病变引起的视力丧失可能继发于黄斑水肿(累及黄斑的视网膜增厚和水肿)、新生血管出血、视网膜脱离或新生血管性青光眼。

糖尿病视网膜病变属于中医学"消渴内障"的范畴,古人对本病早有认识,《黄帝素问宣明论方·消渴总论》中指出,消渴一证可"变为雀目,或内障",其认为精血亏损是糖尿病致盲的主要病机。随着糖尿病性视网膜病变的病程进展,还可出现视物模糊,眼前黑影飘动,视物变形等症状,根据这些临床症状国内学者还将其分属于"视瞻昏渺""云雾移睛""暴盲"及"血灌瞳神"等内障眼病的范畴。

第二节　流行病学

一、人口学

糖尿病视网膜病变现已成为发达国家成年人首要的致盲眼病。在美国,40 岁以上糖尿病患者人群中糖尿病视网膜病变的患病率为 40.3%,其中 15 年病程以上的 1 型和 2 型糖尿病患者中,糖尿病视网膜病变患病率分别为 98% 和 78%。而在我国,糖尿病视网膜病变在糖尿病患者群体中的患病率较欧美等发达国家偏低,为 24.7%~37.5%,其中 1 型和 2 型糖尿病的致盲率分别为 3.6% 和 1.6%,是我国处于工作年龄人群中第一位不可逆性致盲眼病。其视力损害的主要原因是糖尿病黄斑水肿和增生性糖尿病视网膜病变,发生率分别为 23% 和 14%。此外,中国糖尿病视网膜病变患病率存在区域性差异,农村高于城市,北方高于南方。双眼同时发病,一般情况下病情程度相等,也可一眼病情稍重,75% 的患者双眼病变处于同一程度。

二、危险因素

糖尿病视网膜病变的患病率随糖尿病的病程延长而增加。

其他危险因素包括血糖水平长期偏高(根据糖化血红蛋白水平衡量)、糖尿病的类型(1 型比 2 型更危险),以及有无高血压、吸烟、肾病、血脂异常和妊娠等相关状况。另外,肾病、周围神经病变、吸烟、饮酒、肥胖等也可加重糖尿病视网膜病变。

第三节 现代医学的认识

一、发病机制

糖尿病视网膜病变的发病机制是多因素的,但主要是由慢性高血糖的代谢影响所致,其导致血管改变并随后发生视网膜损伤和缺血。晚期的视网膜病变,包括视网膜缺血情况下的血管增生性改变和新生血管形成,可能由其他机制介导,如炎症过程中释放的血管活性物质的作用。糖尿病视网膜病变发病机制阐述尚不清楚,主要有以下几种学说。

(一)慢性高血糖

慢性高血糖被认为是糖尿病视网膜病变的基本先决条件。支持该假设的证据来自糖尿病控制与并发症试验(diabetes control and complications trial, DCCT)。该试验发现,可使平均糖化血红蛋白值达到7.9%的强化胰岛素疗法与常规疗法相比,降低新发视网膜病变发病率的幅度多达76%。发病率的降低与血糖控制程度(根据糖化血红蛋白值估计,常规疗法时平均糖化血红蛋白约为9.9%)直接相关;在糖化血红蛋白值低于7%的患者中,进展性视网膜病变不常见。英国糖尿病前瞻性研究(United Kingdom Prospective Diabetes Study, UKPDS)在2型糖尿病患者中发现了类似结果:糖化血红蛋白每降低1%,则视网膜病变发生率降低37%。

(二)微血栓形成

一直以来人们就怀疑糖尿病患者会有视网膜微血栓形成(基于糖尿病动物模型),一项尸检研究也证实了微血栓的存在。糖尿病患者早期毛细血管内皮细胞产生的凝血Ⅷ因子增多,其能促进微血栓形成。研究表明,糖尿病动物血管壁生成的前列环素(prostacyclin)减少,糖尿病患者血液循环中前列环素减少。前列环素是由内皮细胞产生的强血管扩张剂,能阻止血小板的聚集及血小板的依附。糖尿病患者血液中纤溶酶原激活物减少,纤溶过程异常,血小板功能异常,从而形成微血栓。

微血栓形成可导致视网膜毛细血管闭塞及毛细血管渗漏。白细胞与视网膜血管内皮的黏附增加是临床能检测到的糖尿病视网膜病变发作之前在视网膜观察到的最早期改变之一,其也许与血管通透性增高有关。内皮完整性的缺失可引起视网膜缺血,随后引起生长因子(如胰岛素样生长因子-1)、血小板衍生生长因子(platelet-derived growth factor, PDGF)、成纤维细胞生长因子(fibroblast growth factor, FGF)及血管内皮生长因子的释放。

(三)生长因子合成和释放失调

1. 胰岛素样生长因子

胰岛素样生长因子可由体内大多数组织产生,在细胞生长、分化和变形中起重要的作用。增生性糖尿病视网膜病变患者玻璃体和血清中胰岛素样生长因子-1水平明显增高。近年来,对于生长激素和胰岛素样生长因子轴在视网膜病变中的作用机制的研究逐渐增多,目前胰岛素样生长因子-1在糖尿病视网膜病变中的确切机制仍未明确,但有临床研究证实,降低体内血清胰岛素样生长因子-1 的水平是治疗早期糖尿病视网膜病变的有效方法。

2. 血管内皮生长因子

血管内皮生长因子是在视网膜缺血时产生的一种可溶性的血管生长因子,可特异性地作用于血管内皮细胞的生长因子受体,对血管再生和血管渗透性增加起到重要作用。视网膜缺血加重时,视网膜色素上皮细胞、神经节细胞合成和分泌血管内皮生长因子增加,使玻璃体血管内皮生长因子含量增加。研究发现,血管内皮生长因子含量的增加促进了视网膜新生血管的生长,从而加重了增生性糖尿病视网膜病变的进展。通过激光治疗,可以降低糖尿病视网膜病变患者血管内皮生长因子水平。动物实验表明阻断血管内皮生长因子可以预防小鼠的增生性糖尿病视网膜病变的进展。

3. 转化生长因子-β

转化生长因子-β 主要由 T 细胞产生,是细胞增殖分化的重要调节因子,可从外周循环招募、活化单核细胞,促进单核细胞参与血管生成,在伤口愈合、肿瘤生长及炎症中发挥着重要作用。研究表明,检测牛视网膜血管细胞在转化生长因子-β 刺激下引起的信号转导,提示转化生长因子-β 通过与视网膜血管细胞,尤其是周细胞上转化生长因子-β 受体结合引起毛细血管基底膜增厚,从而在临床前期糖尿病视网膜病变中发挥作用。

(四)碳酸酐酶

与不伴视网膜病变的糖尿病患者及非糖尿病患者相比,增生性糖尿病视网膜病变患者的玻璃体中碳酸酐酶浓度升高。此外,玻璃体内碳酸酐酶注射剂可通过 pH 介导的缓激肽(一种血管活性物质)的活化而提高视网膜血管渗透性,其效果与血管内皮生长因子相当。而且,同时注射碳酸酐酶及血管内皮生长因子对提高血管渗透性起到了加和作用。因此,碳酸酐酶似乎在增生性糖尿病视网膜病变视网膜血管渗透性中起主要作用,也许会成为以后治疗的靶标。

(五)自由基损伤和脂类过氧化学说

自由基是具有强化学反应的离子基因,能引起蛋白质氧化和超氧化。通常检查脂类过氧化物含量可推测自由基的活性。糖尿病患者尤其合并微血管病变者,血中脂类过氧化物含量增高。自由基和脂类氧化物可能对血管内皮细胞有直接毒性。过氧化物还能激活环氧化酶,促使前列腺素合成,抑制前列环素合成。人体内新陈代谢过程中不断产生自由基,并很快被抗氧化物质清除,如谷胱甘肽、维生素 C 等。但糖尿病患者抗氧化物减少。

(六)炎症学说

最近许多研究提示,局部的炎症反应在糖尿病视网膜病变的发病过程中起到重要的作用,但糖尿病视网膜病变的炎症并不像葡萄膜炎等产生显著的炎症反应。这与很早人们就观察到的使用阿司匹林等抗炎药物治疗风湿病患者罹患糖尿病视网膜病变的风险较低的情况相吻合。血清中的炎症细胞因子、黏附分子及免疫细胞的激活对于增强免疫应答起到了重要的作用。这种作用还引起了糖尿病视网膜病变患者眼底血管系统的早期特征性变化,如白细胞滞留和增加的血管内皮生长因子导致的血管渗透性的改变。白细胞的滞留可以导致毛细血管闭塞,血流减少甚至消失,这种作用很大程度上影响了糖尿病视网膜病变患者的预后。

从总体上来说,糖尿病视网膜病变的发病是以长期高血糖为基础,并受到全身新陈代谢,内分泌及血液学损害的影响,以视网膜组织缺氧为中心环节而发生微循环结构损害的共同结果。糖尿病视网膜病变的发生很复杂,是多种相互关联因素共同作用的结果,这些因素引起视网膜血管内的两种基本改变,即通透性异常,以及血管阻塞伴缺血与随后新生血管的形成。

二、临床表现

(一)主要临床表现

糖尿病视网膜病变患者最常见的主诉为闪光感及视力下降。闪光感的主要原因是视网膜水肿引起的光散射。视力下降是由于黄斑水肿、缺血、硬性渗出而侵犯黄斑中心凹,导致玻璃体积血、增生性玻璃体-视网膜病变及牵拉性视网膜脱离等,其中黄斑水肿是引起中心视力下降的主要原因。黄斑以外的大片毛细血管无灌注区一般不会引起自觉症状。

(二)分型

1. 非增生性糖尿病视网膜病变

此病变包括多种表现,如神经纤维层梗死(棉絮斑)、视网膜内出血、硬性渗出,以及主要出现在黄斑及视网膜后极部的微血管异常(包括微动脉瘤、血管阻塞及血管扩张或迂曲)。非增生性糖尿病视网膜病变中视力丧失的主要原因是黄斑水肿。

(1)微血管瘤(microaneurysm, MA):是检眼镜下最早可见的糖尿病性视网膜病变,动脉、静脉皆可发生,属于微血管水平。其表现为红色或暗红色斑点,边界清楚,光滑,大小不等,小如针尖,最大不超过一个视盘面视网膜中央静脉管径,即0.125 mm。其广泛散布于视网膜后极部,可位于棉絮斑边缘、末梢小动脉和小静脉上,也可位于出血斑中心,可孤立,可成簇,荧光素眼底血管造影下常可在毛细血管闭锁区周围的毛细血管上发现。

微血管瘤的渗漏是引起视网膜水肿的重要原因,其数目的多少、位置及变化能反映病情的轻重、进展或退行及预后。

需要指出的是,视网膜微血管瘤并非糖尿病视网膜病变独有,其他眼病如慢性葡萄膜炎、视网膜静脉阻塞、视网膜静脉周围炎等也可出现,以及高血压、肾病等患者和正常人也可出现,但在糖尿病视网膜病变患者中,微血管瘤出现最早,也较为多见。此外,糖尿病患者的结膜和心肌也存在微血管瘤。

(2)硬性渗出(hard exudate):是位于视网膜外丛状层边界清楚的黄色蜡样聚集物,呈斑点或斑块,可数个或数十个簇状聚集,有时可互相融合,有时可排列成半环状或环状。由于黄斑中心区域的外丛状层纤维斜向走行,故在黄斑中心凹周围的硬性渗出呈星芒状。虽然黄斑水肿在糖尿病视网膜病变中很常见,但黄斑星芒状渗出并不多见,它同时还是高血压性视网膜病变(hypertensive retinopathy, HRP)的临床特征之一,如在糖尿病视网膜病变中出现则往往预示着患者视力预后较差。其主要原因一方面是硬性渗出的出现,提示血-视网膜屏障已普遍性破坏;另一方面是只有当黄斑水肿持续存在,才会导致黄斑的硬性渗出增多。

(3)出血斑:是指视网膜内的出血。在病程早期,出血多位于视网膜神经上皮层深层,因神经细胞排列较为紧密,细胞外间隙较小,血液扩散受到限制,呈圆形或小点状。

随着病情发展,在患者血糖波动较大或伴有高血压时,出血多位于神经纤维层,血液按神经纤维走向分布呈火焰状,或线状。非常大量的视网膜内出血也可以突破视网膜内界膜,如新生血管出血也会形成视网膜前出血或玻璃体积血。尽管这种情况在非增殖期较为少见,但一旦出现,则预示着增殖期很快到来。

(4)棉絮斑(cotton-wool spot):在检眼镜下表现为松软的灰白色斑,也称为"软性渗出",常位于视盘及黄斑附近,其边缘常常可见到出血斑、微血管瘤,偶见迂曲扩张的毛细血管及硬性渗出环,一般为 1/4~1/3 PD,偶有大者至 1/2 PD。其大量出现,提示病变活动,可能进入增生前期。

(5)视网膜血管病变:主要包括视网膜动脉、静脉和毛细血管的病变。

1)视网膜动脉改变:一般有两种情况,即小动脉闭塞和小动脉硬化。

2)视网膜静脉改变:糖尿病对于视网膜血管的损害以静脉为主,在糖尿病视网膜病变早期眼底已可见视网膜静脉扩张充盈,颜色暗红,以颞侧静脉更为明显。随着病情的进展,静脉管腔逐渐出现管径不均,呈梭形、串珠状或球状扩张(静脉串珠),扭襻状,局限性管径狭窄并伴有白鞘,甚至部分或全部闭塞。由于糖尿病患者血液呈高凝状态,故也有可能发生视网膜中央静脉阻塞或视网膜分支静脉阻塞。

(6)视网膜内微血管异常(intraretinal microvascular abnormalities, IRMA):是由于视网膜毛细血管微循环障碍,造成缺血缺氧,从而发生的代偿性结构变异与微血管瘤,都是视网膜严重缺血缺氧的后果。视网膜内微血管异常一般出现在毛细血管无灌注区周围,靠近内界膜分布,但不超过内界膜至视网膜表面,表现为毛细血管呈节段状扩张迂曲或视网膜动、静脉的短路血管,其在检眼镜下不易被发现,需结合荧光素眼底血管造影观察。在荧光素眼底血管造影下,视网膜内微血管异常一般不发生荧光素渗漏,需与视网膜新生血管相鉴别:视网膜内微血管异常的面积更显小,血管更细,而新生血管一般面积较大,可呈扇形;新生血管一般伴有纤维增殖而视网膜内微血管无异常;视网膜内微血管异常,形态平坦位于视网膜内,而新生血管突出于视网膜,甚至长入玻璃体。视网膜内微血管异常是新生血管产生的先兆,是由非增生期进入增生期的重要体征,当眼底出现视网膜内微血管异常时,也可称为"增生前期",此时期是进行激光光凝的有利时机,可有效防止新生血管的生长。

2. 增生性糖尿病视网膜病变

增生性糖尿病视网膜病变的特征是视盘和(或)视网膜血管产生新生血管及其后果,包括视网膜前出血和玻璃体积血、随后的纤维化及牵拉性视网膜脱离。增生性糖尿病视网膜病变可能在重度非增生性改变之前或与之同时发生,或者可能发生时不伴随严重的非增生性糖尿病视网膜病变。

(1)视网膜新生血管:常位于视网膜正常区域和毛细血管闭锁区域的交界处,是增生性糖尿病视网膜病变的重要标志。病理条件下,视网膜微循环障碍,组织缺血缺氧严重,为获得更多的氧和营养物质而释放血管生长因子,新生血管从损伤的微血管残端,特别是小静脉端"萌芽"。新生血管位于视盘面或视盘边缘 1 PD 以内的视网膜浅层者,称为视盘新生血管,如位于除此之外的视网膜浅层者,则称为视网膜新生血管。

检眼镜下,新生血管纤细且迂曲,特别是在水肿或伴有出血的视网膜或视盘背景上,一般很难发现,而在荧光素眼底血管造影下则较容易被观察到。造影早期荧光素迅速充盈,呈线状、树杈状,因新生血管缺失完整周细胞,且内皮细胞缺少紧密连接,故随造影进程,视网膜新生血管(NVE)渗漏明显,呈边缘模糊不清的强荧光,晚期呈弥漫性强荧光。

若严重的缺血缺氧未得到及时有效的控制,可发生虹膜和房角新生血管,严重时房水排出受阻,眼压升高,可发展至新生血管性青光眼。

新生血管是对于组织缺血缺氧的一种代偿性的病理生理反应。相关研究表明,全身微循环障碍缺氧时可刺激视盘形成新生血管,这预示着患者预后较差;而当出现局部循环障碍缺氧时一般形成视网膜新生血管,位于视网膜缺血区或毛细血管小叶无灌注区附近。

(2)视网膜出血及玻璃体积血:新生血管因没有正常的血管结构而非常脆弱,其伴发的纤维组织增生常黏附于玻璃体的皮质层,常因为牵拉而破裂出血。出血可位于内界膜下,也可以位于视网膜与玻璃体后界膜之间,一般分布于近后极部,检眼镜下可见出血遮蔽视网膜组织,出血的形态可随头位的改变而改变,一般可以自行吸收。当出血突破内界膜进入玻璃体,或玻璃体内的新生血管出血时,则形成玻璃体积血。玻璃体积血如不能完全被吸收,则会逐渐形成条索状或机化膜,黏附于视网膜表面或长入玻璃体中,其上可有新生血管的存在,新生血管破裂出血加重玻璃体积血和纤维组织增生,最终发展为牵拉性视网膜脱离。需要指出的是,玻璃体内的机化膜存在孔洞,检眼镜下可通过孔洞观察到红色的视网膜,需与孔源性视网膜相鉴别。

(3)牵拉性视网膜脱离:是指玻璃体内增生的纤维血管机化膜牵拉其附着处的视网膜,导致视网膜脱离。如机化膜位于黄斑附近,牵拉视网膜可导致黄斑移位、扭曲,如玻璃体-视网膜前广泛增殖膜,牵拉视网膜可致视网膜广泛脱离甚至全脱离,并伴有视网膜皱褶。患者出现视力下降,视物变形,复视或视物变暗,一旦涉及黄斑则视力迅速下降甚至失明。黄斑发生部分浅脱离时,视力受损严重日久,黄斑可发生囊样变性。

(三)分期

根据2014年发布的《我国糖尿病视网膜病变临床诊疗指南》,我国目前延续了1985年中华医学会眼科分会眼底病学组的分期方法,同时在内容上与国际分类相衔接(表11-1)。

表11-1 糖尿病视网膜病变分期

	期　别	眼底检查所见
单纯型	Ⅰ期(轻度非增生期)	仅有毛细血管瘤样膨出改变
	Ⅱ期(中度非增生期)	介于轻度到重度之间的视网膜病变,可合并视网膜出血、硬性渗出和(或)棉絮斑
	Ⅲ期(重度非增生期)	无增生性糖尿病视网膜病变的体征,但除中度病变外,尚有下列三项之一者 1. 每象限视网膜内出血≥20个出血点 2. 至少2个象限已有明确的静脉串珠样改变 3. 至少1个象限视网膜内微血管异常
增生型	Ⅳ期(增生早期)	出现视网膜新生血管或视盘新生血管
	Ⅴ期(纤维增生期)	出现纤维膜,可伴视网膜前出血或玻璃体积血
	Ⅵ期(增生晚期)	牵拉性视网膜脱离,合并纤维膜,可合并玻璃体积血,也包括虹膜和房角的新生血管。

当视盘新生血管>1/4~1/3视盘直径或视网膜新生血管>1/2视盘直径,或伴视网膜前出血或玻璃体积血时称为"高危增生型"。

需要指出的是,以上分期标准皆为根据检眼镜下所见,不包括荧光素眼底血管造影的表现,然而检眼镜下所观察到的与荧光素眼底血管造影所见并不完全相符。在条件允许的情况下,建议糖尿病视网膜病变的分期要结合荧光素眼底血管造影检查,特别注意Ⅱ期和Ⅲ期,不仅分期更为准确,同时还可以进一步了解病情和指导激光等治疗。

(四) 糖尿病黄斑病变

1. 黄斑水肿

糖尿病黄斑水肿是糖尿病视网膜病变患者视力障碍最常见的原因,它可以发生在整个病程中的任何时期,其发生机制为由于黄斑毛细血管扩张、微血管瘤,以及视网膜内微血管异常等,导致血-视网膜内屏障破坏,黄斑视网膜渗漏水肿;黄斑视网膜血管闭塞形成无灌注区,局部缺血缺氧导致视网膜水肿;黄斑脉络膜缺血致使血-视网膜外屏障破坏,视网膜色素上皮功能障碍,加重黄斑水肿甚至发生黄斑浆液性视网膜脱离。

血-视网膜内屏障的破坏是发生糖尿病黄斑水肿的主要因素,从血管渗漏出的液体进入视网膜组织使其增厚,光学相干断层成像技术能很清晰地观察到水肿的视网膜并判断其水肿的严重程度。漏出的液体可进入细胞外间质形成细胞外水肿,也可进入Müller细胞引起Müller细胞的水肿,当渗漏的液体量超过Müller细胞的转运负荷时,则Müller细胞破裂死亡而形成"黄斑囊样水肿"。Müller细胞失代偿后周围神经元细胞也可发生水肿、破裂和死亡,故糖尿病黄斑水肿周围常可见到硬性渗出。

检眼镜下可见黄斑放射状皱褶、水肿混浊、黄斑视网膜动脉末梢呈白线化及棉絮斑,荧光素眼底血管造影下可见拱环扩大,黄斑呈花瓣状强荧光,造影晚期荧光素渗漏。相关研究表明,糖尿病黄斑水肿还与血-视网膜外屏障的破坏有关,治疗时需两者兼顾。一般糖尿病黄斑水肿分为以下几类。

(1) 局限性黄斑水肿:由于微血管瘤的渗漏或扩张血管的渗漏使黄斑局部增厚。局限性的黄斑水肿的边缘多有硬性渗出的存在,形成部分或者完整的环状将水肿与无水肿的视网膜隔开,也可见出血点。检眼镜下容易被忽略,当发现黄斑中心凹光反射消失时应警惕是否有黄斑水肿的可能。荧光素眼底血管造影表现为早期局部分散的强荧光点,后期荧光素渗漏明显。

(2) 弥漫性黄斑水肿:黄斑广泛的毛细血管扩张渗漏导致黄斑视网膜弥漫性增厚,可以有视网膜内囊性改变,通常看不到硬性渗出和毛细血管瘤样膨出。荧光素眼底血管造影下可见晚期黄斑广泛荧光素渗漏。常发生于年轻起病的糖尿病患者,预示着病情将要迅速发展至增生期。也可以发生于全视网膜光凝术后,或是肾脏损害的表现。

(3) 有临床意义的黄斑水肿(clinical significant macular edema, CSME):一般认为CEME包括以下表现。

1) 范围在黄斑中心0.5 mm以内的视网膜水肿增厚。

2) 黄斑中心0.5 mm内有硬性渗出伴邻近视网膜增厚。

3) ≥0.5 mm有硬性渗出及视网膜增厚,并影响位于中心周围至少1 PD范围的任意部分。

长期存在的黄斑水肿日久可形成囊样变性,即使以后渗出被吸收,病变部位的视网膜组织已受到严重损害,视网膜下或视网膜表面纤维组织增生或神经胶质形成瘢痕,感光细胞消失,导致视力不可逆性的严重丧失。

（4）根据严重程度分类：国际眼科会议将糖尿病黄斑水肿分为3级（表11-2）。

表11-2 国际黄斑水肿分级

分 级	散瞳眼底检查所见
轻度糖尿病性黄斑水肿	远离黄斑中心的后极部出现视网膜增厚或出现硬性渗出
中度糖尿病性黄斑水肿	视网膜增厚或硬性渗出接近但未累及黄斑中心
重度糖尿病性黄斑水肿	视网膜增厚或硬性渗出累及黄斑中心

（5）根据水肿程度分类：临床分类见表11-3。

表11-3 糖尿病黄斑水肿程度临床分类法

糖尿病黄斑水肿严重程度	检眼镜下所见（扩瞳后）
无明显糖尿病黄斑水肿	后极部无明显的视网膜增厚或硬性渗出
有明显糖尿病黄斑水肿	后极部有明显的视网膜增厚或硬性渗出
轻度糖尿病黄斑水肿	视网膜增厚或硬性渗出远离黄斑中心凹
中度糖尿病黄斑水肿	视网膜增厚或硬性渗出未累及黄斑中心凹
重度糖尿病黄斑水肿	视网膜增厚或硬性渗出累及黄斑中心凹

2. 黄斑缺血

视网膜毛细血管无灌注区不断扩大，当波及黄斑时可导致黄斑缺血。检眼镜下见到棉絮斑、白线状小动脉和明显的视网膜内微血管异常时，应考虑黄斑缺血。荧光素眼底血管造影下可见拱环扩大，毛细血管消失，拱环的边缘可见微血管瘤聚集，严重时可见大片毛细血管无灌注区。微血管瘤的聚集提示微血管的闭锁及内皮细胞修复功能的失代偿。

局限性黄斑水肿和弥漫性黄斑水肿皆可合并不同程度的黄斑缺血，称为"混合型黄斑水肿"。

三、鉴别诊断

（一）视网膜中央静脉阻塞

视网膜中央静脉阻塞好发于中老年人，常为单眼发病，视网膜出血以浅层火焰状为主，且沿视网膜静脉分布，出血部位主要在视网膜后极部、视盘及黄斑，而糖尿病视网膜病变的出血点状、斑状、片状都可见到；中央静脉阻塞时静脉高度迂曲扩张，状如腊肠，起伏于水肿的视网膜，糖尿病视网膜病变的静脉迂曲扩张不如静脉阻塞者重，呈念珠状；两者皆可以引起黄斑水肿和（或）囊样水肿，但静脉阻塞的患者往往较糖尿病视网膜病变患者发病多且重；荧光素眼底血管造影下静脉阻塞可见静脉血管染色，而糖尿病视网膜病变则无；有时糖尿病视网膜病变患者可同时发生静脉阻塞，则视网膜出血更多，视力下降更重；全身状况和血生化检查皆可帮助鉴别诊断，静脉阻塞常伴有高血压，而糖尿病视网膜病变则有糖尿病病史。

（二）高血压性视网膜病变

高血压性视网膜病变可发生于任何年龄，常为双眼发病，高血压患者血压升高到一定程度后，眼底可有高血压性视网膜动脉不规则缩窄，持续性的高血压还可出现视网膜动脉硬化。眼底可见少量围绕视盘的出血，亦可见微血管瘤但数量较少，多位于视网膜动脉收缩或动静脉交叉支附近,在糖尿病视网膜病变中微血管瘤早期即出现且数量较多。急进期常有视盘水肿,黄斑可见硬性渗出排列呈星芒状。糖尿病视网膜病变患者如同时患有高血压,可兼有两者。

(三) 低灌注视网膜病变

高血压性视网膜病变好发于老年人,80% 为单眼发病,患者可有一过性黑矇及眼部疼痛,这是由于视网膜动脉压长期降低所致。视网膜中央动脉压普遍降低,视盘附近可见动脉搏动或轻压眼球引出视网膜动脉搏动。后极部也可见视网膜毛细血管扩张、微血管瘤和点状出血斑,少见渗出及棉絮斑,静脉管径不规则,可见串珠样改变;荧光素眼底血管造影下可见脉络膜充盈时间及动静脉循环时间皆延长,动脉血管染色;低灌注视网膜病变患者尚有全身症状,如偏瘫、精神症状、颈动脉搏动减弱和听诊有杂音等。

四、治疗方法

(一) 全身治疗

(1) 控制血糖、血压、血脂。

(2) 多因素风险降低策略:Steno 对于 2 型糖尿病研究已探究了多因素风险降低策略,结果表明兼顾血糖控制,高血压、高血脂和肾病的强化治疗也可减少糖尿病性视网膜病变的进展。

(3) 抗血小板药物:因缺血可引发糖尿病眼部并发症,所以人们研究了抗血小板药作为一种可能的治疗策略及其安全性问题。但是,迄今最大型的随机试验发现阿司匹林对预防增生性视网膜病变的发生或进展、玻璃体积血、视力丧失无益。虽然阿司匹林对糖尿病视网膜病变的进展没有临床意义,但当患者合并有心血管疾病而服用阿司匹林时,不会造成或加重视网膜出血,能够有效减少糖尿病患者心血管疾病的发病率和死亡率。

(4) 辅助治疗

1) 羟苯磺酸钙:化学名为 2,5-二羟基磺酸钙,是一种血管保护剂。该药物可降低毛细血管通透性、血小板聚集和血液黏稠度,在一些国家用于治疗慢性静脉功能不全和糖尿病视网膜病变,但并未显示该药能预防非增生性糖尿病视网膜病变患者出现有临床意义的黄斑水肿。

2) 卵磷脂络合碘:全名为甘草-卵磷脂络合碘,是在大豆中提取的大豆卵磷脂亲水基团中,将碱基和碘络合形成的有机碘制剂。多项研究表明其可以改善视网膜的新陈代谢,促进视网膜血管的恢复,从而抑制炎症,促进出血及混浊的吸收。临床上一般作为糖尿病视网膜病变的辅助治疗药物,每日口服 0.6 mg,疗程为 2 周至 1 个月,不适用于有甲状腺病及肝、肾功能不全者。

3) 甲钴胺:为内源性维生素 B_{12},存在于血液、髓液中,可促进轴索再生,修复损伤的神经纤维,改善糖尿病患者周围神经病变及多发性神经炎。片剂,口服,每片 0.5 mg,每次 1 片,每日 3 次,1 个月为 1 个疗程;针剂,每支 0.5 mg,肌内注射,每次 1 支,每日 1 次或每周 3 次,2~4 周后可改为口服片剂。偶见皮疹、头痛、发热感、出汗,肌内注射部位疼痛和硬结等副作用,还可引起血压下降、呼吸困难等严重过敏反应。

4) 复方丹参滴丸:具有活血化瘀、理气止痛之功效。复方丹参滴丸对早期糖尿病视网膜病变具有较好的防治作用,具有减轻氧自由基损伤、提高机体抗脂质过氧化的作用。临床上一般口服或舌下含服,每次 10 丸,每日 3 次,4 周为 1 个疗程,服药后偶见胃肠不适反应。

5)芪明颗粒:具有益气生津、滋养肝肾、通络明目之功效。一项双盲、双模拟、随机对照、多中心临床试验研究表明,中药复方芪明颗粒治疗非增生性糖尿病视网膜病变安全有效。临床上开水冲服,一次 1 袋,每日 3 次,疗程为 3~6 个月,个别患者用药后出现胃脘不适等。

6)复方樟柳碱注射液:复方樟柳碱可减轻和改善糖尿病性视网膜血管缺血性损伤。临床上于患侧颞浅动脉旁皮下注射,每日 1 次,每次 2 mL,14 天为 1 个疗程,可根据病情需要注射 2~4 个疗程。

7)丹参川芎嗪注射液:具有抗血小板聚集、降低血液黏度、加速红细胞流速、改善微循环的作用。临床上为静脉滴注,用 5%~10% 葡萄糖注射液 250~500 mL 稀释,每次使用 5~10 mL。

(二)眼部治疗

1. 非增生性糖尿病视网膜病变

该病患者的视力丧失主要是因为黄斑水肿或者黄斑缺血。因此,轻度及中度非增生性糖尿病视网膜病变患者通常不予治疗,除非伴随有临床意义的黄斑水肿、中央受累型黄斑水肿和(或)有视觉意义(严重影响视力)的黄斑水肿。

(1)有临床意义的黄斑水肿:初始治疗采用玻璃体内抗血管内皮生长因子或者激光治疗(局部光凝)(参见"糖尿病性黄斑水肿")。一些试验专门评估了抗血管内皮生长因子药物治疗有临床意义的黄斑水肿,针对它们的二次分析表明,抗血管内皮生长因子药物可降低非增生性糖尿病视网膜病变的进展速度和(或)减轻其严重程度。

(2)病程进展迅速:一些 2 型糖尿病患者伴有严重或非常严重的非增生性糖尿病视网膜病变并且快速进展为增生性视网膜病变的风险较高,对于他们,全视网膜光凝可以减少进展至高风险增生性病变的风险,应该考虑给予激光治疗(参见"全视网膜光凝术")。快速进展的风险常常由眼底镜检查或者血管造影检查来确定。但是,可能影响是否进行全视网膜光凝的临床因素包括增生性疾病史、较差的对侧眼视力、糖尿病控制不佳和失访风险高。

2. 增生性糖尿病视网膜病变

增生性糖尿病视网膜病变的治疗目的在于改善视力、保存视力、降低病变进展速度和玻璃体积血频率,以及在需要时修复牵拉性视网膜脱离。

全视网膜光凝或抗血管内皮生长因子药物可用作增生性糖尿病视网膜病变的初始治疗方法。对于某些增生性糖尿病视网膜病变,也常在全视网膜光凝和(或)玻璃体切除的基础上辅以抗血管内皮生长因子药物。进展到玻璃体积血或牵拉性视网膜脱离和视力丧失的增生性糖尿病视网膜病变,可受益于玻璃体切除术。如果严重的增生性糖尿病视网膜病变患者存在玻璃体积血和(或)累及黄斑的牵拉,我们推荐早期行玻璃体切除术而不是延期手术(参见"玻璃体切除术")。

对于增生性糖尿病视网膜病变,选择全视网膜光凝还是抗血管内皮生长因子药物作为一线治疗时,除了需考虑到具体患者的疾病特征,包括病情严重程度及有无牵拉膜和(或)玻璃体积血、黄斑水肿或青光眼(新生血管型或其他型)等其他眼部疾病以外，还应重点考虑患者坚持随访的能力和意愿。

(1)全视网膜光凝术：是不伴黄斑水肿的高危和严重增生性糖尿病视网膜病变患者的主要治疗方法。

(2)玻璃体切除术：适应证包括玻璃体积血(未被吸收或者妨碍光凝术)、累及中心凹的牵拉性视网膜脱离、切线方向牵拉黄斑导致视力丧失、牵拉性合并孔源性视网膜脱离、阻碍全视网膜光凝的虹膜红变、视网膜前膜或玻璃体后界面混浊导致视力丧失、对光凝无反应的进展性新生血管形成。对于这类患者，我们推荐早期行玻璃体切除术而不是延期手术。

1)补充光凝：如果激光治疗(全视网膜光凝术)未能阻止新生血管增殖，可因大量玻璃体积血而出现严重视力损害。除了脆性新生血管出血之外，玻璃体积血还可来自玻璃体收缩或纤维血管增生导致视网膜血管撕脱。脱离的玻璃体后界膜后方的血液为红色，经数周或数月吸收。相反，凝胶状玻璃体内的血液随时间推移可变成白色且吸收更缓慢。若去除掉不透明的玻璃体后结合荧光素眼底血管造影所见对视网膜进行光凝可以恢复视力，恢复的程度则取决于视网膜完整程度。

2)联合内界膜剥除术：重度糖尿病黄斑水肿或整个后极部的视网膜弥漫性水肿增厚，应及时施行后部玻璃体分离切除术，切除部分含有增生组织的玻璃体，缓解玻璃体对视网膜的牵引，亦可同时联合内界膜剥除术，据报道有50%~60%的病例改善了视力。近年来，应用吲哚青绿将内界膜染色，使手术成功率有所提高，但术后吲哚青绿残留可进入视网膜神经上皮层下，对色素上皮细胞有一定的毒性，因此，有人提出改用曲安奈德，利用曲安奈德的粉尘状颗粒附着于内界膜，作为辨认标志。

3)抗血管内皮生长因子药物辅助玻璃体手术：玻璃体腔内高含量的血管内皮生长因子及遍布的新生血管加大了玻璃体手术的难度，这些新生血管由于结构不完整极易破裂，术中可能稍被牵拉就造成出血。

疗效：相较于玻璃体切除术前未行抗血管内皮生长因子治疗的增生性糖尿病视网膜病变牵拉性视网膜脱离患者，术前行玻璃体腔内抗血管内皮生长因子治疗的患者，术中出血、医源性视网膜裂孔及玻璃体腔内使用硅油填充的机会显著降低。术前使用抗血管内皮生长因子药物能减少术中出血风险，使视野清晰，并且降低玻璃体手术的难度，但对于预防术后出血的作用并不明显。

时机：玻璃体手术前3~7天是抗血管内皮生长因子药物注射的最佳时机。如注药与手术时间间隔过短，抗血管内皮生长因子药物可能尚未起到使新生血管退行的作用；注药与手术时间间隔过长，由于注药后纤维膜血管膜收缩，可能会加重牵拉性视网膜脱离的风险。

(3)玻璃体腔药物注射

1)抗血管内皮生长因子药物：对于部分增生性糖尿病视网膜病变患者，抗血管内皮生长因子药物可用作一线治疗(尤其是对同时存在糖尿病性黄斑水肿的患者)，或作为全视网膜光凝和(或)玻璃体切除术的辅助治疗。抗血管内皮生长因子药物可减少视盘、视网膜和虹膜的新生血管，并减少荧光素渗漏。当作为辅助治疗时，其可能巩固标准治疗和减少额外光凝的必要。但是这类药物在增生性糖尿病视网膜病变患者中的长期疗效和安全性尚不确定。

2）其他药物：玻璃体内糖皮质激素治疗也可减少新生血管形成。但是，相比玻璃体内注射抗血管内皮生长因子，玻璃体内糖皮质激素治疗引起眼内压增高、白内障形成，甚至眼内炎的比例较高，因此此方法不常规用于治疗增生性糖尿病视网膜病变。

3. 糖尿病性黄斑水肿

对于大多数有临床意义的糖尿病性黄斑水肿患者，优势证据支持玻璃体内注射抗血管内皮生长因子药物作为初始治疗。使用血管内皮生长因子抑制剂治疗的患者可能需要在数月至数年内进行多次注射，需要定期随访。局部激光光凝可以考虑作为依从性较差的患者的初始治疗。根据其黄斑水肿类型分为局灶性黄斑水肿或弥漫性黄斑水肿，前者采取局部光凝，后者采取格栅样光凝。一般光凝治疗后的3~4个月需要再次对黄斑水肿进行评估，黄斑水肿依旧存在可再次进行光凝。

对于无临床意义的黄斑水肿或不累及黄斑中央的黄斑水肿，不推荐预防性治疗。

第四节　中医学的认识

一、中医病名

糖尿病视网膜病变属于中医学"消渴内障"的范畴，曾庆华主编的《中医眼科学》中也称之为"消渴眼病"。古人对本病早有认识，如金代刘河间《三消论》指出"夫消渴者，多变聋、盲"，并在《黄帝素问·宣明论方·消渴总论》中指出，消渴一证可"变为雀目，或内障"；明代戴思恭《秘传证治要诀及类方》曰："三消久之，精血既亏，或目无所见，或手足偏废如风疾，非风也。"《儒门事亲·三消论》记载，"夫消渴者，多变聋盲、疮癣、痤痱之类"。随着糖尿病性视网膜病变的病程进展，还可出现视物模糊，眼前黑影飘动，视物变形等症状，根据这些临床症状国内学者还将其分属于"视瞻昏渺""云雾移睛""暴盲"，以及"血灌瞳神"等内障眼病的范畴。

二、病因病机

根据古代文献中对消渴内障的记载，古人认为精血亏损是糖尿病致盲的主要病机。近代医家多认为糖尿病视网膜病变是在消渴素体阴虚的基础上，阴虚内热、阴损及阳进一步发展至阴阳两虚、目睛失养，在发展过程中，常伴气虚血瘀、痰浊互结、虚实夹杂而致变证丛生，形成复杂多样的眼底病变。段俊国等认为糖尿病视网膜病变早期以气阴两虚、肝肾不足为基本病机；进入增殖期后以瘀血阻络、痰浊内生、痰瘀互结为主要特点。气阴亏虚，久病耗伤阴血，精血亏虚不能濡养双目发为"视瞻昏渺"；病久肝肾亏虚，阴虚火旺，虚火上炎灼伤目中血络，发为眼底出血甚至"血灌瞳神"；气虚无力帅血而行，血液停滞成瘀，阴虚火旺，炼液成痰，痰瘀互结，阻塞目络，发为微血管瘤。彭清华等认为糖尿病视网膜病变的基本病机在于气阴两虚，肝肾亏虚，血络瘀阻，且血瘀贯穿本病始终。赵伟等认为糖尿病视网膜病变的病机为浊毒目损、瘀血阻络。糖尿病视网膜病变是在气阴两虚的基础上，痰湿上犯，致眼底水肿渗出；痰瘀阻络，脉络膨出发为微血管瘤，"虚，瘀，毒"相互影响致使糖尿病视网膜病变缠绵难愈。刘光辉等将糖尿病视网膜病变气阴两虚夹瘀的病因病机归纳为清浊升降失调,清阳不升,清窍失于温煦濡养,功能失司,视瞻不利,为糖尿病视网膜病变之本;浊阴不降可致水湿停聚,痰饮凝结,气血瘀滞,致玄府窍道阻塞,甚至反升上扰清窍,发为眼病,为糖尿病视网膜病变之标。清阳与浊阴互为影响形成糖尿病视网膜病变虚实夹杂之证。

目前现代中医各家对于糖尿病视网膜病变的认识各有不同。中华中医药学会根据现代研究,总结糖尿病视网膜病变的病因病机如下。

(1) 肝肾亏虚,目失濡养。

(2) 阴虚致虚火上扰,灼伤目络。

(3) 日久耗气伤阴,气阴两虚,瘀阻于目。

(4) 阴损及阳,致阴阳两虚,寒凝血瘀,目络阻滞,痰瘀互结,最终均伤及目。

本病病位在目,涉及五脏,以脾、肝、肾为主,涉及心、肺;病性为本虚标实,虚实夹杂,寒热并见。本虚为气阴两虚,阴阳俱虚,标实为瘀血阻络。

三、中医治疗

(一)辨证论治

本病以眼底出血、渗出、水肿、增殖为主要临床表现。其主要病机为气血阴阳失调,以气阴两虚、肝肾不足、阴阳两虚为本,脉络瘀阻、痰浊凝滞为标。以益气养阴、滋养肝肾、阴阳双补治其本;通络明目、活血化瘀、化痰散结治其标。临证要全身辨证与眼局部辨证相结合。首当辨全身虚实、寒热,根据眼底出血时间,酌加化瘀通络之药。早期出血以凉血化瘀为主,出血停止 2 周后以活血化瘀为主,后期加用化痰软坚散结之剂。微血管瘤、水肿、渗出等随证加减。

1. 气阴两虚,脉络瘀阻证

临床表现:视物模糊,目睛干涩,或视物变形,或眼前黑花飘舞,视网膜病变多为Ⅰ~Ⅳ期,神疲乏力,气短懒言,口干咽燥,自汗,便干或稀溏,舌胖嫩、紫暗或有瘀斑,脉沉细无力。

治法:益气养阴,活血通络。

推荐方药:生脉散(《内外伤辨惑论》)合杞菊地黄丸(《医级》)加减。方药:党参、麦冬、五味子、枸杞子、菊花、熟地黄、山茱萸、山药、茯苓、泽泻、牡丹皮。眼底以微血管瘤为主者加丹参、郁金、牡丹皮;出血明显者加生蒲黄、墨旱莲、三七;伴有黄斑水肿者酌加薏苡仁、车前子。

2. 肝肾亏虚,目络失养证

临床表现:视物模糊,目睛干涩,视网膜病变多为Ⅰ~Ⅲ期;头晕耳鸣,腰膝酸软,肢体麻木,大便干结,舌暗红少苔,脉细涩。

治法:滋补肝肾,润燥通络。

推荐方药:六味地黄丸(《小儿药证直诀》)加减。方药:熟地黄、山茱萸、山药、泽泻、牡丹皮、茯苓。出血久不吸收出现增殖者加浙贝母、海藻、昆布。

3. 阴阳两虚,血瘀痰凝证

临床表现:视力模糊,目睛干涩或视力严重障碍,视网膜病变多为Ⅳ、Ⅴ期;神疲乏力,五心烦热,失眠健忘,腰酸肢冷,手足凉麻,阳痿早泄,下肢浮肿,大便溏结交替;舌淡胖少津或有瘀点,或唇舌紫暗,脉沉细无力。

治法:滋阴补阳,化痰祛瘀。

推荐方药:偏阴虚者选左归丸(《景岳全书》),偏阳虚者选右归丸(《景岳全书》)加减。左归丸:熟地黄、鹿角胶、龟甲胶、山药、枸杞子、山茱萸、川牛膝、菟丝子。右归丸:附子、肉桂、鹿角胶、熟地黄、山茱萸、枸杞子、山药、菟丝子、杜仲、当归、淫羊藿。出血久不吸收者加三七、生蒲黄、花蕊石。

(二)分期治疗

谷启全等将糖尿病视网膜病变分为 3 期:糖尿病视网膜病变早期,出血色鲜红,呈少量小片状或大片状,舌淡红苔薄白,脉细数,治宜凉血止血、渗湿祛瘀,方用清营汤与蒲黄汤加减。糖尿病视网膜病变中期,伴多饮多尿,体重指数减轻,易怒,舌质暗,苔薄稍腻,脉弦细,宜疏肝理气化瘀、祛湿明目,方用逍遥散与祛瘀汤加减。糖尿病眼底病变后期,全身困乏无力,多虚汗,多饮多尿明显,体重指数下降,舌淡苔腻,脉虚数,治宜气阴双补、活血化瘀、祛痰散结明目,方用血府逐瘀汤与加减驻景丸加味。

张宏等将糖尿病视网膜病变分为单纯型和增殖型。单纯型,症见双眼视力下降,视力下降的程度与出血量及并发症有关,治宜凉血止血、活血利水,药用生地黄、水牛角、白茅根、墨旱莲各 25 g,玄参、牡丹皮、栀子、茯苓、赤芍各 15 g,黄连、甘草各 10 g。增殖型,症见双眼视力下降,严重时可降至眼前手动,治以滋阴降火、凉血止血,选方知柏地黄汤合二至丸加减。

(三)专方治疗

黄斑水肿是消渴内障视力损害的主要原因。西医均采取激光光凝治疗,但有较严重的副作用及局限性,结合中药治疗临床效果较好。

(1)魏伟等采用多波长氪激光结合中药治疗非增生性糖尿病性视网膜病变所致的黄斑水肿。其将 45 例(共 65 只眼),其中男 24 例(35 只眼),女 21 例(30 只眼),随机分为治疗组 35 只眼和对照组 30 只眼。治疗组采用黄斑网格样光凝术同时口服中药,药物组成:太子参 10 g,茯苓 10 g,猪苓 10 g,赤小豆 10 g,泽泻 10 g,红花 6 g。服药时间为 2~6 周。对照组仅采用黄斑网格样光凝术治疗,方法同治疗组。两组均于治疗后 1 个月、3 个月、半年进行随访,若治疗后 3 个月以上黄斑水肿无消退者,则酌情补充光凝术治疗。两组临床疗效比较,治疗组明显优于对照组。临床实践证明,服用健脾利水中药,能大力改善视网膜缺氧状态,减轻视网膜水肿,促进视网膜下积液的吸收,对视网膜功能的恢复大有裨益,最终从整体上改善了视网膜所处的环境,故能获取更好的治疗效果。

(2)易细香等运用滋肾健脾化瘀方(山茱萸、黄芪、石决明、葛根、僵蚕、生地黄、薏仁、鸡血藤、田七等)辨证分型论治配合低能量激光光凝治疗,取得了良好疗效。其观察了 55 例糖尿病视网膜病变合并黄斑水肿的患者。男 25 例,女 30 例。所有患者口服中药以滋肾健脾化瘀方为基本方。气阴两虚者治以益气养阴祛瘀利水,用基本方合猪苓汤《金匮要略》加减;阴阳两虚者治以温阳利水化瘀,用基本方合真武汤加减,临证时可根据水肿程度及寒热偏重加入益母草、车前子、桂枝、陈葫芦等。每日 1 剂,连服 7~30 天。激光治疗分别采用局部光凝法、格子样光凝法及"C"字形光凝法。疗效标准根据视力及黄斑水肿吸收情况分为显效、有效和无效。最终总有效率为 95%、70%。

(3)盛萍等纳入糖尿病视网膜病变患者 90 例。对照组 42 例(52 只眼),采用常规西药治疗;治疗组 48 例(60 只眼),给予"坠血明目饮"[人参 3 g(另浓煎),细辛、川芎、防风、五味子各 5 g,赤芍、牛膝、当归、知母、山药、蒺藜各 10 g,生地黄、石决明各 15 g],结果发现治疗组总有效率明显高于对照组,提示该方可提高视力,起到有效治疗作用。

(4) 高培质观察患者 31 例(57 只眼),均为增生型糖尿病视网膜病变。其中Ⅳ期 33 只眼,Ⅴ期 20 只眼,Ⅵ期 4 只眼。糖尿病视网膜病变病程 0.8～10 年,平均 2.7 年,31 例糖尿病患者中 1 型糖尿病 11 例,2 型糖尿病 20 例;糖尿病病程 8～25 年,平均 12.9 年;且 31 例患者均伴有严重的全身并发症,均曾在西医医院行多种药物治疗,眼部病变均接受过激光治疗及手术治疗。31 例患者全部服用降糖药物治疗,其中 13 例皮下注射胰岛素,其余口服格列本脲、阿卡波糖片等。选用"糖网明方"(生黄芪 30 g,太子参 15 g,麦冬 12 g,生地黄 20 g,黄精 15 g,当归 15 g,丹参 15 g,三七 3 g,枸杞子 15 g)。随证加减:气虚阴虚者加天冬 15 g,沙参 15 g;阳虚为主者加川芎 10 g,桂枝 10 g;大便稀者加淫羊藿 10 g,苍术 10 g;玻璃体混浊者加黑芝麻 15 g,桑叶 10 g,夏枯草 10 g,治疗后患者视力均有明显改善。

(5) 李豫将 46 例糖尿病视网膜病变患者随机分成治疗组 26 例(52 只眼)和对照组 20 例(40 只眼)。治疗组采用自拟"益气养阴化瘀通络汤"(黄芪 20 g,党参 15 g,生地黄 20 g,麦冬 20 g,玉竹 15 g,枸杞子 20 g,丹参 15 g,黄连 6 g,茜草 10 g,葛根 15 g)。随证加减:阴虚火旺者加知母 10 g,玄参 10 g,龟板 20 g;视网膜水肿重者加茯苓 20 g,泽泻 15 g,车前子 15 g,减生地黄、麦冬;渗出恢复期者加石斛 15 g,决明子 20 g,减茜草。对照组采用口服羟苯磺酸钙胶囊 0.5 g,每日 3 次,甲钴胺片 1 mg,每日 2 次。治疗疗程均为 2 个月。结果显示治疗组总有效率为 85%。对照组总有效率为 70%。两组比较有显著性差异($P<0.05$)。

(四) 针灸治疗

针灸疗法具有疏通气血、扶正祛邪、调节内分泌和免疫力、改善局部循环等作用,因而被应用于糖尿病视网膜病变的治疗中。

李湘等随机将 60 例糖尿病视网膜病变患者分为治疗组和对照组各 30 例,治疗组取枕上正中线、枕上旁线、额中线等,进行运动性头针治疗,对照组给予羟苯磺酸钙胶囊治疗,结果提示治疗组总有效率为 70%,对照组总有效率为 43.32%。

呼永河等将 80 例糖尿病视网膜病变患者随机分成治疗组 40 例,予针刺太阳、阳白透鱼腰、攒竹等穴和服汤剂"明目五子汤"(决明子 25 g,青葙子、车前子、菟丝子各 15 g,蔓荆子 10 g);对照组 40 例予西药治疗,结果显示治疗组总有效率为 92.5%,对照组总有效率为 55%。针刺可补气养血行气、活血通络明目,调眼部气机,配合养肝明目、滋阴补肾的中药,共同促进出血及渗出的吸收,改善微循环,延缓糖尿病视网膜病变的进展。

(五) 中西医结合治疗

徐建国等采用复方血栓通胶囊联合氪激光治疗 300 例糖尿病视网膜病变患者,结果观察组总有效率为 83.1%,对照组为 62.5%,提示联合疗法效果显著。

刘永瑞等通过对照组予羟苯磺酸钙胶囊,治疗组予羟苯磺酸钙胶囊、大活络胶囊口服及丹红注射液静脉滴注治疗,结果显示治疗组总有效率为 84.85%,明显高于对照组的 63.64%($P<0.05$)。试验中使用的丹红注射液可保护并修复受损的内皮细胞,大活络

胶囊可活血化瘀、扩张血管,两者结合羟苯磺酸钙胶囊抗炎、降低血管壁的脆性和通透性、保护微血管、降低血黏度改善循环等作用共同延缓糖尿病视网膜病变的进展。

易细香等以简单随机方法分为中药配合激光治疗组 69 例(132 只眼),单纯激光组 54 例(104 只眼)两组,中药用滋肾健脾化瘀方(山茱萸、黄芪、石决明、葛根、僵蚕、生地黄、薏仁、鸡血藤、田七)加减,阴虚内热重者加玄参、知母、黄连;阳虚甚者加淫羊藿;夹瘀明显者加泽兰、益母草;痰湿重者加法半夏、浙贝母。病情稳定后可改用片剂。根据眼底病变配合激光治疗:黄斑水肿行格子样光凝,病变进入增殖期行视网膜光凝。追踪观察 6 个月至 5 年。结果提示激光联合滋肾健脾化瘀方 69 例 132 只眼,其中 104 只眼的视力均有不同程度的提高,视网膜水肿、出血及渗出均不同程度吸收,新生血管及微血管瘤亦萎缩退化或缩小,总有效率为 78.79%。单纯激光治疗 54 例 104 只眼,有效或显效者 67 只眼,总有效率为 64.42%。

黄云飞采选处在糖尿病视网膜病变第Ⅳ、第Ⅴ期,增殖型病例。眼底均见视网膜有新生血管和纤维增殖,甚至发现视网膜脱离,对照组严格低盐、低脂、低蛋白糖尿病饮食。胰岛素控制血糖,用血管紧张素转化酶抑制剂类药控制血压,阿司匹林抗凝,其他对症处理。治疗组运用中西医结合治疗方法,在西医治疗的同时,中医选用加减血府逐瘀汤治疗(桃仁、当归、全蝎各 10 g,红花、川芎、三七各 15 g,赤芍、川牛膝各 20 g,生地黄、柴胡各 12 g,枳壳 18 g,甘草 6 g,谷精草、青葙子各 30 g),每日 1 剂,水煎服。治疗以 1 个月为 1 个疗程。3 个疗程后,治疗组显效 14 例(20%),有效 30 例(43%),无效 26 例(37%),总有效率为 63%,治疗组显效率、总有效率均明显优于对照组,经统计学处理有显著性差异。

第五节 预防与护理

糖尿病患者应进行糖尿病视网膜病变早期筛查,不同类型的糖尿病,开始筛查眼底及随诊时间也有所不同。1 型糖尿病患者常发生于青少年,发病年龄高峰为 14 岁,建议在青春期前及青春期确诊为 1 型糖尿病的患者在青春期后(12 岁后)开始检查眼底,之后每年随诊;青春期后确诊为 1 型糖尿病的患者,一旦确诊即进行视网膜病变筛查。2 型糖尿病患者在确诊时即开始检查眼底,并每年随诊一次。对于妊娠糖尿病的患者,应在妊娠前或妊娠初期 3 个月开始筛查眼底。

参 考 文 献

郝晓璐,侯豹可,姚毅,2014.糖尿病视网膜病变的视功能检测[J].解放军医学院学报,35(10):1068-1071.

黄叔仁,张晓峰,2016.眼底病诊断与治疗[M].北京:人民卫生出版社:294-305.

刘雅慧,张兰,2017.中医药治疗糖尿病视网膜病变研究进展[J].国际中医中药杂志,39(6):567-569.

庞荣,马军玲,冯震,等,2013.中医药针刺治疗糖尿病性视网膜病变的进展[J].现代中西医结合杂志,22(36):4102-4104.

王涵,王皓月,2016.糖尿病视网膜病变进展的危险因素分析[J].华西医学,31(5): 889 - 892.

王小玲,胡咏梅,2015.糖尿病患者视网膜病变患病率及影响因素分析[J].中国现代医生,(2): 14 - 16,23.

魏伟,魏春惠,2004.中西医结合治疗糖尿病性视网膜病变黄斑水肿临床观察[J].江苏中医药,25(4): 35.

魏文斌,杨丽红,2014.同仁荧光素眼底血管造影手册[M].北京:人民卫生出版社,225 - 228.

杨文英,2018.中国糖尿病的流行特点及变化趋势[J].中国科学(生命科学),48(8): 812 - 819.

杨宇,田敏,吕红彬,2015.糖尿病视网膜病变的治疗进展[J].眼科新进展,35(5): 497 - 500.

张承芬.2010.眼底病学[M].2版.北京:人民卫生出版社: 260 - 295.

张凤俊,易敬林,李晶明,等,2016.糖尿病视网膜病变发病机制研究进展[J].眼科新进展,36(6): 584 - 587.

张建文,马丽,马凤仙,2013.糖尿病视网膜病变发生发展的相关因素分析[J].国际眼科杂志,(11): 2262 - 2266.

张玉娴,刘颖,杨叔禹,2015.糖尿病视网膜病变的中医研究进展[J].中医药通报,14(2): 70 - 72.

赵艳青,李青松,项敏泓,等,2018.糖尿病视网膜病变的用药规律总结[J].中成药,40(1): 208 - 213.

郑大凤,冯敏,李琳玲,2012.糖尿病视网膜病变的防治[J].国际眼科杂志,12(7): 1289 - 1291.

中华医学会糖尿病学分会,2018.中国2型糖尿病防治指南(2017年版)[J].中国实用内科杂志,38(4): 292 - 344.

中华医学会眼科学会眼底病学组,2014.我国糖尿病视网膜病变临床诊疗指南(2014年)[J].中华眼科杂志,50(11): 851 - 865.

中华中医药学会,2011.糖尿病视网膜病变中医防治指南[J].中国中医药现代远程教育,9(4): 154,155.

祝伟,苏冠方,王晨光,等,2013.糖尿病视网膜病变的病理机制和新型药物研究进展[J].中国老年学杂志,33(5): 1207 - 1210.

第十二章 病理性近视黄斑病变

第一节 概 述

病理性近视黄斑病变(pathological myopic maculopathy，PMM)，主要见于眼轴>26.5 mm 或屈光度>-6.00 D 的高度近视，由于眼轴进行性变长，后巩膜葡萄肿形成，后极部受到持续性牵拉，黄斑供血供氧不足，出现退行性改变，如视网膜色素上皮层和脉络膜毛细血管萎缩，黄斑中心凹还可发生出血、漆样裂纹、Fuchs 斑，以及病理性近视脉络膜新生血管，严重者甚至出现黄斑劈裂、黄斑裂孔、视网膜脱离等病理改变。目前，病理性近视性黄斑病变已近成为人类视觉损害及失明的主要原因之一，这种情况在东亚地区尤为严峻。影像学技术如光学相干断层成像和三维磁共振成像术等的发展，为观察病理性近视相关并发症的病变细节提供了可能。新的治疗手段如玻璃体内注射抗血管内皮生长因子类药物和玻璃体-视网膜手术的出现则使病理性近视的预后得到了改善。而在如何延缓病理性近视相关并发症进展和治疗黄斑视网膜萎缩方面，临床上还面临着极大的挑战。

中医学中并无近视性黄斑病变此类病名，而根据患者视物昏朦、色觉异常、视物不见等症状，将其归于"瞻视昏渺""视瞻有色""暴盲"等范畴。其基本病因是以肾、肝、脾虚为本，瘀、痰、湿实为标。虚者，目无所养，神光不得发越，《审视瑶函·目为至宝论》载"神光者，谓目中自然能视之精华也。夫神光原于命门，通于胆，发于心。"实则经脉受阻，气血运行不畅而发为本病，其病总属本虚而标实，辨证多从肝、脾、肾三脏入手。

第二节 流 行 病 学

流行病学调查显示，全球约有 1.63 亿人患有高度近视(占总人口的 2.7%)，由于环境因素和生活方式的变化，高度近视及病理性近视的发病率还在逐年上升。

一、人口学

在区域分布上，亚裔人群的高度近视患病率远高于非亚裔人群。非亚裔人群中，青年人的高度近视患病率为 2%~2.3%，中老年人的高度近视患病率为 1.6%~4.6%；而在亚裔人群中，青年人的患病率则达到 6.8%~21.6%，中老年人的患病率为 0.8%~9.1%。我国青少年的高度近视患病率在 6.69%~38.4%之间。在高度近视的众多并发症中，黄斑脉络膜新生血管是最常见的威胁视力的高度近视并发症，占高度近视人群的 4%~

11%,其中 12%~41% 为双眼受累,相对于正视眼,屈光度>-5.00 D 时出现脉络膜新生血管的概率是其 9 倍,发生视网膜脱离的终生风险约为 9.3%;高度近视患者发生黄斑裂孔的概率约为正常人的 10 倍,高达 6%。国外研究表明,黄斑裂孔总发生率为 0.5%~4%,国内报道为 5.4%~14.4%,而近视性黄斑裂孔视网膜脱离又占近视性视网膜脱离的58%~67.5%。Fuchs 斑虽然可发生于年仅 14 岁的少年,但绝大部分在 30 岁以后,平均年龄>40 岁,在有 Fuchs 斑的高度近视患者中,79%年龄在 40 岁以上,同样漆裂纹的发生也与年龄有很大关系。并发症中黄斑劈裂患病率为 9%~20%,在黄斑劈裂的发展过程中有 21%~43%的人出现视网膜脱离、黄斑裂孔等严重并发症。而一般来说高度近视所导致永久性视力损害,甚至失明,目前已为我国第二大致盲原因。

二、遗传和基因

许多群体和家系研究表明,病理性近视具有多种遗传方式,主要包括常染色体隐性或显性遗传,X 连锁遗传,且具有高度的遗传异质性。其中常染色体隐性遗传是最常见的遗传方式。部分关于双胞胎的研究显示,相对于异卵双胞胎,同卵双胞胎的屈光不正和屈光组成成分有着更高的一致性。

在基因方面,迄今已识别了 4 个独立的而非综合征的与高度近视有关的基因位点,主要位于常染色体上并且有高度的外显率。这为高度近视的遗传异质性提供了进一步的证据。

三、外界因素

病理性近视的外界因素主要有户外活动较少、近距离工作、惯用灯光、形觉剥夺、像质改变、微量元素缺乏、受教育程度等,此外也有研究表明其与智商水平、ABO 血型也有一定的关系。目前的大多数研究表明后天环境因素是引起单纯性近视的主要原因,对轻中度近视的发病有着重要的影响,但是对于高度近视是否有重要作用还需要做大量的临床基础研究工作。

第三节 现代医学的认识

一、发病机制

病理性近视的发病机制极为复杂,遗传已被确认为主要因素。研究表明,由于自身免疫反应和循环免疫复合物的聚集造成巩膜损伤,切断了巩膜分子间与分子内的联系,巩膜细胞外基质的发生重塑,后极部巩膜胶原积聚减少,巩膜变薄,组织丢失,胶原纤维直径变小,使得巩膜的生物力学特征发生改变,加上局部血液动力学的改变,从而使视网膜、脉络膜血液循环减弱,缺血、缺氧,最终导致视网膜和脉络膜变性,巩膜变薄和后巩膜形态改变,眼轴延长,进而引起一系列眼底改变。

有学者对近视的雏鸡模型进行研究发现,近视患者脉络膜存在循环缺血且脉络膜大血管存在狭窄或堵塞现象。脉络膜血管狭窄或堵塞可能会阻断脉络膜血流并导致组织纤维化,最终发展为脉络膜和视网膜萎缩。有研究显示,后极部漆样裂纹的发生是由于眼轴延长带来的拉力所导致的玻璃膜撕裂,而眼科手术后易发生后极部漆样裂纹也进一步提示了机械力在其发生中的作用。此外,血管和缺血因素也被认为参与了脉络膜和视网膜萎缩及后极部漆样裂纹的发生过程。研究发现,后极部漆样裂纹在近视性脉络膜新生血管患眼中的发生率很高,提示这两种病变之间存在一定的关联。

眼轴的病理性增长使玻璃膜变性开裂并牵拉其下的脉络膜毛细血管,导致血管破裂而发生单纯黄斑出血。同时眼轴增长使血流速度减慢导致眼底微循环障碍,后极部慢性缺血缺氧,脉络膜毛细血管萎缩硬化并部分消失,进而色素上皮细胞发生失代偿,导致光感受器、Müller细胞和色素上皮细胞等缺氧,使血管内皮生长因子表达上调,最终导致近视脉络膜新生血管的形成。此外,近视脉络膜新生血管的发生也受遗传因素、年龄、区域和种族等因素的影响。但并非近视的程度越深,发生脉络膜新生血管的概率越大,若近视度数过深,眼球过长,后极部大片萎缩,反而看不到新生血管。另外,视网膜色素上皮-玻璃膜-脉络膜毛血管复合层撕裂后,纤维组织填充修复的结果则为近视脉络膜新生血管进入视网膜下提供了组织间隙,从而导致了黄斑出血、水肿,晚期则由于近视脉络膜新生血管的梗死及色素增殖表现为Fuchs斑。

黄斑视网膜劈裂和裂孔形成是因为玻璃体后皮质与黄斑内界膜贴合较为紧密。当黄斑玻璃体与视网膜粘连并发生玻璃体不完全后脱离时就可产生牵拉力,牵拉黄斑视网膜进而引起劈裂、裂孔;或者是因为高度近视患者眼轴不断延长,导致了球后部分巩膜不断向后扩增形成后巩膜葡萄肿,而视网膜的延伸度远小于巩膜,从而形成了对视网膜的反向垂直牵拉,导致视网膜层间分离。另外也有学者认为其与高度近视视网膜脉络膜变性后,视网膜神经上皮层和色素上皮层黏附能力降低、视网膜动脉牵拉、玻璃体液化及水化作用有关,其进一步发展则可形成视网膜脱离。

二、临床表现

根据病理性近视黄斑病变的特征性改变及其相应的发病机制,笔者认为可以将其分为漆样裂纹性黄斑病变、新生血管性黄斑病变、萎缩性黄斑病变、牵引性黄斑病变进行分类描述。

(一) 漆裂纹性黄斑病变

1. 漆裂纹(lacquer cracks)

漆裂纹又称为龟裂样变、闪电纹及假性血管条纹。漆裂纹是指眼底后极部出现的黄白色线状、网状、分枝状条纹,边缘不齐,数量不等,发生在黄斑者可排列呈放射状,其走行方向不定,可与脉络膜血管垂直或平行,形似旧漆器上的裂纹。其主要发生在黄斑或黄斑周围,绝大部分伴有后巩膜葡萄肿,是高度近视眼的特征性改变。Klien等根据漆裂纹样病变的数量将漆裂纹病变分为两级:眼底有1~2条裂纹为Ⅰ级,有3条以上或呈网状者属Ⅱ级。曹景泰等根据漆裂纹样病变的发生部位将其分为黄斑型、视盘颞侧型和盘斑复合型。漆裂纹的主要原因是视网膜色素上皮-玻璃膜-脉络膜毛细血管复合体机械破损及修复的结果,因视网膜色素上皮萎缩,荧光素眼底血管造影为透见荧光。单纯位于黄斑中心凹外的漆裂纹并不一定对视力构成影响,然而,由于漆裂纹往往发生于已有较严重后极部病变的高度近视眼,所以患者的视功能常因其他病变而受损。当漆裂纹波及黄斑中心凹时,可引起视物变形及相对旁中心暗点,可导致蓝色及红色视野缩小,尤以蓝色为著,并可诱发视网膜下新生血管及黄斑出血,是视力进一步受损的先兆。漆裂纹往往可以导致单纯型黄斑出血或脉络膜新生血管膜,当出血或脉络膜新生血管膜波及黄斑时,往往导致视力严重下降,甚至永久丧失。因此,有人把漆裂纹看作高度近视眼严重眼底改变的标志。

2. 单纯性高度近视黄斑出血

单纯性黄斑出血与漆样裂纹形成相关,因此又可称之为漆样裂纹性黄斑出血,是由于玻璃膜裂开,牵拉其下的毛细血管破裂而导致的出血,眼底无脉络膜新生血管形成,出血形状为类圆形,边界清晰,大小从 1/5 ~ 1 PD 不等,出血灶周围无渗出及水肿,出血灶内及边缘无青灰色病灶。由于出血范围多比较局限,所以预后一般较好。有些病例出血吸收后仍有眼前小条状暗影及视物变形,甚至视力下降,是因漆样裂纹穿过黄斑中心凹而影响视力的缘故。但是由于单纯性黄斑出血过程中玻璃膜破裂,其完整性遭到破坏,存在再次出血的可能。当有脉络膜血管经破裂处长入视网膜时,即导致新生血管膜形成,进而引起复发性的出血。因此,对于单纯型病理性黄斑出血患者应当重视追踪随访观察。

(二)新生血管性黄斑病变

1. 视网膜下或脉络膜新生血管

新生血管多伴有出血,当新生血管累及黄斑时对视力的影响尤为明显,临床上可表现为视力下降、中心暗点和视物变形,特别是眼轴>26.5 mm,近视度数≥10.0 D 的重度近视。检眼镜下可见暗红色出血灶,多为圆形,1 ~ 2 个左右,病灶通常较小而局限,58% ~ 74% 累及黄斑中心区,镜下新生血管膜呈灰白色的圆形或椭圆形,边缘可有色素沉着,多伴有浅层的视网膜脱离。出血局限在视网膜神经上皮深层,极少出现硬性渗出。

2. Fuchs 斑(Fuchs' spot)

Fuchs 斑是指高度近视眼黄斑的圆形或不规则病灶。患者可有视物变形、视力下降及中心暗点,似有薄纱样物遮住中央视线等。检眼镜下 Fuchs 斑呈圆形或椭圆形、边界清晰、微微隆起,大小 0.3 ~ 1 PD,黑色,有时在黑斑边缘可见出血。Fuchs 斑见于单眼或双眼,也偶有一眼的眼底中见到两个黑斑。有时黑斑可扩大,或黑斑可变为灰色或灰白色,在斑块四周有萎缩带。目前普遍认为脉络膜新生血管延伸至色素上皮层下,引起色素上皮层下出血机化,刺激色素上皮增生,是形成 Fuchs 斑的主要原因。这种眼底改变,绝大部发生在 30 岁以后,平均年龄>40 岁。随着时间的推移(多在 3 ~ 5 年之内),Fuchs 斑周围出现环形脉络膜视网膜萎缩,严重时波及黄斑甚至整个眼后极部,严重影响视力。

单纯性高度近视黄斑出血和新生血管型黄斑出血,往往需要借助荧光素眼底血管造影检查、吲哚青绿血管造影检查、光学相关断层扫描及眼底光学相干断层扫描血管成像等辅助检查加以鉴别。其主要表现为急性、无痛性视力下降、中心暗影及视物变形,可以发生于高度近视的各个年龄层次,覆盖面相对较广,对视力影响较为严重。

(三)萎缩性黄斑病变

黄斑脉络膜萎缩,其萎缩程度及形态有多种,主要包括弥漫性脉络膜浅层萎缩、局灶性脉络膜深层萎缩、广泛性脉络膜深层萎缩。轻者仅表现为色素沉着,境界不清,明显者为色素上皮萎缩及脉络膜毛细血管层萎缩,其境界较清,病灶呈灰黄色,脉络膜大血管清楚可见,有时可见硬化的脉络膜血管。严重者为完全性黄斑脉络膜萎缩。黄斑为一大片白色病灶所代替,白色处为巩膜组织的暴露,上述改变多伴有视盘周围脉络膜萎缩。

(四) 牵引性黄斑病变

1. 黄斑视网膜前膜

病理性近视黄斑视网膜前膜多是由于玻璃体不完全后脱离,残留于视网膜表面的玻璃体皮质增生,或玻璃体后脱离时牵拉视网膜内界膜,使之产生裂隙而引起细胞移行所致。早期纤维膜菲薄透明、收缩扭曲尚不明显,患者可无明显症状,当纤维膜较厚并遮挡中心凹,或收缩明显时可出现黄斑裂孔、牵拉性视网膜脱离等,进而影响视力。

2. 黄斑裂孔

黄斑裂孔是指黄斑内界膜至感光细胞层发生的组织缺损,患者表现为视力不同程度的下降,视物变形,其中央注视点为暗点。其性质多为萎缩性裂孔,眼底可见黄斑中心呈圆形或椭圆形的红斑,为 1/3~1/2 PD 大小。在裂隙灯联合接触镜或前置间接检眼镜下可见视网膜窄光带中断现象,裂孔区裸露视网膜色素上皮,孔周有淡灰色的环,系浅的神经上皮水肿或脱离所致,孔内可有黄色颗粒,有时孔前可见漂浮的盖膜。对无症状的黄斑裂孔,在视力和黄斑裂孔大小相对稳定时,应进行密切随访。当出现视力下降、黄斑裂孔变大、玻璃体-视网膜牵引、视网膜前膜时,多主张手术治疗。

3. 黄斑劈裂

当近视性视网膜劈裂(myopic retinoschisis, MRS)位于黄斑中心凹处则称为黄斑劈裂,是视力损伤的主要原因。黄斑劈裂是指感光视网膜神经上皮内丛状层或外丛状层的层间分离,形成一个或多个大小不等的无反射的囊腔,层间有垂直桥状或柱状光带结构相连,劈裂区视网膜厚度明显增加,多见于神经纤维层和外丛状层。根据视网膜劈裂形态的不同分为外层劈裂、内层劈裂、全层劈裂;根据黄斑劈裂是否伴随并发症分为单纯劈裂、劈裂伴中心视网膜脱离、劈裂伴黄斑裂孔。黄斑劈裂合并黄斑牵引或黄斑视网膜前膜者,黄斑脱离及劈裂加重,往往提示预后不好,可进一步发展成黄斑裂孔、中心视网膜脱离引起视功能严重受损甚至致盲,患病率高达 9%~20%。仅有黄斑劈裂而无视网膜其他异常者,黄斑劈裂和视力可以保持长久不变。由于黄斑劈裂于检眼镜下难以发现,多被误诊为扁平视网膜脱离和黄斑水肿,临床上可通过光学相干断层成像明确黄斑劈裂的类型及范围。黄斑劈裂临床上早期没有特殊症状,随着病变的发展,可出现视物漂浮感、视力下降、视物变形、视野缺损等主要表现。研究发现黄斑中心劈裂较非中心劈裂的视功能损伤严重,可能和黄斑劈裂中外层劈裂占多数有关,外丛状层是光感受器和双极细胞神经纤维的连接处,中心劈裂破坏了视锥细胞和双极细胞一对一的联合,神经细胞间的突触传递受阻,视觉通路中断,视功能严重受损;而非中心劈裂视觉通路完整性受影响不大,黄斑中心视网膜仍可对视觉信息进行很好地获取。

4. 黄斑裂孔性视网膜脱离(macular hole retinaldetachment,MHRD)

黄斑裂孔是黄斑裂孔性视网膜脱离的最直接原因,由于高度近视患者的玻璃体液化变性,发生玻璃体的后脱离,当有局部组织增生时可形成黄斑视网膜前膜,随着病情的发展可对视网膜产生持续的牵拉,此时容易导致视网膜劈裂,进一步发展则可导致黄斑裂孔的形成,患者发病初期眼前多有漂浮物、闪光感(photopsia)或幕样遮挡等症状,早期脱离范围局限于后极部,随着病程的延长,脱离向下方和颞侧发展,以至全脱离,脱离的视网膜呈灰白色隆起,起伏不平,患者视力不同程度下降,甚至仅存光感。虽然其视网膜脱离是以黄斑裂孔性视网膜脱离为主,但临床上仍有部分视网膜脱离而不伴有黄斑裂孔的情况存在,即表现为单纯的视网膜下液。

三、特殊检查

(一)眼底照相

2015年病理性近视 Meta 分析研究组建立了近视性黄斑病变的国际影像学分类和分级系统,将伴有弥漫性脉络膜视网膜萎缩或更为严重的黄斑病变的近视定义为病理性近视,其中将近视性黄斑病变分为5个类别(表12-1)。

表 12-1 近视性黄斑病变分类

分类	近视性视网膜改变	眼底特征
分类0	无近视性视网膜改变	
分类1	视网膜格子样改变	中心凹和弓状血管周围的脉络膜血管边界清晰
分类2	弥漫性脉络膜和视网膜萎缩	后极部呈黄白色,大小不限
分类3	片状脉络膜和视网膜萎缩	边界清晰的灰白色灶,大小在1至多个脉络膜小叶之间
分类4	黄斑萎缩	边界清晰的圆形脉络膜和视网膜萎缩灶,呈灰白色或白色围绕在退化的纤维血管膜周围
附加病变	后极部漆样裂纹	黄色线性病灶
	脉络膜新生血管	活动性脉络膜新生血管伴有渗血或出血,并可能出现浆液性视网膜脱离
	Fuchs 斑	代表近视性脉络膜新生血管的干性纤维血管瘢痕的色素斑
	后巩膜葡萄肿	后极部巩膜局部膨出,其曲率半径小于周围眼球壁的曲率半径

(二)荧光素眼底血管造影和吲哚青绿血管造影

由于病理性近视黄斑病变的出血、渗出等几种表现与常见的影像学特征无差别,因此本书仅列特征性病变的影像学特征以供参考。

1. 漆裂纹病变

荧光素眼底血管造影早期透过部分萎缩的脉络膜毛细血管,病灶呈不规则、不连续的强荧光;动静期荧光增强;晚期病变组织轻度着色,并有较强荧光,但无渗漏。吲哚青绿血管造影显示黄斑线状或网状弱荧光条纹,晚期显示轮廓清楚。

2. Fuchs 斑

荧光素眼底血管造影视网膜下新生血管在造影早期及中期最清晰,荧光素渗漏呈颗粒状、绒球状或不规则花边状等;后期呈扩散形或边缘模糊不清。若有出血或色素,则见弧形荧光遮蔽区。出血吸收期造影可见色素堆积遮挡荧光。后期瘢痕组织着色,白色机化斑可呈现假荧光。吲哚青绿血管造影晚期显示黄斑圆点状弱荧光,而边缘为弥漫性强荧光。

3. 视网膜下或脉络膜新生血管

典型性脉络膜新生血管在荧光素眼底血管造影早期有边界清晰的强荧光,晚期进行性荧光素渗漏,积存于色素上皮层下或神经视网膜下,形成局限性强荧光。隐匿性脉络膜新生血管在造影上主要表现为新生血管膜,可分为两种：① 纤维血管性色素上皮脱离(fibrovascular pigment epithelial detachment, FPED),荧光素眼底血管造影早期,荧光素钠注射 1~2 min 时,出现一个小而不规则的色素上皮层下强荧光区,几分钟内荧光逐渐增强,至造影晚期,出现视网膜下组织染色或荧光渗漏。② 不明来源的晚期渗漏,荧光素眼底血管造影早期无边界清晰的强荧光出现,荧光素钠注射后 2~5 min,色素上皮层出现无源性荧光渗漏,常表现为斑点状强荧光,伴有神经上皮下染料积存。混合型则兼具两者表现。与年龄相关性黄斑变性不同,近视脉络膜新生血管在荧光素眼底血管造影晚期很少见到荧光素渗漏超出病灶。吲哚青绿血管造影显示其形态呈膜状或热点状强荧光,周围的脉络膜呈弱荧光,至造影晚期维持淡荧光。

4. 脉络膜视网膜萎缩

荧光素眼底血管造影检查显示萎缩灶为弱荧光,早期充盈的粗大脉络膜血管穿行其间,表面可见正常的视网膜血管。造影晚期萎缩灶持续染色,不出现荧光素渗漏。吲哚青绿血管造影检查显示萎缩灶呈弱荧光,少数粗大脉络膜血管穿行;造影晚期萎缩灶呈弱荧光,而正常脉络膜组织随染料逐渐排空,呈淡荧光。

（三）光学相干断层成像

1. 视网膜下或脉络膜新生血管

临床上可通过脉络膜新生血管生长方式可将光学相干断层成像图像分为 3 型：① 1 型脉络膜新生血管,与脉络膜新生血管相关的异常反射信号位于色素上皮层反光带之下。病灶部位可见色素上皮层反光带呈梭形或局部不规则增厚,以及与脉络膜新生血管相关的各种形式的色素上皮脱离。② 2 型脉络膜新生血管,与脉络膜新生血管相关的异常反射信号位于色素上皮层与神经上皮层之间,色素上皮层反光带中断和（或）不规则增厚,多伴有神经感觉层脱离。③ 混合型脉络膜新生血管,具有以上两种类型的表现。

脉络膜新生血管不同时期的光学相干断层成像表现也有所不同：① 活动期图像,视网膜下穹隆型圆顶状高回声反射,色素上皮层连续性破坏,拱起的视网膜组织被不连续的视网膜色素上皮层分隔成上腔隙和下腔隙,伴邻近视网膜下积液,脉络膜新生血管下方脉络膜巩膜信号减弱。② 瘢痕期图像,因色素沉着引起的瘢痕表面高反射信号伴下方信号遮蔽。③ 萎缩期图像,脉络膜新生血管扁平化发展,病灶下方脉络膜信号甚至巩膜信号较相对邻近视网膜组织增强。

2. 黄斑裂孔

不同类型的黄斑裂孔表现不同,全层黄斑裂孔表现为黄斑中心凹正常形态消失,中心凹处视网膜神经上皮层组织反射光带全层断开,断裂处组织疏松,其下方脉络膜复合带组织局部反射增强。板层黄斑裂孔又可分为内板层孔和外板层孔,前者主要表现为视网膜内层组织的缺失,视网膜外层组织可有不同程度的保留;后者内层组织尚完整,只有外层的组织结构缺损。孔缘多伴有视网膜神经纤维层增厚、水肿,视网膜表面可见中、高反射光带与之粘连。

3. 黄斑劈裂

典型的黄斑劈裂表现为后极部视网膜神经上皮增厚,在视网膜神经上皮层间有裂隙样的光学空间,其间有斜行或垂直的桥状或柱状光带相连,以及视网膜色素上皮层前薄的中等程度反射,劈裂区常伴有局限性视网膜脱离、黄斑视网膜前膜、黄斑裂孔等。

4. 黄斑视网膜前膜

表现为与黄斑视网膜内层相连的中高增强增宽的光带,有时前膜与视网膜内表面广泛粘连而难以分辨其界限,有时可呈团块状向玻璃体腔凸起,视网膜皱褶,可伴有黄斑中心凹变浅甚至消失,中心厚度增加。如果黄斑视网膜前膜围绕中心凹,产生向心性收缩,中心凹呈陡峭状或狭小的外形,形成假性黄斑裂孔。当有牵拉性玻璃体后脱离时,可见一中等反射条带与视网膜分开,呈不规则的曲线状或半弧形漂浮于后玻璃体腔中。

5. 黄斑视网膜脱离

表现为两种形态:一种是单纯性视网膜脱离。另一种表现为黄斑裂孔合并局限性视网膜脱离,表现为小而局限、边界清楚的视网膜神经上皮层与色素上皮层脱离,通常还可以观察到增厚的视网膜内界膜,表现为光带增粗信号增强;以及增厚和增殖的玻璃体后界膜,表现为连续的不光滑条带,将视网膜拉向玻璃体,可出现视网膜内层的小型暗性低反射囊腔。

（四）光学相干断层扫描血管成像

光学相干断层扫描血管成像可以显示眼底不同层面及不同类型的脉络膜新生血管,1型脉络膜新生血管的血流信号位于视网膜色素上皮与玻璃膜之间,可以用脉络膜毛细血管层面来显示,图像上可呈扇形、海蛇头形和不规则形;2型脉络膜新生血管则可在色素上皮层上见到血流信号,可用外层视网膜层面来显示,通常显示为肾小球形或水母样。

（五）眼电生理

本病病程早期视网膜电图正常。发生脉络膜视网膜萎缩时,视网膜电图反应轻度非典型降低。眼电图反应降低提示早期色素上皮受损。

（六）视野和微视野检查

本病常见的视野改变有生理盲点扩大、旁中心暗点、散在暗点、与生理盲点颞侧相连的弧形暗点等,当并发视网膜脱离时,可出现大片视野缺损。微视野检查包括局部视网膜功能检查和注视点检查,能在直视眼底条件下定量、定位检查中心20°~40°视野范围。该检查的最大特点是可实现视网膜形态与功能对应,研究发现,伴有黄斑病变与不伴有黄斑病变的患眼相比,平均敏感度、固视稳定性均有下降,并有旁中心固视点形成。

（七）其他

（1）色觉和光觉检查:当病变涉及黄斑或者周围脉络膜视网膜时,可出现红色感觉异常,其异常程度与近视程度呈正相关。患者光敏感性降低,多有不同程度夜盲表现。

（2）对比敏感度检查:主要表现为高频区敏感度下降、中高频段显著降低、全频段显著降低等。

四、鉴别诊断

（一）年龄相关性黄斑变性

萎缩型年龄相关性黄斑变性黄斑出现脉络膜视网膜地图状萎缩灶,暴露脉络膜大血管,可能与病理性近视的脉络膜视网膜萎缩灶混淆,但萎缩型年龄相关性黄斑变性发病年龄晚,多超过 55 岁。病灶周围可见玻璃膜疣,不伴有高度近视。渗出型年龄相关性黄斑变性存在视网膜下新生血管,但发病年龄晚,不具有视盘周围近视弧形斑、漆裂纹等病理性近视特征性改变,患者屈光状态没有特异性。

（二）渗出性视网膜脱离

渗出性视网膜脱离是一种继发性视网膜脱离,主要是由视网膜或脉络膜肿瘤、炎症、血管病变及系统性疾病等导致视网膜内外屏障损伤而引起的,其形态可随体位变动而变动,眼底检查可见表面光滑的视网膜隆起、飘动,无牵拉皱褶及视网膜裂孔,视网膜下积液具有移动性,其预后差异性较大,主要取决于原发病的类型。

（三）无脉络膜症

无脉络膜症为 X 染色体隐性遗传性疾病。脉络膜全层及视网膜色素上皮层弥漫萎缩消失,严重者仅黄斑残存脉络膜组织,荧光素眼底血管造影检查早期显示强荧光,晚期广泛无荧光区,伴稀疏粗大的脉络膜血管影。不伴有高度近视及后巩膜葡萄肿等病变。

（四）脉络膜毛细血管萎缩

脉络膜毛细血管萎缩按病变发生部位分为中央晕轮状脉络膜萎缩、绕视盘型脉络膜萎缩及弥漫性脉络膜萎缩。本病多为常染色体显性遗传,个别为常染色体隐性遗传,中青年起病,双眼发病。其典型眼底表现为脉络膜毛细血管血管层及色素上皮层萎缩或缺失,但不具有病理性近视眼的屈光表现,且病灶区以外眼底正常。

五、治疗原则

由于对病理性近视的病因尚未完全了解,眼球增长机制也不完全明确,因此,对近视性黄斑病变的治疗更多的是针对性治疗,而无法从根本上加以治疗。

单纯性黄斑出血主要是通过口服药物进行治疗,而对于伴有新生血管的出血,其治疗方法较多,包括视网膜激光、光动力疗法、抗血管内皮生长因子、经瞳孔温热疗法、糖皮质激素球内注射及其他药物治疗等非手术治疗,也可通过新生血管切除、黄斑转位等手术方式治疗,但其安全性及有效性仍需更多的临床研究加以证实,对于靶向治疗、基因传输治疗等较新的治疗方法,也为新生血管的治疗提供了新的思路,对于新生血管性黄斑出血我们则更加提倡采取联合治疗方式,其效果比采用单一治疗方式更加明显。

对于无扩大迹象、患者中心视力保持得较好的单纯性黄斑裂孔,多主张随访观察,对于有合并视网膜脱离及中心视力下降明显,或裂孔有明显增多趋势的裂孔及视网膜脱离的患者主要是通手术治疗,其目的是为了解除黄斑牵拉或使视网膜复位,手术方式包括单纯玻璃体注气术、黄斑扣带术(macularbuckling, MB)、后巩膜加固术及玻璃体切除术。手术效果一般较好,但也可能增加出血、感染等风险,术后仍有复发可能。

黄斑脉络膜视网膜萎缩目前尚无有效的治疗方法,主要是通过营养神经、促进局部血液循环、抗氧化应激的对症治疗,减缓视神经的萎缩,降低新生血管增生的可能性,一定程度上保护患者视力。Fuchs 斑、漆裂纹则可参考黄斑出血的治疗,黄斑劈裂治疗可参考黄斑裂孔及视网膜脱离治疗。

六、治疗方法

临床上针对近视性黄斑病变治疗主要集中在病理性近视黄斑新生血管、黄斑裂孔及黄斑裂孔性视网膜脱离的治疗上。

（一）病理性近视黄斑新生血管的治疗

1. 激光光凝

激光是目前临床上常用治疗中心凹 0.2 mm 以外的脉络膜新生血管的方式。但其为非选择性烧灼，对新生血管上的视网膜及其下的色素上皮细胞一起破坏，在治疗后可造成全层视网膜损伤，使治疗部位对应的视野视力永久性丧失。临床观察显示即使激光治疗在最初的 2~24 个月内可以改善视力，但随着时间延长，视力改善逐渐不明显，并且有中心凹损伤、视网膜下出血、色素上皮撕裂、激光瘢痕扩大等并发症，复发率也较高。

2. 经瞳孔温热疗法

该疗法是对脉络膜和视网膜进行阈值下的光凝，使得脉络膜新生血管发生萎缩或者瘢痕化，而对神经视网膜则没有严重的损伤作用。Atamaca 等报道经瞳孔温热疗法对典型脉络膜新生血管和隐匿型脉络膜新生血管均有治疗作用，对周围组织存在相对较小的损伤，能保持和提高视功能。经瞳孔温热疗法治疗费用低，容易在基层广泛推广，但其疗效的最终评价及脉络膜新生血管的复发率仍需长期临床观察。

3. 光动力疗法

可选择性封闭脉络膜新生血管，从而破坏异常的新生血管，而对正常的视网膜神经上皮组织基本没有损伤，是目前公认的方便、安全和有效的治疗近视脉络膜新生血管的方法。但光动力疗法治疗脉络膜新生血管的同时也可能导致包括脉络膜灌注延迟、脉络膜大血管的阻塞、漆裂纹样病变和视网膜下纤维化在内的一系列并发症。由于高度近视患者本身存在脉络膜和视网膜的萎缩变性，会对引起的损伤更为敏感，而且高度近视患者的脉络膜新生血管具有自限性，使治疗效果没有湿性年龄相关性黄斑变性明显。Moshfeghi 等对光动力疗法治疗后的组织进行病理学研究后显示，光动力疗法只能阻塞部分血管，不能永久地完全阻塞，对脉络膜新生血管再生的问题仍无法解决。

4. 抗血管内皮生长因子

对于近视脉络膜新生血管的主要治疗方案有"3 次玻璃体注射抗 VEGF 药物（抗血管内皮生长因子）+按需重复注射"（3+PRN）和"1 次玻璃体注射抗 VEGF 药物（抗血管内皮生长因子）+按需重复注射"（1+PRN）两种。大多数研究显示，在接受两种不同方案治疗 12 个月后，患者最佳矫正视力无显著差异。且 1+PRN 的治疗频次更低，发生不良反应的风险更小，患者的经济负担也更轻，因此笔者更加推荐将 1+PRN 作为本病的一线治疗方案。但不论采取何种方式，患者在确诊近视脉络膜新生血管后都应尽早治疗，越早治疗，保存的视功能越好。

5. 糖皮质激素球内注射

糖皮质激素能抑制细胞免疫，减轻炎症及维持毛细血管的通透性，能抑制成纤维细胞分化和色素上皮细胞的增殖。同时，通过抑制血管外基质的转换而诱导血管内皮细胞功能改变，或间接促进炎症细胞形成抗血管生成的刺激因子，抑制血管形成相关因子的活性，而防止新生血管的形成。其治疗脉络膜新生血管的主要方式为玻璃体腔内注药，能够取得一定疗效，但激素的使用可能引起皮质类固醇性青光眼、并发性白内障等眼部并发症的风险，需要慎重考虑。

6. 联合疗法

由于脉络膜新生血管的病因病机尚未完全明确,单一疗法有许多不足之处,因此可以采用联合疗法。联合疗法的理论源于光动力疗法治疗后发现有组织水肿的增加,同时使血管内皮生长因子的表达增加。光动力疗法联合抗血管内皮生长因子和(或)抗炎药物,可以提高疗效,减少脉络膜新生血管的复发,减少光动力疗法的治疗次数,减少眼内注射的次数。目前,联合疗法的组合有光动力疗法联合抗血管内皮生长因子药物、光动力疗法联合曲安奈德、抗血管内皮生长因子联合曲安奈德、光动力疗法联合抗血管内皮生长因子和抗感染治疗的三联及多联疗法等。联合疗法将成为未来治疗的主要趋势,但各种疗法联合的适应证、剂量和实施时机、远期疗效等仍是亟待解决的问题,应通过规范化的前瞻、随机、双盲、对照、多中心的临床试验对其进行科学的评价,以寻找脉络膜新生血管治疗的最佳方案。

7. 手术治疗

(1)后巩膜加固术:其应用于近视性脉络膜新生血管的治疗尚处于探索阶段。近视性脉络膜新生血管的发生假说为眼轴增长,对视网膜的机械牵拉力增大,导致抗血管生成因子失衡,最终导致新生血管生成。后巩膜加固术可缩短眼轴,减少视网膜牵拉,对预防高度近视并发脉络膜新生血管具一定的积极作用,虽不可治愈,但可减缓新生血管的发展,提升视力。

(2)单纯黄斑下脉络膜新生血管切除和黄斑下脉络膜新生血管切除联合黄斑转位术:尽管可取得一定的疗效,但由于其并发症多,大多数病例术后视力恢复不理想,当前仍较少采用,且目前缺乏足够的随机、双盲和多中心研究来肯定其长期的安全性和有效性。

8. 其他治疗

靶分子治疗作为一种新颖的治疗手段,迄今已被广泛应用于脉络膜新生血管的相关动物实验及临床研究中,其主要是通过某些分子作用于血管生成因子、细胞外基质、血管内皮细胞,从而抑制或逆转脉络膜新生血管的形成。此外,还包括靶向治疗、基因传输等新的治疗方法,也为脉络膜新生血管治疗提供了新的思路。

(二)黄斑劈裂、黄斑裂孔和黄斑裂孔性视网膜脱离的治疗

1. 随访

对无症状的黄斑劈裂及黄斑裂孔,视力和黄斑裂孔大小相对稳定的患者,应进行密切随访;对于黄斑裂孔性视网膜脱离的患者,若多次手术视网膜不复位,可于裂孔周围激光光凝,防止视网膜脱离,但这并不能改善黄斑功能。

2. 手术治疗

(1)单纯玻璃体腔注气术:该术操作简单、手术成本低、对黄斑和视网膜组织无损伤、可多次重复操作。该手术方式不能解除牵拉力,故不适用于有牵拉性黄斑病变的患者。

(2)玻璃体切除术联合内界膜剥除:其是治疗黄斑裂孔的有效手段之一。高度近视患者的内界膜增厚、僵硬对视网膜产生切向牵拉力,降低了视网膜的顺应性,剥除内界膜能够彻底去除内界膜及其上的增生组织,解除裂孔周围切线方向的牵拉力,去除色素上皮细胞和纤维细胞增生的支架,防止黄斑视网膜前膜的产生;刺激 Müller 细胞增生,有利于手术后黄斑裂孔闭合。

(3)玻璃体切除术联合内界膜瓣翻转覆盖:内界膜瓣翻转覆盖可刺激胶质细胞增

殖后填充裂孔,从而促进黄斑裂孔闭合和视网膜复位。但临床上关于内界膜瓣是覆盖于裂孔表面还是填塞于黄斑孔内的问题仍然存在较大争议。目前内界膜替代技术如黄斑裂孔注射自体富血小板血浆(autologous platelet-rich plasma,a-PRP)、自体内界膜移植、晶状体囊膜移植、自体神经感觉视网膜游离皮瓣(neurosensoryretinal flap)等都取得了良好的黄斑裂孔闭合率的效果,但因样本含量小等原因仍需进一步研究。

(4)黄斑扣带术:黄斑扣带术可以重塑后巩膜形态,抵消后巩膜葡萄肿所致的前后方向的牵拉力,促进视网膜与脉络膜重新贴合。但长期过度压迫巩膜可能导致浆液性黄斑中心凹脱离和缺血性改变。且高度近视患者眼轴延长、巩膜变薄,可能造成医源性的眼球损伤。

(5)后巩膜加固术:该术是在眼球后极部放置植入物以加固薄弱的后巩膜,从而限制后巩膜葡萄肿进展和眼轴增长,促进视网膜与脉络膜贴合。其作用机制为机械性加固薄弱巩膜、改善后极部血液供应、促进胶原增生、加厚巩膜和缓解前后方向的牵拉力。临床上以同种异体巩膜为加固材料,但存在供体巩膜来源不足、排斥反应、感染等问题。其并发症主要有医源性视网膜皱褶、脉络膜血管阻塞、色素上皮改变或萎缩、加固物移位、巩膜穿孔、视神经损伤、脉络膜或视网膜出血、术后斜视等。

(6)脉络膜上腔(suprachoroidal space,SCS)填充:其原理是在脉络膜上腔中插入导管,将长效透明质酸运送至后巩膜葡萄肿处,使脉络膜与巩膜脱离,产生脉络膜缩进效应以恢复脉络膜的正常轮廓,释放后巩膜葡萄肿和玻璃体皮质对视网膜的前后部牵拉力,促使脉络膜与视网膜贴合,封闭黄斑裂孔,支撑视网膜。由于脉络膜上腔中黏弹性材料有一定的缓冲作用,虽然能对脉络膜产生压迫,但不会导致脉络膜缺血性改变,相比硅胶外植体所产生的机械性压力和形变更小,但是,随着填充物的吸收和降解仍有复发可能。

(三)黄斑萎缩的治疗

目前临床上尚无有效的方法来治疗黄斑脉络膜萎缩,主要为预防及延缓其萎缩进程,在控制病理性近视的基础上多补充叶黄素、胡萝卜素、抗氧化剂,如大剂量的维生素 C(每天约 500 g)及适量的维生素 E(每天 200 IU),可以在一定程度上防止萎缩程度的加深。

总体而言,对于单纯黄斑出血、局限性的裂孔、视网膜劈裂等,而患者无明显的视觉表现,其预后一般较好,主要仍以临床随访观察为主,大多数病例都可自愈而不遗留明显的视觉症状。随着病情的进展,眼轴持续性增长,出现牵拉性视网膜脱离、新生血管性黄斑出血等表现,若治疗及时,视力可有一定程度的恢复,但会遗留少许症状,其中病理性近视脉络膜新生血管的预后较差,89%的患者在发病 5 年内有明显的视觉障碍。疾病晚期,视网膜脉络膜进一步萎缩,患者视觉质量可能进一步下降。

第四节 中医学的认识

一、中医病名

中医学历史上"近视"一名最早见于《目经大成》一书,因其表现为可视近,而不可看远的特征,故又将其称之为"能近怯远""觑觑眼",类似于现代医学的近视。但中医所说的近视所涵盖的范围要比西医学的更加广泛,是包含看远模糊,看近清楚的一类疾病,而非单一的一个病。对于近视性黄斑病变,因其症状较多,表现较为复杂,因此更不可将其完全与能近怯远相对应。因其"外不见症,从内而蔽塞",如《秘传眼科龙木论》所云:"肝风目暗内障,此眼初患之时,眼朦昏暗,并无赤痛,内无翳膜。"故又可归属于中医学"内障"范畴,其发病特点为眼外观基本完好,病变在瞳神内,可出现不同的自觉视力改变,视力有不同程度的下降或明显障碍,大多数的病程较长。若未及时治疗,预后多不良。根据近视性黄斑病变可表现出视物不见、视物变形、黑影遮挡等症状,因此又可以把之归属于"暴盲""视瞻有色""视瞻昏渺"等病。其发病主要与高度近视眼轴增长后,黄斑视网膜脉络膜血管萎缩、黄斑裂孔形成、视网膜脱离及新生血管生长有关。

二、病因病机

近视性黄斑病变,病程一般较长,久病则虚,故其病因是以气血津液亏虚为主,多责之于肝、脾、肾三脏。气血不行,则痰、湿、瘀无以化,是为实证,总归本虚标实之证,结合临床将其病机归纳如下。

(一)肝肾阴虚,虚火灼络

唐宗海在《血证论》中指出"血生于心火而下藏于肝,气生于肾水而上主于肺,其间运上下者脾也。水火二脏,皆系先天……人之即育,以后天生先天,故水火两脏全赖于脾"。肝、脾、肾不足,则气血不足,眼目失养,脉络萎缩,表现为脉络膜视网膜萎缩、黄斑裂孔;肝肾阴精、阴血不足,内生虚火,则损伤脉络,经脉不畅,血不养脉则新生血管形成。漆裂纹之象,犹如地之干涸,皮肤燥裂,乃虚火不降,耗伤阴液,脉失所养而致。

(二)脾气虚弱,气血失司

《兰室秘藏·眼耳鼻门》说:"脾者,诸阴之首也;目者,血脉之宗也。"血属阴,脉为血府,血液能在目中运行而不外溢,有赖于脾气的统摄。若脾气虚弱,失去统摄之力,可致目中血不循经而溢络之外。《脾胃论·五脏之气交变论》指出"耳、目、口、鼻为清气所奉于天",只有脾气上升,清阳方可运行于目,目得清阳之温煦才能窍通目明,若清气不升,则浊气亦不降,滞于目中,久而积聚可见视网膜脱离。

(三)情志失畅,气滞血瘀

目中血液的正常运行,有赖于气的推动,若气行不畅,无法行血,则血停而瘀生矣。《寿世保元》曰:"……盖气者,血之帅也,气行则血行,气止则血止,气温则血滑,气寒则血凝,气有一息之不运,则血有一息之不行。"《血证论》亦谓:"气结则血凝。"患者或病程长,或忧虑过度,气滞而血瘀,瘀血无气推动,聚而不散,可迫血不循经,而溢脉外,久则瘀留脉外,可表现为 Fuchs 斑。

中医学认为黄斑色黄属脾,相应的治疗多从脾入手,笔者认为肝与目的关系亦为紧密,对于因黄斑病变所导致的视物变形,则可取类比象从肝入手,因肝主东方属木,而"木曰曲直",故可以平肝疏肝等法治之,使得肝气得伸,则目受血得以视也。

三、中医治疗

中医学对于近视性黄斑病变的治疗,则主要是集中在黄斑出血和视网膜脱离上。

长期的临床实践证明,中医药对于近视性黄斑病变患者视力的恢复有比较好的疗效,但对于其他并发症的治疗仍缺乏深入、细致的研究。中医学对于黄斑出血的基本认识是病在气血,责之于肝、肾、脾三脏,由阴精气血不足,虚火伤络,或血涩阻络,令血溢络外所致。治疗上,可按阴虚火旺、气不摄血、气滞血瘀三者进行分型治疗,也可按新生血管期和出血期进行分期治疗。不管采取何种治疗方式,都是以补益肝肾、滋养气血作为治疗的根本,而辅以清热凉血药物。由于漆裂纹及脉络膜视网膜血管萎缩的形态表现类似皮肤燥裂之象,故又从"燥"辨证,这也为我们提供了新的治疗思路。本节则主要针对其并发的黄斑出血及黄斑裂孔性视网膜脱离加以辨证治疗。

（一）黄斑出血

1. 辨证论治

（1）阴虚火旺证

临床表现:视物模糊,视物遮挡,或有变形。头晕目眩,咽干,目涩,心烦失眠,腰膝酸软,遗精盗汗。眼底见黄斑出血。舌质红,少苔,脉细数。

治法:滋阴降火。

推荐方药:知柏地黄汤合生蒲黄汤(《中医眼科六经法要》)加减。方药:知母、黄柏、熟地黄、山茱萸、山药、泽泻、茯苓、牡丹皮、丹参、生蒲黄、墨旱莲、荆芥炭、郁金等。

中成药:知柏地黄丸等。

（2）气不摄血证

临床表现:视物模糊,视物遮挡,或有变形。面乏华泽,肢体乏力,纳食不馨,口淡无味,视物疲劳,不能久视,或有便溏泄泻。眼底见黄斑出血。舌质淡,有齿痕,苔薄白,脉细弱。

治法:益气摄血。

推荐方药:归脾汤加减。方药:黄芪、党参、白术、当归、丹参、陈皮、炙甘草、酸枣仁、远志、仙鹤草、白及等。

中成药:归脾丸等。

（3）气滞血瘀证

临床表现:视物模糊,视物遮挡,或有变形。久视则眼球酸胀,干涩疼痛,目眶紫暗,眉棱骨疼,或见情志不舒、头晕、耳鸣、视疲劳。眼底见黄斑出血。舌暗,脉弦细。

治法:行气活血。

推荐方药:血府逐瘀汤加减。方药:生地黄、桃仁、红花、赤芍、川芎、桔梗、柴胡、当归、川牛膝、甘草、枳壳等。

中成药:血府逐瘀颗粒等。

2. 分期治疗

本病可分为新生血管期和出血期分别治疗。新生血管期病机为精血亏耗,血虚不养脉,精血不循脉络运行而溢于络外,反而聚成痰湿。出血期时视网膜下新生血管,其内皮细胞结构不完整,通透性增高,常因过用目力,或无明显外因而出血。出血期治疗的当务之急,是止血、散瘀,但新生血管壁脆弱,因此应慎用峻猛破散药物,以免再次出血。

（1）新生血管期

临床表现:视物变形、视力减退,黄斑色素紊乱,中心凹反光消失,荧光素眼底血管造影检查可见眼底荧光素渗漏。全身可兼见头晕乏力,少气懒言,喜静恶动,舌淡,苔薄腻,脉细滑。

治法:益气养血,化痰除湿。

推荐方药:益气聪明汤(《东垣试效方》)加减。眼前中央暗影、视物变形,黄斑轻度浮肿者,加陈皮、法半夏、枳实以行气化痰。若舌淡、脉沉者,可加肉桂、肉豆蔻以温阳化气。视物变形,心烦、失眠、口苦,舌质红苔黄,脉弦或滑者,去黄芪、当归,加柴胡、琥珀末、郁金、生地黄、珍珠以宁心安神。

(2)出血期

临床表现:视力骤降甚或失明、视物变形、眼前幕布样遮挡,眼底检查可见黄斑出血灶,色素上皮或神经上皮不同程度脱离,可伴有两胁作痛,头痛目眩,口燥咽干,神疲食少,舌淡,苔薄而干,脉弦细。

治法:健脾益气,养血疏肝。

推荐方药:逍遥散(《太平惠民和剂局方》)加减。若出血量较多,色暗红或呈圆盘状,舌脉无大变化者,加红花、丹参、生蒲黄活血止血。出血量多,舌暗或有瘀点,或舌红,苔黄厚或厚浊,脉弦者,加黄连、金银花、丹参、生蒲黄、虎杖凉血而止血。如若出血时间较长,舌暗淡,舌边有齿印,脉缓或细弱者,加党参、制何首乌、肉豆蔻、肉桂益气温中以止血。伴见机化斑者,加浙贝母、昆布、海藻以软坚散结。血基本吸收,视物仍变形者,加党参、麦冬、五味子酸甘化阴。出血吸收或有Fuchs斑,视力未能恢复至出血前者,加肉苁蓉、淫羊藿、党参、白术。

(二)视衣脱离

(1)脾虚湿泛证

临床表现:眼部外观正常,中心视物急剧减退,可至光感或失明,眼前有固定云雾状黑影遮挡,发病前可有眼部闪光感,伴倦怠乏力,面色少华,食少便溏,舌淡胖有齿痕,苔白滑脉细或濡。眼底检查可见豹纹状眼底,视网膜灰白色隆起,黄斑中心凹反光消失,或可见黄斑裂孔,光学相干断层成像等辅助检查可明确诊断。以视力骤减,黑影遮挡,倦怠乏力、面色少华、食少便溏及舌脉特征为辨证要点。

治法:健脾益气,利水化浊。

推荐方药:补中益气汤《内外伤辨惑论》合四苓散(《丹溪心法》)加减。方药:黄芪、人参、白术、陈皮、茯苓、猪苓、泽泻。方中黄芪、人参补益脾气,白术健脾化痰,陈皮理气醒脾,使补气而无气滞之弊,茯苓、猪苓、泽泻助白术健脾而利水。诸药合用既可健脾益气,水湿得化,又可利水化浊,水去则平。积液多者加苍术、薏苡仁、车前子以除湿利水。

(2)脉络瘀滞证

临床表现:眼部症状及检查结果同前,可有白睛红赤、肿胀,头目疼痛,入夜尤甚,舌暗红或有瘀斑,脉弦涩。以白睛红赤、肿胀,头目疼痛,舌暗红,脉弦涩等为辨证要点。

治法:养血活血,祛风止痛。

推荐方药:桃红四物汤(《医宗金鉴》)加减。方药:熟地黄、川芎、当归、白芍、桃仁、红花。方中桃仁、红花为君,活血化瘀;以甘温之熟地黄、当归滋阴补肝、养血调经;芍药养血和营,以增补血之力;川芎活血行气、调畅气血,以助活血之功。可于方中加泽兰、三七以加强祛瘀活血之功;残留积液者加茯苓、赤小豆、白茅根以祛湿利水;头目胀痛甚者,加蔓荆子、菊花、石决明以祛风镇痛。

（3）肝肾阴虚证

临床表现:眼部症状及检查结果同前,伴头晕耳鸣,失眠健忘,腰膝酸软,舌红少苔,脉细。以头晕耳鸣,失眠健忘,腰膝酸软,舌红少苔,脉细等为辨证要点。

治法:滋补肝肾,兼补气血。

推荐方药:驻景丸(《银海精微》)加减。方药:楮实子、枸杞子、五味子、菟丝子、肉苁蓉、川椒、人参、熟地黄、乳香。方中楮实子、枸杞子、五味子、菟丝子滋阴补肾,益精明目;肉苁蓉、川椒温肾逐寒;人参、熟地黄补益气血;乳香调气和营。眼前黑花及闪光者,宜加麦冬、太子参、当归、川芎、赤芍以滋阴益气补血。

（三）专方专药

当前中医学对高度近视眼的研究更多地集中在高度近视性黄斑病变的临床治疗观察上,其并发症黄斑出血占了绝大多数。姚和清提出止血、消瘀、理气、治水、软坚与补虚是治疗眼底出血之总则,认为高度近视性眼底出血多因血虚,用补血止血法,用阿胶、墨旱莲等治疗;王明芳认为出血期宜止血兼活血,以生蒲黄汤(生蒲黄、墨旱莲各25 g,郁金、丹参各15 g,牡丹皮、荆芥炭、生地黄各12 g,川芎6 g)为基础方进行加减,本方具有止血而不留瘀的特点,若为虚火灼络者则加知母、黄柏、北沙参滋阴降火。薛金山等用桂枝茯苓丸合归脾汤(党参、茯苓、炒白术、炙甘草、黄芪、龙眼肉、当归、木香、炒酸枣仁、制远志、桂枝、桃仁、牡丹皮、赤芍、菟丝子、楮实子、茺蔚子)加减,水煎服,日1剂,早晚分服,治疗高度近视性黄斑出血心脾两虚型,也取得满意的疗效。顾文斌认为近视性黄斑出血多属虚候,以脾虚为主,肾虚次之。将其按脾不摄血型、阴亏火旺型、肝郁化热型等证型来治疗。胡茂生则认为肝肾不足为本病基本病机,治疗上以补益肝肾为主,佐以调理气血、活血化瘀、健脾利水、软坚散结。霍润林等将活血化瘀定为本病的辨证中心,将高度近视黄斑出血按辨证分为脾气虚弱型、肝肾阴虚型、气滞血瘀型3种证型。对于脾气虚弱型以补中益气汤加味治疗,肝肾阴虚型选择杞菊地黄汤为主方,用桃红四物汤加味来治疗气滞血瘀型。赵亚滨采用补虚、祛瘀的治则,以四物汤为主辨证论治,分气血不足型、肝肾亏虚型、血瘀络阻型。共治疗41例44只眼,痊愈30只眼,总有效率达97.73%。周宏健将西药治疗作为对照组,观察中药为主治疗高度近视黄斑出血的疗效,采用血栓通140 mg,溶于5%葡萄糖注射液中静脉滴注,10天为1个疗程,连续治疗2~3个疗程,同时服用以四物汤为基础方,随证加减的中药,结果中药为主组总体有效率大于对照组。

（四）针药治疗

由于本病总属本虚标实之证,因此治疗上主要是滋补肝肾、益气明目,适当配伍理气、活血等穴位。取足太阳、足少阴、足少阳、足阳明、手阳明经穴为主,常选用穴位如睛明、照海、光明、丰隆、合谷、足三里、脾俞、三阴交、肝俞、胆俞、肾俞、命门、百会、丝竹空,每日选用4~6穴,施以平补平泻手法,10天为1个疗程,一般治疗2~3个疗程。《针灸集成》云:"攒竹、太阳、前顶、上星、内迎香俱针出血。"对于出血者可化瘀止血,取睛明、瞳子髎为主穴,配内关、膈俞,内关理气活血,血会、膈俞有活血散瘀之功。郑魁山提出大椎、风池、肝俞、肾俞、膈俞,配角孙、足三里、内睛明,运用烧山火手法可治疗陈旧性出血,据此笔者认为可以将针灸治疗作为一种促进出血吸收的辅助治疗手段。但由于高度近视患者眼球增长,巩膜壁变薄,局部血液供应不足,眼周局部取穴,或施术者手法等情况可能导致疾病加重,故操作取穴均需谨慎。对于出血后期患者可用血栓通、丹参、红花注射液做电离子导入,每日 1 次,10 次为 1 个疗程,一般治疗 2~3 个疗程,以促进出血吸收。

(五) 中西医治疗

对于近视性黄斑病变中黄斑裂孔、视网膜脱离、新生血管等病变,因其发展较快,病情变化迅速,可在短时间内造成患者视力急剧下降甚至是失明,若不及时治疗可造成永久性损伤,此时则主要以西医治疗为主,使视网膜复位、裂孔封闭及新生血管消退,但其功能却未能良好恢复,此类患者和单纯西药治疗效果不理想及有其他自觉症状却无手术指征的患者则可以选择中医治疗,往往可以取得良好的疗效。郭继援等以点睛复明汤(三七 9 g,丹参 9 g,侧柏叶 12 g,仙鹤草 10 g,当归 12 g,川芎 9 g,菊花 12 g,郁金 9 g,茺蔚子 9 g,决明子 12 g,黄芪 15 g,白术 15 g,炙甘草 6 g)加减联合卡巴克络片 5 mg 口服,每日 3 次;卵磷脂络合碘片 0.6 mg 口服,每日 3 次,治疗新生血管型高度近视性黄斑出血有效率为 93.10%。刘彦江用驻景方加减联合雷珠单抗治疗高度近视黄斑出血 17 只眼,3 个月后有效率达到 82%,眼底出血吸收总有效率达 88%。郭书文巩膜外冷凝、巩膜外垫压或巩膜外环扎术联合八珍汤加减(党参、生地黄、熟地黄、枸杞子、赤芍、白芍、车前子、菟丝子、石决明、草决明、刺蒺藜、夜明砂、车前子、甘草)及卵磷脂络合碘片口服治疗视网膜脱离 64 例,显效 50 例,有效 12 例,无效 2 例,有效率占 96.8%。李恩辉等对 76 例视网膜脱离患者行常规手术治疗,对照组 34 例术后予局部和全身用抗生素和激素对症处理;中药组 42 例在此对照组基础上加用视网膜脱离 1 号方(党参、生地黄、熟地黄、黄芪、猪苓、白芍、茯苓、牡丹皮、泽泻、白术、当归各 15 g,车前子 20 g)治疗 2 周后,中药组有效率 92.86%高于对照组的 79.41%。

第五节　预 防 与 护 理

由于近视性黄斑病变的发生都是以眼轴延长为基础,因此,控制眼轴进行性增长是关键,但当前的医疗技术水平尚无法做到安全有效地控制眼轴增长,对于近视患者,尤其是高度近视患者一旦发现视力突然下降或视物变形、遮挡等情况必须及时至医院就诊,对于屈光度>-6.00 D 的患者应定期检查眼底及测量眼轴变化,以评估其发生病理性近视黄斑病变的风险。生活中保持良好、规律的生活习惯,避免过度用眼。加强体育锻炼,但为避免视网膜脱离,一般不主张剧烈运动。饮食调养方面须注意营养充分、均衡,注意高蛋白质,尤其是优质蛋白质的补充,减少糖类食物,平时增加必需氨基酸摄入,保持良好、健康的精神与心理,这些对于预防近视性黄斑病变的发生有重要意义。

参 考 文 献

何玉萍,夏慧娟,樊莹,2015.病理性近视黄斑劈裂的研究进展[J].国际眼科杂志,15(1):
　　65－68.

刘彦江,张月,亢泽峰,2014.加减驻景方联合雷珠单抗治疗高度近视性黄斑出血[J].国际眼科杂志,(2): 313-316.

庞雪娜,杨鸽,万文萃,等,2016.高度近视眼底及后极部的影像学评估[J].眼科新进展,36(5): 461-465.

施靖容,樊莹,赵婷婷,2015.后巩膜加固术在高度近视性黄斑病变手术中的应用[J].国际眼科杂志,15(7): 1187-1189.

孙晓东,周彦萍,汪枫桦,2014.病理性近视眼黄斑的相干光断层扫描图像特征[J].中华眼科杂志,50(11): 877-880.

许薇琦,孙晓东,2008.病理性近视脉络膜新生血管的治疗[J].上海交通大学学报(医学版),28(6): 731-734.

赵婕,孙晓东,陆豪,等,2010.病理性近视黄斑出血的眼底特征及光学相干断层扫描分析[J].国际眼科杂志,10(9): 1765-1767.

Chan H L, Mohidin N, 2003. Variation of multifocal electroretinogram with axial length [J]. Ophthalmic & Physiological Optics, 23(2): 133-140.

Chan S, W, Teo K, Cheung C M G, 2016. Epidemiology and diagnosis of myopic choroidal neovascularization in Asia [J]. Eye & Contact Lens, 42(1): 48-55.

Henaineberra A, Zandhadas I M, Fromowguerra J, et al, 2013. Prevalence of macular anatomic abnormalities in high myopia [J]. Ophthalmic Surgery Lasers Imaging Retina, 44(2): 140-144.

Holden B A, Fricke T R, Wilson D A, et al, 2016. Global prevalence of myopia and high myopia and temporal trends from 2000 through 2050 [J]. Ophthalmology, 123(5): 1036-1042.

Ikuno Y, Ohno-matsui K, Wong T Y, et al, 2015. Intravitreal aflibercept injection in patients with mmyopic choroidal neovascularization: the MYRROR study [J]. Ophthalmology, 122(6): 1220-1227.

Ohno-Matsui K, Kawasaki R, Johas JB, et al, 2015. International photographic classification and grading system for myopic maculopathy [J]. American Journal of Ophthalmology, 159(5): 877-883.

Neelam K, Cheung C M G, Ohno-Matsui K, et al, 2012. Choroidal neovascularization in pathological myopia [J]. Progress in Retinal and Eye Research, 31(5): 495-525.

Shaw A, Chen F K, 2015. Lacquer crack formation following pars plana vitrectomy [J]. Clinical & Experimental Ophthalmology, 43(5): 476-478.

Verkicharla P K, Ohno-matsui K, Saw S M, 2015. Current and predicted demographics of high myopia and an update of its associated pathological changes [J]. Ophthalmic and Physiological Optics, 35(5): 465-475.

第十三章 高血压性视网膜病变

第一节 概 述

高血压性视网膜病变(hypertersive retinopathy,HRP)是指由于血压增高导致视网膜动脉血管受损,血-视网膜屏障破坏而引起的视网膜缺血、水肿、出血、渗出,严重者甚至出现视盘水肿与视网膜脱离等一系列眼底病变的总称。

本病按高血压的急缓,可分为慢性高血压性视网膜病变与急性高血压性视网膜病变。慢性高血压性视网膜病变常见于原发性长期高血压患者;急性高血压性视网膜病变多见于高血压急进型或在缓进型基础上病情突然加重的高血压患者,常伴有恶性高血压、妊娠高血压综合征、嗜铬细胞瘤等全身疾病。

研究显示,患者年龄越大,高血压病程越长,收缩压与脉压差越大,视网膜中央动脉狭窄越严重,眼底改变的发生率越高。其中高血压病程 5 年以上的患者视网膜病变的危险性显著增加。高血压早期,眼底往往正常,并可维持相当长的时间,当血压持续升高时,可引起全身小动脉硬化,继而发生视网膜病变。视网膜动脉也是全身唯一能够在活体上被直接观察到的小动脉,现高血压性视网膜病变已广泛应用于评估高血压患者的靶器官损害和心血管危险分层。

中医学对高血压视网膜疾病的研究较少,古籍中并无相关记载,该病属于中医学"内障"的范畴,称瞳神疾病。病变多与脏腑气血失调有关,尤其与肝、肾、脾三脏的关系最为密切。其病性或实或虚,或虚实夹杂,病至晚期则多属虚证。虚者以肝肾阴虚为首,实者多为痰浊血瘀,治疗上多以滋阴潜阳、行气活血、利湿化痰为主。

第二节 流 行 病 学

根据国家心血管病中心 2018 发布的《全国高血压控制状况调查》显示,我国高血压患病率已高达 23.2%,但其知晓率不及 50%,治疗率为 40.7%,控制率仅为 15.3%。预测,到 2025 年全球将有 10.5 亿高血压患者。目前高血压性视网膜病变的发病率国内外文献报道不一致,其中原发性高血压患者 70% 以上有不同程度的视网膜病变。

高血压性视网膜病变的发生主要与以下几点因素有关。

一、血压

高血压眼底改变主要与血压升高的程度有关,眼底改变程度与舒张压和收缩压的升高程度呈正相关,舒张压升高对其影响更为严重。在动脉硬化危险因素社区研究(ARIC研究)所研究的人群中,局限性动脉缩窄、动静脉交叉压迫征和视网膜病的出现率均与血压水平相关。

二、年龄与病程

研究表明高血压性视网膜病变的发生和患者年龄有比较密切的联系,年龄越大,阳性率越高。老年患者中血压与视网膜病变的相关性较弱,可能是由于老年人群视网膜动脉硬化较重,部分阻止了由高血压引起的动脉变窄。高血压的主要病理改变在于小动脉的肌原反应。王爽等研究发现,高血压患者中视网膜病变5年发病率明显高于血压正常者,平均动脉压每增加10 mmHg,视网膜病变5年发病率可增加1.46倍。

三、民族

许秋岩等研究发现少数民族患者高血压性视网膜病变的患病率明显低于汉族患者,考虑这可能与他们的基因、早期的生活环境、饮食结构等有比较大的联系,但具体原因有待于进一步的研究。

四、学历

相对于低文化水平的患者,受教育水平高的患者对健康的重视程度要更大。在高血压管理中,能够听从医生的指导,规律服用药物,每日自我监测血压,并能积极参加医疗部门组织的慢性病培训,能够很好地遵循医师为他们进行的系统治疗,使医生能够实现除药物治疗以外的综合干预措施,并能采纳医生建议,建立正确的、积极主动的治疗理念,对治疗的依从性明显提高,故其发病率也往往偏低。

五、饮食

我国高血压发病的重要因素主要为高钠低钾的膳食,我国大部分地区的人均每日盐摄入量>12 g。同时高脂肪的饮食习惯也容易引起高血压,腹部脂肪聚集越多,血压水平就相对越高,其对于眼部血管的影响也越大,此外,还和大量饮酒、摄入过多的饱和脂肪酸相关。

六、其他

还有研究表明高血压性视网膜病变的发生还和吸烟、性别、体重、腰围、体重指数(body mass index,BMI)、同型半胱氨酸血症、微量元素、血脂及糖尿病等其他因素有关。

第三节　现代医学的认识

一、发病机制

目前主流的观点认为慢性高血压性视网膜病变的根本机制是因血压缓慢上升且持续时间长,使视网膜小动脉逐渐呈增殖性硬化和玻璃样变性,血-视网膜屏障受到破坏。

同时也有研究发现高血压的靶器官损害,不但表现在微血管血液动力学方面,而且血液流变学也有改变,它们共同造成靶器官损害。也有研究认为,单纯高血压不足以解释视网膜病变程度,其他致病机制可能涉及其中,如血小板的激活、氧化应激、细胞凋亡、内皮功能障碍和内皮素(endothelin,ET)水平的升高也是高血压性视网膜病变进展的重要机制。

急性高血压性视网膜病变多由于急进型高血压或在缓进型基础上病情突然加重导致的血压急骤升高,诱发视网膜急性严重缺血、出血、水肿、渗出,多伴有视盘水肿。

高血压性视网膜病变发病与否与患者血压控制及自身血管条件有非常紧密的联系。视网膜动脉硬化是由于长期高血压而引起小动脉管壁病变,发生弥漫性、增生性硬化现象。管壁中层玻璃样变性,弹性纤维组织增生、肥厚。肌肉层被胶原纤维代替,内膜亦因玻璃样变性而弥漫性增厚。

视网膜水肿发生的机制有两种:一种是由于眼底血液循环突然阻断,使视网膜内层细胞和神经纤维缺氧水肿,细胞内的蛋白质崩解,细胞膜的渗透性改变,胞体吸收水分,液体在细胞内部积聚,造成细胞本身的混浊肿胀,使视网膜呈灰白色混浊,即细胞内水肿。另一种是细胞外水肿,高血压导致小动脉收缩、末梢血管扩张、血液循环迟缓和组织缺氧,使血-视网膜内屏障即视网膜血管内皮细胞破裂,毛细血管通透性改变,血浆渗出到视网膜组织内,致使细胞外基质液体增加,导致视网膜水肿。当有血细胞从毛细血管渗出到视网膜组织内时则表现为视网膜出血。

视盘水肿的发生主要是由于高血压急进型或在缓进型基础上病情突然加重,血压急速上升,视盘局部急性供血障碍或筛板前轴浆流的运输受到阻滞、聚集导致的。

硬性渗出是由于血压长期升高,视网膜小动脉收缩,组织慢性缺氧的后果,由于血管通透性改变,脂质、透明蛋白、纤维索素等玻璃样物质,间或还有巨噬细胞在视网膜深层沉积。外丛状层排列有囊状间隙,且黄斑中心凹外 Henles 纤维呈放射状排列,故位于其间的沉着物呈放射状排列外观。

末梢小动脉痉挛性收缩使神经纤维层产生缺血性坏死,视神经轴浆流阻滞,神经纤维呈结节状肿胀,加上轴突内转运物质的积聚,而表现为软性渗出,此种渗出非传统意义上的"渗出"。

脉络膜对作用于视网膜色素上皮和视网膜感觉神经的血压变化非常敏感。脉络膜接受交感神经的支配,对血管收缩因子非常敏感,如血管紧张素Ⅱ、肾上腺素和后叶加压素等。这些因子和神经刺激导致脉络膜和脉络膜毛细血管层的血管收缩,引起局部缺血,脉络膜小动脉和毛细血管产生纤维蛋白样坏死,致毛细血管闭塞,视网膜色素上皮失代偿,最终导致脉络膜病变。相反,视网膜血管能极大地受自我调节机制的影响,在血压严重升高的早期,视网膜血管可由局部性收缩维持其血管张力,从而保持视网膜内层适宜的生理环境,这也是某些急进型高血压突然起病时脉络膜血管比视网膜血管更容易损害的原因。

二、临床表现

(一)临床分级

1. 按严重程度分级

高血压性视网膜病变临床上有多种分级标准。目前应用最广的是 Kiehc-wageller-

Bakrer 的分类法,其根据不同的眼底表现把高血压性视网膜病变分成 4 级。

Ⅰ级:视网膜小动脉广泛变细,小分支更加明显,反光带加宽,动静脉交叉处透过动脉管壁看不到深层的静脉。

Ⅱ级:小动脉缩小更加明显、广泛,动脉光带加宽,呈钢丝状或银丝状外观,动静脉交叉处有明显压迹,静脉扭曲(Salus 征)。

Ⅲ级:小动脉呈铜丝样改变,静脉近交叉处抬高呈"斜坡"状(Bonnet 征),交叉处两侧的静脉变细(Gunn 征),并可出现静脉呈直角转折,视网膜水肿伴有棉絮斑、硬性渗出及片状出血。

Ⅳ级:在Ⅲ级血管改变和视网膜变化的基础上,有小动脉银丝状改变和视盘水肿。

近年来,Wong 与 Micthell 结合高血压临床提出另一种三级分类法(表 13－1)。他们认为这种三级分类法能结合临床,提示预后,更加具有临床意义。

表 13－1 高血压性视网膜病变分级

分级	表 现	全 身 并 发 症	治 疗
轻	广泛与局部小动脉变窄,动静脉交叉,小静脉壁混浊	中度危险脑卒中,缺血性心脏病,心血管死亡	常规治疗,密切观察血压,控制高血压
中	轻度视网膜病,火焰状或斑点出血,棉花-羊毛点,硬性渗出或微动脉	严重危险脑卒中,认知功能下降,心力衰竭,肾衰竭,心血管死亡	专门医师咨询,排除糖尿病,积极治疗高血压与其他危险因子
重	中度视网膜病,视盘水肿	与病死率有关	急诊治疗

此外,曹安民等则根据视网膜动脉条件及相应的并发症情况,将高血压性视网膜病变分为 4 期:血管收缩期、硬化期、动脉狭窄期和渗出期。血管收缩期时若血压能得到较好的控制,则可恢复到正常状态而不发生永久性病理改变,如血压持续升高,血管张力继续增加,且视网膜血管的管腔减小,发生血-视网膜屏障破坏,就进入视网膜病变的渗出期。

2. 按病因分类

(1)原发性高血压:原因尚不清楚,多发生在中年以后和老年人,以慢性进行性多见,也可血压突然增高而进入急进型。高血压患者中有眼底改变者占 64%～73.3%。

(2)继发性高血压:可继发于多种疾病,常见的有肾脏疾病,如各型肾小球肾炎、肾病综合征等;内分泌疾病,如嗜铬细胞瘤、皮质醇增多症、妊娠高血压综合征等。以急进型多见。

(二)眼底表现

高血压性视网膜病变的眼底表现取决于血压升高的程度和视网膜小动脉的情况,患者初期自觉症状往往表现不明显,当血压控制不佳,或血管条件变差时可出现不同程度的视力下降。由于老年人动脉相比年轻人弹性较差,对血压的波动反应较小,所以老年患者较年轻患者较少表现为明显的高血压性视网膜病变。通常典型的高血压性视网膜病变包括下列几种表现。

1. 视网膜动脉狭窄

多见于眼底后极部,包括视网膜动脉普遍狭窄和视网膜动脉局部狭窄。前者是指整个视网膜动脉均匀变细,相应动静脉管径之比由正常 2：3 减少为 1：2、1：3 甚至

1∶4。当动脉高度收缩时,难以辨认动脉的血柱,动脉反光亦变窄。后者又称视网膜动脉痉挛现象,是高血压最先出现的眼底体征,表现为动脉管径某一处或多处对称的狭窄,反光也窄。这种收缩多为暂时性的,当血压正常后,动脉管径可恢复正常。此外高血压性视网膜病变还会伴随不同程度的血管形态改变,特别是黄斑小动脉呈螺旋状走行,这是高血压性视网膜病变的特征表现之一。

2. 视网膜动脉硬化

若血压持续不下降,动脉痉挛长期不缓解则可发生器质性改变,即成为视网膜动脉硬化,表现为动脉管壁改变和动静脉交叉征。动脉硬化时,管壁增厚,透明度降低,光反射增宽且亮度增强,当病情进展时,动脉反光可逐渐增宽,占管径比例增大,血柱颜色改变,动脉可呈"铜丝状"甚至是"银丝状",当动脉硬化严重时,管壁增厚,可出现血管白鞘。但血管白鞘并非高血压所特有的眼底表现,亦可发生于其他眼底病之后。动静脉交叉征是长期高血压患者的一项特征性改变,正常人静脉在动脉之下走行时可见静脉血柱,当动脉硬化时,静脉受压管腔变窄,同时动脉管壁增厚失去透明性,导致静脉血柱难以看清甚至完全看不见,称为静脉隐蔽现象。静脉在动脉之下受压和隐蔽呈梭形,称为 Gunn 征,静脉受压后出现偏移弯曲呈"S"或"Z"型,称为 Salus 征。

3. 视网膜水肿

视网膜水肿表现为视网膜失去正常透明度,呈灰色或灰白色,水肿范围取决于血管的阻塞程度,以视盘附近最为明显,常呈辐射状条纹,向周边则逐渐变浅淡消失,可伴有视盘及视网膜出血、渗出,后期出现视盘苍白。通常按液体积聚的位置,又可将视网膜水肿分为表层视网膜水肿和深层视网膜水肿。表层视网膜水肿来自视网膜的浅层毛细血管网,眼底呈云雾状朦胧形状,丧失正常反光,视盘周围的视神经纤维束被水肿分开而变得很醒目,荧光造影中表层水肿不显荧光。深层视网膜水肿源于深层毛细血管网,液体主要积聚在外网状层。表现为眼底后极部增厚、视网膜皱褶、中心凹反射消失,它与浅层水肿不同,主要见于黄斑,损害中心视力,在荧光造影过程中还可以显示花瓣样水肿形态。

4. 视网膜出血斑

早期病程中,一般多为小点状或圆形斑片状出血,其大小形态不等,多位于视网膜深层。随病程发展,若出血位于神经纤维层,可有浅层线条状、放射状、火焰状出血,严重者可见大片内界膜下或视网膜前出血。小的出血点与微血管瘤在形态和颜色上较为相似,检眼镜下不易鉴别,后者在荧光造影下为强荧光,前者为与出血范围一致的遮蔽荧光。

5. 视网膜软性渗出(retinal soft exudates)

视网膜软性渗出又称为棉絮斑或棉绒斑,为边界模糊、不规则形态的棉絮或绒毛样的灰色或乳脂色斑,大小不等,一般为 1/4~1/2 PD。起始数目较少,逐渐增多,可孤立散在或互相融合,偶尔成片状围绕视神经盘,边缘可有出血,可持续存在数月,消退后表现为轻度色素紊乱,部分可残留少许硬性渗出,主要位于视网膜浅层的神经纤维层,是发生增殖型病变的前兆。

6. 视网膜硬性渗出(hard exudate)

视网膜硬性渗出是边界锐利、圆形或不规则形的白色或黄白色蜡样斑点。其大小不等,可散在或成簇出现,甚至互相融合,位于黄斑者呈放射状排列,表现为星芒状(macular star figure)或扇形,吸收时间一般较长。

7. 视盘水肿(papill edema)

视盘水肿又称为瘀血乳头,患者早期可无明显表现,水肿进行性加重可出现视力下降,检眼镜下可见视盘充血、边缘模糊,略高起,随后则隆起明显,一般超过3个屈光度,呈蘑菇状;视盘边缘的静脉充盈、怒张,呈爬坡状,其四周可见出血与渗出;附近的视网膜水肿、有皱纹;生理凹陷被渗出物填塞。晚期视盘水肿逐渐消退,形成继发性萎缩。少数急进性高血压患者有视盘肿胀和视神经毛细血管扩张,但无视网膜病变,多见于40岁以下年轻人和中年人。这种眼底改变具有诊断急进型高血压或恶性高血压的临床意义。

8. 高血压性脉络膜病变

多见于急进型高血压患者,视神经盘周围的脉络膜血管特别容易受累。脉络膜病变早期,眼底可见一些浅黄色或红色光晕包围的黑点,即Elshnig斑,主要位于视网膜深层色素上皮平面。当有视网膜色素上皮沿因硬化而变窄的脉络膜血管分布时即表现为Siegrist条纹,病情较为严重的甚至可出现渗出性视网膜脱离,表现为视网膜神经上皮或视网膜色素上皮局部泡状脱离,指示全身病情预后不佳。

三、特殊检查

(一)眼底荧光素钠造影和吲哚青绿造影

由于高血压患者大多都伴有肾功能损害,故造影的使用受到一定的限制。荧光素眼底血管造影早期可出现视网膜血液循环时间迟缓,视网膜动脉及毛细血管狭窄。棉絮斑处毛细血管无灌注。环绕毛细血管缺血区,可见扩张的毛细血管及微血管瘤。有视盘水肿时,视盘周围可见毛细血管异常的扩张,视网膜动脉和静脉充盈迟缓。造影晚期,视盘附近视网膜渗漏明显。

高血压脉络膜血管显影多不规则,典型者可表现为脉络膜背景斑块状弱荧光,在闭塞的脉络膜毛细血管上面色素上皮层可出现黄色病灶并伴有较为明显的荧光素渗漏。吲哚青绿血管造影可以更加清楚地显示脉络膜血管的改变,可见高血压性视网膜病变患者脉络膜循环较正常者明显迟缓。

(二)光学相干断层扫描

患者神经上皮层增厚,硬性渗出表现为层间点片状高反射,对应棉絮斑及出血位置内层组织反射增强,部分患者见弥漫性囊样暗腔,偶见神经上皮层下积液。Elschnig斑表现为色素上皮表面隆起,周围嵌合体光带不完整或缺失,甚至波及椭圆体光带及外界膜。

(三)眼底自发荧光检查

眼底自发荧光显示Elschnig斑病灶处为灶大小不等、中间强荧光、周围不规则弱荧光,散在一些点片状单纯不规则的弱荧光。

(四)视野检查

视盘水肿者可出现生理盲点扩大,对应视网膜出血、渗出,棉絮斑位置可出现不同程度的视野缺损、缩小。

（五）视觉电生理检查

Henkes发现有动脉硬化无高血压的患者视网膜电图反应低于正常；有高血压无动脉硬化的患者视网膜电图高于正常。当血压降至正常时，视网膜电图也恢复正常；血压再次升高时，视网膜电图b波又出现超高反应。全视野视网膜电图中a波和b波的潜伏期延长、振幅降低，振荡电位潜伏期延长、振幅降低。

（六）彩色多普勒超声观察

高血压患者视网膜中央动脉及眼动脉频谱形态与正常人有明显差异，并与高血压各期明显相关，Ⅰ期高血压呈现加速性高速高阻型血流频谱图形，Ⅱ、Ⅲ期视网膜中央动脉血流由于管壁增厚、管腔狭窄呈低速高阻状态，而眼动脉频谱呈高速高阻型。老年人高血压视网膜中央动脉为连续点状血流束，血流充填可见间断频谱收缩期尖峰变平坦、圆钝，舒张期减低或流失，频谱边缘毛糙，眼底动脉早期硬化，血流速度增快，波峰高尖，眼动脉血流速度缓慢，充盈欠佳。

四、鉴别诊断

（一）视网膜静脉阻塞

静脉阻塞患者多有高血压，视网膜上大片火焰状出血出现，多为单眼发病。高血压性视网膜病变多为双眼发病，出血表浅稀疏，多位于后极部，静脉改变不如静脉阻塞明显，有动脉的改变，常伴有黄斑"星芒状"渗出。严重的高血压性视网膜病变可伴静脉阻塞。

（二）老年性视网膜动脉硬化

老年性视网膜动脉硬化（senile retinal arteriosclerosis）是指年龄>50岁且无高血压的患者，眼底表现为眼底动脉普遍变细，颜色变淡，反光增加，血管走行变直，分支呈锐角，一般不出现动静脉交叉征，是一种衰老的表现，称为老年性或退化性动脉硬化。当合并有高血压时，可加剧这种表现，出现出血、渗出及水肿等高血压性视网膜病变症状。

（三）糖尿病性视网膜病变

糖尿病患者时常合并患有高血压，故而出现视网膜病变时很难研究其根本原因。高血压性视网膜病变的渗出期和糖尿病视网膜病变有相似的眼底表现，如视网膜出血、棉絮斑、硬性渗出和明显的血管阻塞。但糖尿病性视网膜病变中可见的微血管瘤、视网膜内微血管异常和静脉串珠较少见于高血压性视网膜病变。

（四）高原视网膜病变

高原视网膜病变（high-altitude retinopathy）是高原病的一部分，多发生在海拔3 000 m以上的高原地区，由于缺氧导致视网膜血管内皮连接不紧密，血管通透性增加，导致渗漏出血。同时还有瞳孔散大、视盘水肿、玻璃体积血、暗适应杆体阈升高和明适应时间延长等。与高血压性视网膜病变不同的是，高原视网膜病变的视网膜动静脉明显扩张。预防性血液稀释和降低海拔后可减少其并发症的发生，视网膜周边部的出血多在1个月内吸收。通常视力和视野损害比较小，当累及黄斑时，则视力下降明显。

五、治疗原则

高血压性视网膜病变的根本原因是高血压导致的微小血管损害，目前尚无专门针对高血压性视网膜病变的药物治疗,在高血压早期未导致血管器质性病变时,通过控制血压可以很好地预防高血压性视网膜病变的发生,当出现血管损害,通过单纯控制血压对高血压性视网膜病变治疗效果有限,往往需要在降血压的基础上联合其他药物加以治疗。研究证实,在控制血压的基础上服用他汀类药物可提高高血压性视网膜病变的疗效,因其可以辅助降低血压,改善血管重构,同时对血脂代谢异常有调节作用,能够减轻血管张力和脂质氧化对血管的破坏,从而有效改善视网膜血管的通透性和微循环,使视网膜光感受器细胞受损减轻。此外,他汀类药物具有的抗炎、抗氧化、保护血管内皮、抑制细胞凋亡等作用理论上也有利于改善高血压血管重构,增加视网膜血流灌注,提高组织对缺血、缺氧的耐受力,促进光感受细胞的病变修复,改善视功能。对于并发出血、水肿、渗出者则以对症治疗为主。

同时,早期对患者进行健康教育,控制饮食,限制体重,增加运动,加强患者依从性,定期眼科检查也是十分必要的。

六、治疗方法

对于继发性高血压所引起的视网膜病变,多为肾性或内分泌性,针对病因巩固治疗,血压下降后症状可缓解。原发性高血压患者则应该平稳减压,因长期高血压导致小血管弹性和收缩力减退,剧烈降压反而会导致末梢血液供养不足,进一步导致视网膜缺血性损伤的进展,药物选择方面可以根据病情需要选用利尿剂、β受体阻滞剂、钙通道阻滞剂(calcium channel blocker, CCB)、血管紧张素转化酶抑制剂(angiotensin converting enzyme inhibitor, ACEI)、血管紧张素Ⅱ受体拮抗剂(angiotensin Ⅱ receptor antagonist, ARB)等,详细用药及联合用药可参考2017年发布的高血压合理用药指南。

眼部采取对症治疗,促进出血和渗出的吸收,给予维生素B₁、维生素C、维生素E等,以及钙剂进行相应的治疗。维生素C,口服,0.1 g,每日3次;复方芦丁,口服,20 mg,每日3次;肌苷,口服,0.2 g,每日3次;卡巴克洛,口服,2.5~5 mg,每日3次;低分子右旋糖酐,静脉滴注,250~500 mL,每日或隔日1次;普罗碘铵注射液,0.4 g,直流电离子导入患眼,每日1次等治疗,以维持血管抵抗力、降低其通透性、减少血管脆性。在降血压的基础上可予阿托伐他汀钙片,口服,20 mg,每晚1次,部分患者可用至40 mg。

近来研究发现低强度激光照射治疗,在一定程度上能够改善局部视网膜供氧的环境,促进局部血管扩张,血流加快,降低血液黏稠度,有利于水肿和渗出物吸收消除。

如果高血压性视网膜病变患者荧光素眼底血管造影检查提示视网膜严重缺血,大量无灌注区出现,为了防止新生血管的出现,可以试行视网膜光凝治疗,以抑制血管内皮生长因子产生,消除视网膜水肿,减少渗出。

第四节　中医学的认识

一、中医病名

高血压为现代西医学之病名,故中医古籍中并没有"高血压性视网膜病变"这一病名记载,多根据其临床表现归纳于"络损暴盲""视瞻昏渺"等内障眼病范畴,为瞳神疾病。《审视瑶函》指出,"此症谓目平素别无他症,外不伤于轮廓,内不损乎瞳神,倏然盲而不见也。其故有三,曰阴孤,曰阳寡,曰神离……屡有因头风痰火,元虚水少之人,眩晕发而盲着不见"。《景岳全书》曰:"内障者,外无云翳,而内有遮蔽。"《医宗金鉴·眼科心法要诀》指出,"内障之病,皆因七情过伤……脏腑受损,精气不能上注于目"。可单眼或双眼同时发病。属"暴盲"者多见于急、恶性高血压患者,多因其血压骤然上升血管壁渗漏破损,引起出血渗出、视盘水肿导致视力急剧下降甚至失明;属"视瞻昏渺"者则多见于慢性原发性高血压患者,其症状往往表现不明显,但仍需引起足够的重视。

二、病因病机

高血压性视网膜病变的病因病机较为复杂,但可归于肝、脾、肾三脏,脏腑功能失调,气血运行不畅,阴阳失调,阴虚阳亢,肝阳化风,风火上攻,气血逆乱,导致眼内出血,瘀血阻滞等。关国华教授认为内障眼病的病因有脏腑内损,气血两亏,目失濡养;阴虚火旺,虚火上炎;肝失条达,气滞血瘀等。内障眼病初期,有虚有实或虚实夹杂,病至晚期则多属虚证。高血压对眼底血管的影响,可能与"肝藏血,主疏泄""脾主运化""肾主藏精"等中医基础理论相关,亦有"肝气通于目,肝和则能辨五色""火之精为神,水之精为精,精上传于神,共凑于目而为睛明"等描述。肝藏血、主疏泄的生理功能失常可以影响目的生理功能。肝不藏血,不仅可出现阳气升泄太过,还可导致出血,且肝血不足,目失濡养,则神光不能发越于外而致视物不清。肝失疏泄,或升发太过,气机升降失常,亦将影响目的生理功能。气不行则血亦无以行,滞而成瘀,瘀阻脉络,日久迫血离经则致出血。结合临床可将其病机归纳为4条。

(1)阴阳失调,虚火上炎:肾寓阴阳,涵养瞳神,《眼科秘诀》提到"人之一身,气血升降,水火既济,则万病不生"。素体阴亏,阴精亏耗,水火不济,虚火内生,上炎目系。肾水不足,相火无以制约,阴阳失调,阴不制阳,则相火妄行,脉络亦为之所灼伤。

(2)情志内伤,气滞血瘀:《素问·金匮真言论》记载"东方色青,入通与肝,开窍于目,藏精于肝"。肝失所养,肝失条达,气滞血瘀,血行不畅,瘀滞脉内,瘀久则脉络破损而出。

(3)痰凝气滞,血脉瘀阻:形体肥胖,过食肥甘厚味,痰湿内生,又因脾气虚弱,不布津液则聚湿而生痰,且湿性重着黏滞,可附着于脉,使得脉无以养,日久则见管壁增厚,弹性降低,气血运行进一步受阻,痰瘀互结而为病。

(4)脾虚失运,痰浊壅盛:《素问·至真要大论》有"诸湿肿满,皆属于脾"的论述,脾对水液有吸收、转输和布散的作用,脾失健运,因虚而致实,水液停滞无以布散,日久化痰留于脉中,清阳不升,目窍为之不利。且病久及年老体弱者,正气虚弱,无以驱邪外出,致使病理产物难以排出,留置眼内,久久不散,其病程往往迁延难愈。

三、中医治疗

(一)辨证论治

中医学在本病治疗方面,更加倾向于将辨证论治与降血压同时进行。有学者研究发现中药不仅可以调节自主神经来改变症状,帮助眼底血管恢复,而且在并发症的控制方面也有较好的疗效。辨证方面多以气血、脏腑论治,并参照《中药新药临床研究指导原则(试行)》中高血压中医证型分型标准、血瘀证分型标准(1988北京会议标准)和虚证辨证标准。将高血压性视网膜病变为以下4个证型,加以论治。

1. 气滞血瘀证

临床表现:眼外观端好,眼胀头痛,视物模糊,甚至盲无所见,胸胁胀痛或情志抑郁,食少嗳气,或烦躁失眠,舌红有瘀斑,苔薄白,脉弦或涩。眼底检查可见视网膜动脉管径粗细不均,可见线条状、火焰状或放射状出血夹杂软、硬性渗出。以胸胁胀痛、情志抑郁、烦躁失眠及舌脉为辨证要点。

治法:行气解郁,化瘀止血。

推荐方药:血府逐瘀汤(《医林改错》)加减。方药:桃仁、红花、当归、生地黄、牛膝、川芎、桔梗、赤芍、枳壳、甘草、柴胡。失眠者加夜交藤、酸枣仁以宁心安神;胸胁胀满者加青皮、郁金以行气解郁;视网膜水肿甚者,加琥珀、泽兰、益母草之类活血化瘀、利水消肿;头昏痛者加天麻、牛膝以平肝,引血下行。

2. 痰浊壅盛证

临床表现:视物模糊,头蒙如裹,呕吐痰涎,胸膈满闷,肢重体麻,舌胖苔腻,脉滑。眼底检查可见眼底动脉狭窄、视网膜水肿及棉絮斑。以头蒙如裹、呕吐痰涎、胸膈满闷、肢重体麻及舌脉等为辨证要点。

治法:健脾燥湿,化痰开窍。

推荐方药:涤痰汤(《济生方》)加减。方药:制半夏、制南星、橘红、枳实、茯苓、人参、石菖蒲、竹茹、甘草、生姜、大枣。渗出较多者加六一散、车前子、猪苓等利水化湿;呕吐痰涎明显者加草果、苍术等燥湿化痰;胸膈满闷者加枳壳、大腹皮、郁金、厚朴等行气宽中。

3. 阴虚阳亢证

临床表现:视物不清或视物不见,双目干涩,伴腰膝酸软、眩晕时作,急躁易怒,面赤烘热,心悸健忘,失眠多梦,口苦咽干,舌红少苔,脉弦细或数。眼底检查可见动脉明显狭窄,动脉呈铜丝或银丝状,局部黄白色硬性渗出,黄斑附近可呈星芒状或放射状,以及大小形态不等的出血斑。以腰膝酸软、眩晕时作、面赤烘热、心悸健忘、失眠多梦、口苦咽干及舌脉为辨证要点。

治法:平肝潜阳,凉血止血。

推荐方药:杞菊地黄丸(《审视瑶函》)加减。方药:熟地黄、山茱萸、山药、泽泻、茯苓、牡丹皮、枸杞子、菊花。可加天麻、钩藤、石决明以平肝潜阳;出血较甚者加、黄芩、赤芍、栀子、仙鹤草凉血止血;口干目涩者加石斛、天冬、女贞子、墨旱莲养阴清热。亦有应用镇肝熄风汤加减以滋阴潜阳、活血通络者。

4. 痰瘀互结证

临床表现:视物不清,甚者视力骤降,患者多形体肥胖,兼见头重眩晕,呕吐痰涎,胸闷胀满,肌肤甲错,口唇青紫,舌胖,舌质暗有瘀斑,苔腻,脉弦滑。眼底检查见动脉血管管壁光带加宽,透明度降低,视网膜呈灰白混浊水肿,甚或伴有视盘水肿,火焰状出血斑及黄白色渗出。以呕吐痰涎、胸闷胀满、肌肤甲错、口唇青紫及舌脉等为辨证要点。

治法:健脾化痰,活血祛瘀。

推荐方药:桃红四物汤(《医宗金鉴》)合温胆汤(《备急千金要方》)加减。方药:柴胡、赤芍、川芎、枳壳、桃仁、红花、郁金、茺蔚子、生地黄、当归、丹参、三七。视网膜水肿、渗出明显者,加车前子、益母草、泽兰以利水化瘀消肿;出血甚者可加三七、蒲黄炭散瘀止血;硬性渗出较多者可酌加昆布、贝母等软坚散结。

（二）专方专药

高静将高血压导致的眼底出血分为早期新鲜出血和出血稳定后两个阶段,分别给予自制滋阴止血汤和自制滋养明目汤(白茅根、玄参、熟地黄、墨旱莲、生地黄、山茱萸、干山药、茯苓、泽泻、苏木、五灵脂、牡丹皮)配合西药治疗取得良好效果。喻京生等认为本病主要为肝肾亏虚,阴无以制阳,肝阳上亢所致,以天麻钩藤饮(钩藤、天麻、石决明、菊花、枸杞子、桑椹、菟丝子、川芎、川牛膝、夏枯草、茺蔚子、炙甘草)为基础方加减治疗原发性高血压性视网膜病变,其总体有效率达到85%。张跃红用平肝化瘀汤(天麻、钩藤、石决明、夏枯草、川牛膝、菊花、地龙、水蛭、枸杞子、生地黄、三七粉、生蒲黄等),治疗辨证属肝阳上亢瘀血阻滞者,其总体有效率为81.25%,其有效率大于口服西药(维生素C、维生素E、复方芦丁片)组的56.67%。应海航以益气清肝活血汤(夏枯草、丹参、玄参各30 g,黄芩、菊花、川芎、地龙、浙贝母、三七各10 g,生甘草6 g,天麻15 g,黄芪50 g)治疗脏腑虚损并有痰浊血瘀为见证的各期高血压性视网膜病变,有效率为85.9%,高于西药组的13.9%。

在本病的四种证型中属气滞血瘀证和痰湿壅盛证最为多见,符合中医学"肥人多痰湿"的理论,说明痰湿壅盛、气滞血瘀为高血压性视网膜病变的重要病因病机。初期阶段往往以肝火亢盛证和痰湿壅盛证为主,随病程延长逐渐发展为气滞血瘀证和肝肾阴虚证,其变化往往遵循"实证-虚实夹杂-虚证"的规律。据此可以依据本病不同阶段的特点,分别加以辨证施治,力求内和而外安。

（三）针灸疗法

参阅文献,暂未发现针灸治疗高血压性视网膜病变的强有力的临床证据,更多的是关于针灸治疗高血压的研究,在汇总当前针灸治疗原发性高血压的系统评价研究时发现,针灸治疗原发性高血压有一定疗效,但其证据质量级别较低,临床实际中应用不可过分依赖其疗效。根据本病的病因病机,其取穴可选足厥阴肝经、手阳明大肠经、足少阴肾经和足太阳膀胱经上的穴位为主,虚补实泻,辨证取穴。

1. 体针

主穴:曲池、足三里,每日针刺1次,每次留针30 min,体质强壮者,可用重刺激手法,针刺后测量血压;收缩压可降10~30 mmHg,但舒张压降低幅度低于收缩压。配穴:属肝阳上亢者,可针太冲、合谷;失眠者,加针神门,或安眠(在翳风与风池连线的中点);心悸者,加针内关;视物昏花者,可针睛明、承泣、太阳、风池等;痰浊甚者加丰隆、支正;属气滞血瘀者,可加膈俞、三阴交、血海。

2. 耳针

取眼、目1、目2、肝、胆、肾、膀胱、心、小肠、脑干、神门等穴,多用泻法留针振动。30 min后出针。或取上述耳穴压以王不留行贴压。每周2次,每日用手按压穴位处3~6次。

3. 梅花针

点刺背部骶区、腘窝、踝关节周围、眼区皮肤。

（四）中西结合治疗

在高血压性视网膜病变治疗中控制血压是最基本，也是最为重要的方法，如若能及时平稳地控制血压，能在一定程度上减缓甚至是停止高血压性视网膜病变的进展，但高血压性视网膜病变中血管的器质性病变多不可逆，西医对此也无很好的针对治疗措施，因此可以通过中西联合治疗，往往能取得更加显著的疗效。中医治疗前期多以平肝潜阳为主，常用药物为天麻、钩藤、牛膝等；若出血渗出较多者则以薏苡仁、泽泻、茜草、三七、白茅根以活血利水化瘀。后期肝肾亏虚较甚者，则以山茱萸、枸杞子、地黄滋补肝肾，使阳气得以潜藏。配合西药控制血压，改善眼底血管条件，进一步控制病情的进展。

第五节　预防与护理

高血压病程长，血压控制不佳者，眼底改变越明显，病症越严重，预后越差，因此要做到早发现、早治疗，将病情控制在初始阶段是最佳的治疗方案。非药物治疗对控制血压和降低心血管疾病风险的作用已得到广泛认可，所有患者都应终生采用。具体包括如下几点。

（1）改正不良生活习惯和不良行为。应多进行适当的户外运动锻炼，如跑步、体操、有氧舞蹈及娱乐性球类等。

（2）应保证睡眠充足，并且保证良好的睡眠质量，从而使大脑皮质得到有效的休息。

（3）在生活中要稳定心态，控制性格，不可以常常发脾气或过于急躁，从而导致血压升高。

（4）在生活中要控制饮食，减少盐分的摄入（每日钠摄入<5 g），减少脂肪的摄入量，使体重指数保持合理的指标。同时还要做到戒烟限酒，将这些引发高血压的危险因素消除。因为只有在预防控制高血压的基础上才能更好将高血压并发症的发病率降至最低。

参 考 文 献

边波，万征，李永乐，等，2011.高血压患者视网膜病变调查及其临床价值评价[J].中国慢性病预防与控制，19（2）：170，171.

陈小燕，王铮，陈韩，2010.原发性高血压患者眼底视网膜病变与血浆内皮素的相关分析[J].山东医药，50（40）：84，85.

黄峰，朱鹏立，林帆，等，2015.高血压人群视网膜血管定量参数的改变及其与血压的相关性.心血管康复医学杂志，24（5）：480-484.

黄晓燕，陈碧新，高瞻，等，2010.自发性高血压大鼠视网膜微血管稀少与细胞凋亡[J].温州医学院学报，40（2）：111-114.

王爽，徐亮，2013.视网膜微血管异常的5年发病率及其与高血压的相关性[J].眼科，22（6）：397-404.

张敏，刘彦才，杨永丽，2013.高血压合并多种并发症的广义估计方程统计分析[J].中国卫生统计,30(5):647-649,653.

张跃红,2012.平肝化瘀汤治疗高血压视网膜病变临床观察[J].中国中医急症,21(4):656,657.

Karaca M, Coban E, Felek R, et al, 2013. The association of oxidative stress with hypertensive retinopathy [J]. Clinical and Experimental Hypertension, 35(1): 16-19.

Karaca M, Coban E, Ozdem S, et al, 2014. The association between endothelial dysfunction and hypertensive retinopathy in essential hypertension [J]. Medical Science Monitor International Medical Journal of Experimental & Clinical Research, 20(220): 78-82.

Ong Y T, Wong T Y, Klein R, et al, 2013. Hypertensive retinopathy and risk of stroke [J]. Hypertension, 62(4): 706-711.

第十四章 视网膜动脉阻塞

第一节 概　　述

视网膜动脉阻塞(retinal artery obstrucion, RAO)是眼科急症,各种原因导致视网膜动脉营养供应受阻,引起视网膜组织缺血、缺氧、水肿、变性,导致视细胞迅速死亡;临床表现以单眼突然的无痛性的视力减退或丧失为特征,如未能接受及时、有效的治疗会造成不同程度的视力损伤的疾病。依据栓塞累及血管的来源和级别不同,本病可分为视网膜中央动脉阻塞、视网膜分支动脉阻塞(branch retinal artery occlusion, BRAO)、睫状视网膜动脉(retinociliary artery)阻塞、视网膜毛细血管前小动脉的阻塞。

从中医上来说,视网膜动脉阻塞属于"暴盲"的范畴,被称为"络阻暴盲",是因肝气上逆、阴虚阳亢,视衣脉络阻塞导致的以视力骤降甚至盲无所见为主要表现的内障眼病。《抄本眼科》又将其命名为"落气眼",并指出其病机是"落气眼不害疾,忽然眼目黑暗,不能视见,白日如夜,此症乃是元气下陷,阴气上升",描述其症状是"不害疾,忽然眼目黑暗,不能视见,白日如夜"。中国古典医学认为本病发病急骤,多为单眼发病,发病时患眼外观正常,猝然一眼或双眼视力急剧下降甚至盲无所见,视衣呈典型的缺血性改变。以中老年多见,无性别差异,多数患者伴有高血压等心脑血管疾病。

第二节 流行病学

一、心脑血管疾病

研究发现,64%的视网膜中央动脉阻塞患者追溯病史都会发现心血管危险因素,从增加血液黏稠度、激活凝血酶等不同机制均能促进血栓形成。最常见的是高脂血症(36%),其次是高血压(27%)、心房颤动、心脏瓣膜病等。在视网膜动脉阻塞患者中,71%有颈动脉粥样硬化、斑块,52%存在超声心动图异常。其中同侧颈动脉狭窄是视网膜中央动脉阻塞最有意义的风险因素,当颈动脉出现狭窄或者斑块时,颈动脉产生的栓子会随血流进入同侧视网膜中央动脉及其分支,造成视网膜中央动脉及其分支动脉阻塞。

另外,高同型半胱氨酸血症在视网膜中央动脉阻塞患者中的水平明显高于正常,已被认为是心血管疾病的独立危险因素,加速动脉粥样硬化和斑块的形成。

二、脑血管疾病

脑血管与视网膜动脉均在颅内,在供血方面有共同的来源。研究发现视网膜中央动脉阻塞和视网膜分支动脉阻塞与中风、脑梗死等脑血管疾病显著相关。

三、免疫系统疾病

免疫性疾病导致视网膜动脉管壁炎症,使动脉内皮细胞浸润、肿胀直接阻塞管腔,也可以使血管内皮受损导致血栓形成而阻塞管腔。炎症、感染或毒素也可刺激血管,发生痉挛、收缩和阻塞。

四、内分泌系统疾病

许多内分泌系统疾病,如糖尿病也会严重影响微小血管功能,糖尿病由于长期糖代谢紊乱,导致血黏稠度增高、血液循环障碍、组织水肿、组织内压力增高,水肿扩张的静脉在筛板区或动静脉交叉区压迫了与之紧密相连的具有共同鞘膜腔的视网膜中央或分支动脉,使它们出现阻塞。

五、其他

其他很多因素,如年龄、吸烟、眼部肿瘤、原发性血小板增多症、头颈部放疗、颜面部及眼周局部注射、外伤、眼部手术史及长期俯卧均会促进或导致视网膜动脉阻塞的发生。

第三节　现代医学的认识

视网膜中央动脉是眼动脉的一个小分支,眼动脉多数起自颈内动脉穿过硬脑膜后弯曲的顶端,在眼球后方穿入视神经,行于视神经中央,从视盘穿出,再分为4支,即视网膜鼻侧上、鼻侧下和颞侧上、颞侧下小动脉,营养视网膜内5层,属无吻合支的终末动脉,但黄斑的中心凹无血管分布。

有15%~30%的眼有睫状视网膜动脉分布,睫状视网膜动脉起源于睫状后短动脉,睫状后短动脉同样起源于眼动脉,营养脉络膜和视网膜外5层,有较强大的吻合支,当视网膜中央动脉发生阻塞时,视盘及其周围的视网膜甚至视网膜内层小部分区域可从此动脉获取营养以保证视网膜正常功能。

一、发病机制

导致视网膜血管发生阻塞的直接原因主要为血管栓塞、血管痉挛、血管壁的改变和血栓形成,以及从外部压迫血管等。可为单因素致病,也可以是上述诸因素综合致病。一般来说,老年患者出现视网膜动脉阻塞时应评估颈部动脉粥样硬化和心源性栓塞,而年轻患者应评估自身免疫、高凝和炎症性疾病。

(一) 栓子

大概1/3的视网膜动脉阻塞是由循环中的栓子(embolus)引起的,特别是分支动脉阻塞。视网膜中央动脉在进入视神经及球内之前,由于穿入视神经硬鞘膜及巩膜筛板处管径变窄,故为栓塞的好发部位,体积微小的栓子可发生于该动脉的某一支(多见于颞上支),特别是老年人该处组织硬化,栓子更易在此处存留。另外,栓子常位于后极部动脉分叉处。常见的栓子有以下几类。

1. 胆固醇栓子(Hollenhorst 斑)

胆固醇栓子为栓子中最常见者,约占75%。栓子发生于有颈动脉、主动脉等进行性粥样硬化的患者,是粥样斑块坏死脱落的微小斑块。由于粥样斑块坏死,溃疡暴露在血流中,含有胆固醇的物质脱落,成为栓子进入视网膜中央动脉,从而阻塞血管。这种栓子比较小,呈黄色反光,通常位于颞侧支动脉分叉处,尤以颞上支最易受累。阻塞可为单个栓子阻塞,也可为多数性,栓子位于黄斑周围多支小动脉处,引起血流受阻。阻塞程度因栓子大小而异,几天后栓子移行至血管远端,约3个月后可完全消失。

2. 血小板纤维蛋白栓子

血小板纤维蛋白栓子常见于缺血性心脏病、慢性风湿性心脏病和颈动脉粥样硬化的患者。由于血管硬化,内皮细胞受损,致内壁失去光滑性,且内皮下增殖,管腔变窄,血小板和纤维蛋白聚集在血管内皮粗糙面形成血栓性斑块,斑块脱落后可进入视网膜血流堵塞血管。这种栓子比较大,呈灰白色小体,在血管内机化,导致该处血管壁白鞘形成,可完全阻塞视网膜血流,导致患者突然完全失明。较小的栓子可在纤溶作用下数天后完全消失,血液循环恢复。

3. 钙化栓子

钙化栓子比较少见,占视网膜栓子的4%,来源于钙化的主动脉瓣或二尖瓣,或升主动脉和颈动脉的粥样硬化斑,患者常有风湿性心脏病或其他心脏瓣膜病。栓子多为单个,色白无光泽,呈卵圆形,比较坚固。栓子位于筛板附近或进入筛板的第1级分支,不易吸收,长期位于视网膜动脉内。

4. 异物栓子

异物栓子包括肿瘤栓子,如心房黏液瘤;脂肪栓子见于长骨骨折患者及自体脂肪填充者;脓毒栓子见于亚急性细菌性心内膜炎者;硅栓子见于各种成型或美容手术注入硅制剂者;药物栓子偶可发生于在颞下颌关节、头皮部或球后注射糖皮质激素等药物者;其他尚有气体栓子、滑石粉栓子等。这些栓子进入视网膜动脉,可阻塞血管。

(二)动脉壁的改变

动脉壁改变见于动脉粥样硬化、高血压、慢性风湿性心脏病等心血管系统疾病;全身或局部炎症也可直接侵犯动脉壁产生颞动脉炎、血栓性脉管炎、多发性结节性动脉周围炎、巨细胞动脉炎(giant cell arteritis,GCA)、全身性红斑狼疮、白塞综合征、Eales病、硬皮病及皮肌炎等炎症引起该动脉内膜增生或水肿,使血管壁管腔阻塞,内壁粗糙。

(三)动脉痉挛

动脉痉挛是由于血管壁平滑肌强烈收缩,管腔狭窄,动脉血流缓慢,造成血流量减少,痉挛时间过长,可造成血管栓塞。强烈的阵发性血管痉挛可造成管腔完全闭塞。如果痉挛迅速缓解,视力可恢复正常。痉挛发作频率和时间长短随病情程度而异,血管痉挛常可因其他原因而诱发,如冲洗泪道、冲洗鼻旁窦或体位变化。也可在各种感染性疾病,如流行性感冒或疟疾等,或外源性毒素,如烟草、乙醇、奎宁等中毒时发生,均可累及视网膜动脉引起主干或分支的阻塞。

(四)血管外部压迫

如青光眼、视盘埋藏性玻璃膜疣及视网膜脱离手术如巩膜环扎术、眼内注入膨胀气体、眼眶手术创伤、过度电凝止血、球后肿瘤或外伤致球后出血等,以上各种原因导致眼压和眶压的增高,动脉受外部压力压迫变窄,血流速度下降,严重者致视网膜动脉完全阻塞。

二、临床表现

(一)视网膜中央动脉阻塞

视网膜中央动脉为终末动脉,供应视网膜内层。视网膜中央动脉阻塞是视网膜中央动脉及其分支的阻塞引起的视网膜组织急性缺血,表现为无痛性的视力突然下降甚至盲无所见和(或)视野受损。根据阻塞程度可分为完全性和不完全性阻塞。完全性阻塞症状严重,发作迅速,多数眼的视力降至眼前手动或指数,严重者视力下降至无光感。部分患者有先兆症状,即曾经有突然单眼出现一过性黑矇,数秒或数分钟后视力恢复,反复多次发作后忽然视力急骤而严重下降。裂隙灯检查瞳孔散大,直接对光反射消失或极度迟缓,间接对光反射存在,轻压眼球引不出视盘上血管搏动。检眼镜下,阻塞开始时,视盘仍保持原有色泽,视网膜动脉高度狭窄,血柱颜色发暗,管壁中央反射光变得非常微弱,甚或消失,其末梢小分支已不易见到,静脉管径亦明显变窄。1～2 h 后,整个视网膜呈乳白色弥漫水肿混浊,尤其是后极部神经纤维层和神经节细胞层由于雾样肿胀而增厚,水肿更加明显。黄斑中心凹因无视网膜内层,不受视网膜中央动脉血液供应影响,脉络膜血管呈红色,在周围乳白色混浊的衬托下,呈对比显著的圆形或类圆形暗红色或棕红色斑,称为“樱桃红斑”(cherry red spot)。也有一部分病例,由于视网膜水肿特别严重形成皱襞掩盖中心凹时,黄斑变成一暗区。阻塞4～6周后,视网膜混浊自周边部向后极部逐渐开始消退,视网膜恢复透明,接近原来的眼底色泽,但是视网膜内层已经萎缩,视功能不能恢复。视网膜中央动脉变细,管壁变性增厚,可出现白鞘或白线化。静脉管径细小,有时可见平行白鞘。极少数患者同时合并有视网膜中央静脉阻塞,可见视网膜有较为广泛而浓密的片状或火焰状视网膜出血。后极部眼底常有色素紊乱,即色素小点及脱色小点,呈粗糙的颗粒状外观。视盘褪色苍白,境界清楚,称为血管性视神经萎缩。不完全性阻塞者症情较轻,视力下降程度不很严重,轻者视网膜动脉管径轻度改变,视网膜轻度水肿混浊,重者与完全性阻塞相接近。偶尔能见到动脉内血柱呈节段状离心性缓慢流动。

(二)视网膜分支动脉阻塞

视网膜分支动脉阻塞是指由视网膜分支动脉内血流的急性中断导致的一种视力下降、眼前固定性暗影的眼病。主要临床表现为眼前固定黑影遮挡,视力下降。眼底检查:在视盘附近或大的交叉处可见受累动脉变细,相应静脉也变细。在阻塞的动脉里可见白色或淡黄色发亮小体阻断血液,阻塞支供应的视网膜呈扇形或象限形乳白色水肿。若阻塞支累积黄斑时,眼底表现为樱桃红点,或称为樱桃红斑。

(三)睫状视网膜动脉阻塞

睫状视网膜动脉供应视网膜内层小部分地区,特别是它供应黄斑范围的大小有重要的临床意义。临床上的睫状视网膜动脉阻塞(cilioretinal artery occlusion)可分为三种类型:单纯睫状视网膜动脉阻塞(Ⅰ型),睫状视网膜动脉阻塞合并视网膜中央静脉阻塞(Ⅱ型)和睫状视网膜动脉阻塞合并视网膜中央动脉阻塞(Ⅲ型)。Ⅰ型临床发病偶见,此时视网膜中央动脉供血尚正常,这种情况多发生于年轻人。视力预后良好,未累及毛细血管网,属相对可逆的阻塞。其表现为中心视力突然丧失。眼底表现:自视盘颞侧缘到黄斑,其供应区视网膜呈一舌形或矩形乳白色混浊,黄斑可见樱桃红斑,中心凹反光消失,阻塞区的睫状视网膜动脉相对狭窄。Ⅱ型临床亦较少见,视力预后较差,毛细血管网循环阻塞,静脉阻塞为非缺血型的,一般不发生新生血管性青光眼。其表现为视力下降,直接对光反射减弱。眼底可见视盘边界欠清楚,盘周有少量放射状出血和棉絮斑,睫状视网膜动脉变细,管径粗细不均,黄斑齐水平线上方至颞上血管弓视网膜水肿,呈舌形乳白色混浊,黄斑分呈樱桃红斑,静脉扩张迂曲,充盈明显,尤以颞上支静脉明显,视网膜有散在的梭形出血点、圆点状出血斑及灰白色渗出。Ⅲ型临床更少见,预后最差,眼底表现与视网膜中央动脉阻塞大多数相同,但是无樱桃红斑,黄斑中心凹呈暗褐色调。

(四)前毛细血管小动脉阻塞

前毛细血管小动脉阻塞(precapillary arteriole occlusion)是指连接视网膜毛细血管和视网膜前小动脉的微小血管发生阻塞,其阻塞常发生于视盘周围及后极部视网膜,直接影响视网膜毛细血管的功能。根据前小动脉阻塞范围大小和部位,视力可正常或下降。由于前小动脉阻塞,导致局部缺血,抑制了神经纤维轴浆运输,轴浆细胞器聚集肿胀,断裂形成似细胞体(cystoid body),检眼镜下呈棉絮状软性渗出斑,数天或数周后棉絮斑消失,小动脉重新灌注,重建的毛细血管床呈迂曲状态。晚期由于视网膜内层局部变薄,透明度增加,形成局限凹面反光区,说明该处视网膜曾经有缺血改变。

三、特殊检查

(一)彩色眼底照相

大致同眼底表现相似。

(二)荧光素眼底血管造影

荧光素眼底血管造影是临床诊断视网膜中央动脉阻塞的强有力支持手段,其典型表现为视网膜动脉充盈显著迟缓,常可见阻塞动脉内荧光素血柱普遍变细且不均匀,呈节段状。

根据血管阻塞程度、部位和造影时间的不同,荧光眼底血管造影图像有很大差异。① 阻塞后几小时或数天:视盘边界欠清,动静脉充盈迟缓。阻塞的中央动脉管腔内无荧光素灌注,而视盘来自睫状动脉的小分支可充盈,荧光素由视盘毛细血管进入视盘处的中央静脉形成逆行充盈。由于动脉灌注压低,管腔内荧光素流变细,可呈节段状或搏动性充盈,荧光素不能进入小动脉末梢和毛细血管而形成无灌注区。黄斑周围小动脉荧光素充盈突然停止如树枝折断状,围绕黄斑的小血管偶可见有轻度渗漏和血管瘤样改变。造影晚期,视网膜血管很少有着染,视盘不规则染色。② 数周后或不完全阻塞的病例:当阻塞的动脉重新开放,血流恢复,荧光造影可恢复灌注,出现正常血管形态的荧光,但不代表视网膜功能的恢复。若动脉仍有部分阻塞,则管径仍细而不规则。荧光素眼底血管造影检查显示动脉灌注,但充盈迟缓,视网膜循环时间延长。但有的病例仍可有毛细血管无灌注区。

1. 视网膜分支动脉阻塞

阻塞动脉和相应静脉充盈比未阻塞支延迟,有部分受累动脉至晚期仍无灌注。有的病例在静脉晚期阻塞处出现强荧光,栓子堵塞的血管壁有荧光素染色与渗漏。2~3周后视网膜水肿消退,阻塞支动脉变细并有白鞘,荧光血管造影可恢复正常。少数病例阻塞支与睫状血管的阻塞支形成侧支循环,可见荧光素充盈。

2. 睫状视网膜动脉阻塞

睫状视网膜动脉出现荧光素充盈前锋,之后其充盈受阻,接着再次缓慢充盈,直到其完全充盈,静脉仍充盈迟缓。睫状视网膜动脉合并视网膜中央静脉阻塞病例易误诊,因中央静脉阻塞多伴有视网膜出血,血管隐没于水肿的视网膜组织中,容易漏诊动脉阻塞,因此,临床诊断时应多加仔细,注意鉴别。

3. 前毛细血管小动脉阻塞

荧光素眼底血管造影可见毛细血管前小动脉阻塞区呈现斑状无灌注区,浓密的棉絮斑也可同时有轻度的荧光遮蔽,病灶边缘邻近毛细血管扩张,有的扩张如瘤样;晚期荧光素渗漏。

(三)光学相干断层成像

1. 视网膜中央动脉阻塞

发病初期,阻塞区域的视网膜增厚,内层结构紊乱,反射增强,神经纤维层、节细胞层、内丛状层、内核层及外丛状层等各层结构分辨不清。视网膜外层结构(如外核层、外界膜、IS/OS、色素上皮层等)有时清晰可见,有时因为内层结构反射增强而反射信号减弱。2~3周后,部分患者可见黄斑和后极部视网膜增厚水肿、反射增强、光感受器暗区增宽,黄斑可有囊样水肿,部分患者可出现视盘旁视网膜内层反射增强(出血)或视网膜神经纤维层局限性反射增强(棉絮状渗出)。发病1个月后,阻塞部位的视网膜变薄,视网膜组织层次不清,甚至变成一条中高反射条带,视网膜外层仍清晰可见。

2. 视网膜分支动脉阻塞

① 视网膜颞上支动脉阻塞:上方视网膜水肿,光感受器暗区增宽,视网膜反射增强。当黄斑中心凹未受累时,中心凹视网膜厚度正常。② 视网膜颞下支动脉阻塞:下方视网膜水肿,光感受器暗区增宽,视网膜反射增强。中心凹视网膜厚度正常。③ 视网膜小动脉阻塞:阻塞区域局限性视网膜水肿、反射增强。

3. 睫状视网膜动脉阻塞

中心凹及颞上方局部视网膜可见隆起、水肿,中心凹反光减弱或消失。

4. 前毛细血管小动脉阻塞

晚期视网膜内层局部变薄,中心凹视网膜厚度正常,反射尚正常。

(四)视网膜电图

视网膜中央动脉阻塞后,视网膜内层缺血,双极细胞受损,由于b波起源于内核层,故b波降低。而a波起源于感光细胞层,由脉络膜血管供应,故一般正常。视网膜分支动脉阻塞患者的视网膜电图正常或有轻度改变。

(五)视野

视网膜中央动脉阻塞患者视野表现为普遍敏感度下降,视野缺损或残留颞侧视岛;视网膜分支动脉阻塞视野呈象限缺损或弓形暗点。当视网膜水肿吸收后,视野缺损可保持永久存在;睫状视网膜动脉阻塞视野表现为普遍下降或相应阻塞区的视野缺损;毛细血管前小动脉阻塞,根据前小动脉阻塞范围大小和部位,视力可正常或下降,视野正常或有暗点。

四、鉴别诊断

(一)急性眼动脉阻塞

急性眼动脉阻塞(acute ophthalmic artery occlusion, ARAO)视力损害更严重,常无光感。眼动脉阻塞导致视网膜中央动脉及睫状动脉血液供应同时中断,故在发病时,视网膜水肿混浊比本病更为严重,范围亦更为广泛,不能见到樱桃红斑(因脉络膜循环损害)。病程晚期,眼底后极部有显著色素紊乱(色素增生和脱色斑)。视网膜电图检查a、b波均下降或消失。

(二)缺血性视盘病变

临床上比较容易鉴别。缺血性视盘病变,视力下降不太严重,视野也可呈象限缺损,但常与生理盲点相连接。黄斑无樱桃红斑,荧光素眼底血管造影显示视盘充盈不均匀。

(三)氨基糖苷类中毒性视网膜改变

氨基糖苷类中毒性视网膜改变有氨基糖苷类药物眼内或眼外注射史;患者突然剧烈眼痛,视力突然下降与注射药物时间关系密切。视网膜水肿以下方和后方为主,与血管分布无关。

(四)视网膜震荡 Berlin 水肿

视网膜震荡 Berlin 水肿可以出现后极部视网膜的水肿和樱桃红样改变,但有明确的眼钝挫伤史,眼底血管的改变较少。

五、治疗原则

发生视网膜中央动脉阻塞时,因动脉阻塞导致视网膜组织缺血,使光感受器在短时间内因缺氧而发生了不可逆的死亡。尽可能早地扩张血管改善组织缺血,增加视网膜血液供氧量,对视功能的恢复有很重要的意义。

六、治疗方法

视网膜动脉阻塞属于眼科的急重症,预后较差,如果没有得到及时而有效的治疗,可导致视力的严重损伤,甚至永久性的视力丧失。研究表明视网膜动脉阻塞在 97 min 内对视网膜的损伤尚小,在 240 min 内及时采取治疗可挽救部分视功能,但是一般认为超过 6 h 损伤就是不可逆的。因此发病后早期就诊、及时准确诊断、合理治疗及采取先进的治疗技术是成功抢救视力的关键。目前临床上对视网膜动脉阻塞的抢救治疗,正如传统教科书上提出的:立即给予球后注射阿托品或山莨菪碱或妥拉唑啉,舌下含服硝酸甘油滴丸或吸入亚硝酸异戊酯气雾剂,静脉滴注血管扩张剂,反复地压迫眼球以改善灌注,前房穿刺,口服乙酰唑胺、注射复方樟柳碱以降低眼压,还可配合吸入95%的氧及5%的二氧化碳组成的混合气体。除了运用广泛的传统治疗方法,现如今临床上也提出了一些其他治疗方案,现对目前各种治疗方法总结归纳。

（一）扩血管治疗

1. 抗胆碱能神经药

阿托品或山莨菪碱（654－2）属抗胆碱能神经药，可以拮抗M胆碱受体，解除乙酰胆碱所致的平滑肌痉挛，松弛平滑肌并解除血管痉挛，尤其对于微血管痉挛有较好的缓解作用。发生视网膜动脉阻塞时立即球后注射山莨菪碱（654－2）5 mg/0.5 mL或者阿托品0.5~1.0 mL可以迅速缓解眼底血管痉挛，改善视网膜栓塞患者的眼底血液供应。

2. 肾上腺α受体阻滞剂

肾上腺α受体阻滞剂具有扩张外周小血管、解除局部组织痉挛和增加组织通透性的作用，能促进渗出、水肿、出血的扩散与吸收。妥拉唑啉为人工合成的α受体阻滞剂，可阻断交感神经节细胞神经接头处的效应器，对突触前α受体作用强，且可直接松弛血管平滑肌，有中等扩张末梢血管、解除血管痉挛的作用。临床常用治疗剂量为口服25 mg，每3~4 h一次，肌内或静脉注射25~50 mg，球后注射12.5~25 mg。实践证明，球后注射妥拉唑啉有利于缓解痉挛，改善视网膜动脉的血液供应。

3. 硝酸酯类药物

硝酸酯类药物可以扩张全身小血管，改善循环及血液供应，可以通过刺激细胞内的环鸟苷酸（guanosine monophosphate，GMP）使得血管平滑肌松弛。视网膜动脉阻塞患者可以在早期舌下含服硝酸甘油滴丸0.5 mg/次，每日2~3次；或硝酸异山梨酯滴丸5 mg/次，每日2~3次，可使视网膜缺血得到不同程度地缓解。

4. 亚硝酸异戊酯吸入剂

亚硝酸异戊酯是一种作用迅速的血管扩张剂，作用等同于硝酸酯类药物，但是速度要快于硝酸酯类药物。当发生视网膜动脉阻塞时，立即予亚硝酸异戊酯0.2 mL气雾剂吸入，每隔1~2 h再吸1次，连用2~3次，可以扩张局部血管，改善血液供应。

5. 己酮可可碱

己酮可可碱为二甲基黄嘌呤类衍生物，具有扩张脑及外周血管的作用，同时可降低血液黏稠度，增加红细胞活性，从而改善血液的流动性，促进缺血组织的微循环和组织灌注，增加特殊器官的氧供。临床常用剂量为400~600 mg，每日3次。研究发现，使用己酮可可碱可使得视网膜中央动脉阻塞患者的视网膜中央动脉收缩期峰值流速血流、舒张末期血流增加，但对于视力恢复的帮助作用尚待证实。

6. 皮质类固醇及其替代治疗

对于巨细胞动脉炎的病例，及时开始全身性皮质类固醇治疗对于防止视力丧失或其他部位的血管阻塞至关重要。一般主张用大剂量持续疗法，如泼尼松每日30~50 mg冲击治疗，维持到症状缓解、红细胞沉降率下降到正常或接近正常时开始减量，总疗程需数月，不宜过早减量或停用，以免病情复燃。病情稳定后改用晨间一次给药或改用隔日疗法是可取的有效方案。对有糖皮质激素禁忌者，可采用非甾体抗炎药与细胞毒类免疫抑制剂如环磷酰胺、甲氨蝶呤等联合治疗，也可试用雷公藤多苷治疗。非甾体抗炎药虽可减轻或控制部分症状，但不能防治失明等缺血性并发症。

（二）降眼压治疗

降低视网膜动脉阻塞患者的眼内压可以减少对视网膜血管的压迫，增加视网膜血流量，将栓子冲向远端，改善堵塞血管的灌注。发病数小时以内就诊者，可立即行前房穿刺术,迅速降低眼压。也可应用降眼压药物、眼药水,达到降低眼压、增加视网膜灌注的目的。

1. 前房穿刺术

使用 25~27 号针头于角膜缘缓慢穿刺入前房角,释放 0.2~0.3 mL 房水,可迅速降眼压,减轻眼压对视网膜血管的侧压力,增加视网膜动脉的血液灌注。然而,动物实验研究发现,当眼压从 15 mmHg(1 mmHg = 0.133 kPa)降至 5 mmHg 时视网膜动脉血流量最多仅升高 20%,灌注压升高不超过 15%。临床研究显示,接受前房穿刺术的视网膜动脉阻塞患者与未接受此治疗的患者相比,视力预后并无显著统计学意义,这提示前房穿刺术治疗急性期视网膜动脉阻塞的效果有限。

2. 降眼压药物

如乙酰唑胺口服能抑制睫状体上皮碳酸酐酶的活性,从而减少房水生成(50%~60%),降低患者眼压,改善视网膜动脉栓塞患者的眼底血液供应。用于降眼压时通常剂量为每次 1 片,每 4~8 h 一次,每日 2~3 次。临床上也可根据病情选择其他常用降眼压药物来增加视网膜灌注。但是降眼压药物仅可用于视网膜动脉阻塞急性期的治疗,而不应长期使用。眼球按摩可以使动脉灌注阻力减少,使眼压下降,具体方法是用食指、中指以中等力度压迫眼球 5 s,放开 5 s,反复操作 5~10 min。此法联合口服扩血管药物,以便迅速改善血管痉挛。

(三) 高压氧吸入治疗

高压氧治疗效果也较显著,其机制为可迅速提高血氧张力,增加血氧含量,有效地改善眼底组织的缺氧状态;可提高血氧有效扩散距离和组织储氧量;可引起红细胞类脂质氧化作用,使红细胞脆性增加,有利于血栓软化、溶解和破坏;能增强吞噬细胞功能,使纤溶酶活力增加,促进栓子减少或消失,使阻塞的血管再通,血运恢复;能降低全血黏度、血浆黏度和血小板聚集率;可增加红细胞变形能力,有助于改善微循环,防止血栓形成。由此可见,高压氧治疗可以提高视网膜中央动脉阻塞患者的视力预后,但是这也与视网膜缺血再灌注的时间间隔密切相关,原则上时间越短预后越好。

(四) 碳合氧气体吸入治疗

碳合氧气体为 95% 的 O_2 和 5% 的 CO_2 的混合物。研究表明,呼吸纯氧可增加组织氧供,但同时使血管收缩,造成组织相对缺血。CO_2 可在一定程度上防止 O_2 诱导的血管收缩,吸入碳合氧气体不影响视网膜动脉直径,能够更好地改善视网膜血液供氧。具体疗法为白天患者应于清醒时每小时吸入碳合氧气体 10 min,夜间每 4 h 吸入 10 min,共持续 48~72 h。但是目前由于大数据的欠缺,其效果也受到了质疑。

(五) 激光治疗

1. Nd：YAG 激光治疗

视网膜分支动脉阻塞时,除了参考视网膜中央动脉阻塞的治法,还可以进行激光治疗。Nd：YAG 激光治疗是指在全检影镜下用 Nd：YAG 激光(0.8~0.9 mJ)直接射击栓子,反复数次,直至动脉血流恢复(以动脉管径增粗为标志)。Nd：YAG 激光为红外光,由于动脉管壁对红外光吸收较少,当选择较低能量击射动脉栓子时,可使栓子破碎而不伤及动脉管壁。此法具有操作简单、见效快、相对安全且经济的优点。但目前病例少且缺乏随机对照试验,需要进一步的临床研究才能确定其治疗效果。

2. 全视网膜光凝治疗

视网膜中央动脉阻塞发生后继发眼部新生血管的概率为 2.5%~31.6%，最早者发生于视网膜中央动脉阻塞后 2 周。Rudkin 等研究发现，18.2% 的视网膜中央动脉阻塞与新生血管形成事件之间有一定的关系。视网膜中央动脉阻塞发生后应从早期就开始观察新生血管的形成情况，一旦发现，应及时行全视网膜光凝治疗。全视网膜光凝可以减少周边视网膜的耗氧量，并减少异常血管内皮生长因子的增生。但是临床研究表明，全视网膜光凝对视网膜中央动脉阻塞的视力改善并无明显作用。

（六）手术治疗

目前针对视网膜动脉阻塞，主要手术方式为视网膜动脉插管直接移除栓子。这是自从放射状视神经切开术治疗视网膜静脉阻塞的临床研究报告以来，部分专家设想的手术方式，这种方式可能立即恢复视网膜动脉的循环，并迅速恢复视功能。但是行这种手术方式之前应先行荧光素血管造影以确定阻塞的部位，然后在阻塞部位行纵向切口以移除栓子。然而这部分内容的研究还相当有限，临床数据欠缺。

（七）超选择眼动脉溶栓介入治疗

溶解血栓、再通血管是各类血管阻塞的治疗方法之一。其原理是通过恢复组织灌注及时营救受到缺血缺氧损害的细胞。溶栓治疗目前已成功应用于急性脑卒中患者，而视网膜动脉阻塞原理和急性脑卒中类似，在理论上对视网膜动脉阻塞是有效的。既往也有病例报道溶栓治疗对于视网膜动脉阻塞有效，但一直缺乏随机对照试验。关于溶栓治疗的药物选择、处理方法及治疗时间窗存在诸多争议，标准的缺血性卒中静脉滴注组织型纤溶酶原激活剂（tPA）的剂量为 0.9 mg/kg（最大 90 mg）。然而，全身运用抗凝、溶栓制剂不仅效果差，还可能增加全身包括视网膜血管出血的危险，因此局部、低剂量的动脉介入溶栓更适合视网膜动脉阻塞的治疗。1992 年 Schmidt 等采用导管技术首先对视网膜动脉阻塞患者经眼动脉行溶栓治疗，并与传统治疗方法的疗效进行了对比，其中 3 例在发病 7 h 内溶栓，视力均恢复正常；发病 2.5 天者，视力有部分提高。聂大奥等通过研究发现超选择插管介入眼动脉内给药技术越来越受到人们的关注，选择合适的溶栓时机，可给患者带来较理想的治疗效果，并将并发症降到最低。其通过实验表明溶栓时间与发病时间距离越短，视力改善率及视网膜灌注改善率越高。吴航等认为如能在发病 6~12 h 内进行超选择眼动脉溶栓介入治疗，则能挽救呈半缺血状态的视网膜细胞，或可完全恢复视力。

动脉内局部溶栓（intra arterial fibrinolysis，IAF）通过导管在眼动脉栓塞点局部注射尿激酶及重组组织型纤维蛋白酶原激活剂（recombinant tissue plasminogen activator，rt-PA），亦有研究发现可以在内窥镜下行血管内穿刺注入溶栓剂。溶栓的时间窗也值得注意，一旦视网膜动脉阻塞持续时间超过 2 h，紧急纤维蛋白溶解的干预是不合适的。另外，由于溶栓治疗有诱发全身出血的风险，因此关于是否对视网膜动脉阻塞患者进行溶栓治疗仍存在争议。

（八）抗血管内皮生长因子治疗

2016 年美国眼科学会临床指南指出，玻璃体腔注射抗血管内皮生长因子药物并不是治疗视网膜动脉阻塞的首选治疗方案而是辅助治疗方案。对于虹膜或视网膜新生血管的患者，建议其长期行全视网膜光凝治疗。尽管该治疗不会改善视力或视野，但它可能减少血管内皮生长因子的产生,以及减少随后发展的虹膜新生血管和新生血管性青光眼的可能。玻璃体内注射抗血管内皮生长因子制剂可以补充或帮助促进全视网膜光凝治疗,当玻璃体积血影响激光治疗时,在玻璃体切除术前可以考虑临时注射抗血管内皮生长因子药物促进玻璃体积血的吸收。

（九）心脑血管评估及预防性治疗

2013年,美国心脏协会及美国卒中学会联合发布了关于中枢神经系统梗死的专家共识,其定义脑卒中是脑、脊髓或视网膜细胞因缺血所致的永久性损伤。说明视网膜中央动脉阻塞是脑卒中的一类,需要立即急诊处理。美国于2017年发布的视网膜血管阻塞指南中指出,一旦发生视网膜中央动脉阻塞,应该立即转诊至卒中单元或者急诊病房对患者进行全身评估,排除心脑血管危险因素,以阻止或者减少后期发生心脑血管缺血事件的风险。因此,视网膜动脉阻塞治疗的目标不仅包括恢复视力,还应同时管理有可能引起其他血管疾病的风险。应注意控制高血压、糖尿病等内科疾病,重视吸烟、高胆固醇血症及微血管疾病家族史等这些危险因素。另外,还应养成健康的饮食习惯及生活方式,进行规律运动。

七、预后

视网膜动脉阻塞是一种严重的影响视力的急性眼病,其预后一般较差,主要是由于大多数患者不能及时就诊,采取相应的治疗措施,因此对视力的损伤及视网膜的毁坏一般会造成不可逆的影响。视网膜分支动脉阻塞一般预后较好,但眼前暗影可持续存在。少数病例阻塞支与睫状血管的阻塞支形成侧支循环,保证黄斑血液供应,因此,视力恢复一般尚可。一般视网膜动脉阻塞会出现如下这些并发症。

1. 新生血管性青光眼

15%~20%的视网膜中央动脉阻塞患者可发生新生血管性青光眼。多数同时存在颈动脉狭窄,亦有合并睫状后长动脉阻塞,由于长期视网膜灌注压低、缺血、缺氧,而诱发新生血管性青光眼。视网膜中央动脉阻塞患者虹膜可有新生血管形成,发病率为16.6%。

2. 玻璃体积血

视网膜动脉阻塞患者由于视网膜新生血管没有得到及时处理,后期很可能继发玻璃体积血。

综上所述,无论是哪种类型的视网膜动脉阻塞,都应采取积极的手段进行治疗,不然均会造成不同程度的视力损害,甚至永久性的视力丧失。在临床上应抓紧一切时机明确诊断,结合患者病情,选择合适的综合治疗方案。还应引起心脑血管疾病患者的重视,早期预防。

第四节　中医学的认识

一、中医病名

视网膜动脉阻塞属于"暴盲"的范畴,《证治准绳·杂病·七窍门》曰:"暴盲,平日素无他病,外不伤轮廓,内不损瞳神,倏然盲而不见也。"其总结对暴盲的认识,认为暴盲的诊断要具有以下四点:"一是要外观端好;二是视力急剧下降;三是严重者可致失明;四是指眼底病。"对本病特点记载较为准确的是《抄本眼科》,书中说:"不害疾,忽然眼目黑暗,不能视见,白日如夜。"

本病属于暴盲中的"络阻暴盲",顾名思义,是指各种原因导致的络脉阻塞引起的视力的急剧下降,甚至盲无所见的内障眼病。

二、病因病机

《证治准绳》中谓:"乃否塞关格之病。病于阳伤者,缘忿怒暴悖、恣酒嗜辣、好燥腻,及久患热病痰火,人得之则烦躁秘渴。病于阴伤者,多色欲悲伤,思竭哭泣太频之故。"《审视瑶函》记载:"按经曰:肝者将军之官,故主怒,怒则肝伤气逆,气逆则血亦逆,故血少。眼者,肝之窍,目得血而能视,今肝伤血少,故令目暗。"《银海指南》谓:"属相火上浮,水不能制。"《眼科金镜》谓:"况思之过者则气结,气结则血聚,血聚则经络郁,经络郁则不能统精血上荣输纳,眼病即生焉。"《抄本眼科》指出其病机为"元气下陷,阴气上升"。由于受到检查手段的限制,古人尚不能将不同眼底病变所致之暴盲区分开来。现代中医眼科认为本病的主要病机为脉络瘀阻,目窍失养,结合临床将其病因归纳如下。

(1)忿怒暴悖,气机逆乱,气血上壅,血络瘀阻。

(2)偏食肥甘燥腻,恣嗜肥甘酒辣,痰热内生,血脉闭塞。

(3)肝肾不足,肝阳上亢,血气并逆,瘀滞脉络。

(4)血气亏虚,推动乏力,血行滞缓,血脉瘀塞。

三、中医治疗

(一)辨证论治

本病为眼科急重症,应尽早抢救、尽快治疗,以通为关键,兼顾脏腑之虚实。辅以益气、行气。中医学根据临床表现将本病分为以下几个证型。

1. 气血瘀阻证

临床表现:骤然盲无所见,眼外观端好,眼底表现符合本病特征,伴胸胁胀满,急躁易怒,头痛眼胀,舌有瘀点,脉弦或涩。本证以愤怒暴悖及舌脉为辨证要点。

治法:行气活血,通窍明目。

推荐方药:通窍活血汤(《医林改错》)加减。方药:赤芍、川芎、桃仁、红花、生姜、老葱、红枣、麝香、黄酒。失眠者加夜交藤、酸枣仁以宁心安神;胸胁胀满甚者,加郁金、青皮以行气解郁;视网膜水肿甚者,加琥珀、泽兰、益母草之类活血化瘀,利水消肿;头昏痛者加天麻、牛膝以引血下行,平肝息风。

2. 痰热上壅证

临床表现:眼部症状及检查同前,形体多较胖,头眩而重,胸闷烦躁,食少恶心,口苦痰稠,舌苔黄腻,脉弦滑。本证以形体较胖,或目眩头重及舌脉为辨证要点。

治法:涤痰通络,活血开窍。

推荐方药:涤痰汤(《济生方》)加减。方药:制半夏、制南星、橘红、枳实、茯苓、人参、石菖蒲、竹茹、甘草、生姜、大枣。方中酌加地龙、川芎、郁金、牛膝、泽兰、麝香活血通络;若热邪较甚,上方去人参、生姜、大枣,加黄连、黄芩以清热涤痰。

3. 肝阳上亢证

临床表现：眼部症状及眼底检查同前，目干涩，头痛眼胀或眩晕时作，急躁易怒，面赤烘热，心悸健忘，失眠多梦，口苦咽干，舌红，脉弦细或数。本证以年老久病，或头晕耳鸣、面赤烘热等症及舌脉为辨证要点。

治法：滋阴潜阳，活血通络。

推荐方药：镇肝熄风汤（《医学衷中参西录》）加减。方药：怀牛膝、生赭石、生龙骨、生牡蛎、生龟甲、白芍、玄参、天冬、川楝子、生麦芽、茵陈、甘草。加石菖蒲、丹参、丝瓜络、地龙、川芎通络活血。心悸健忘、失眠多梦者，加夜交藤、珍珠母镇静安神；五心烦热者，加知母、黄柏、地骨皮降虚火；视网膜水肿混浊明显者，加车前子、益母草、泽兰活血利水。

4. 气虚血瘀证

临床表现：发病日久，视物昏朦，动脉细而色淡红或呈白色线条状，视网膜水肿，视盘色淡白，伴有短气乏力，面色萎黄，倦怠懒言，舌淡有瘀斑，脉涩或结代。本证以视盘色淡及全身症状为辨证要点。

治法：补气养血，化瘀通脉。

推荐方药：补阳还五汤（《医林改错》）加减。方药：生黄芪、当归尾、赤芍、地龙、川芎、红花、桃仁。心慌心悸，失眠多梦者，加夜交藤、柏子仁以养心宁神；视衣色淡者，加枸杞子、女贞子等益肾明目，滋阴通便；久病情志抑郁者，加柴胡、白芍、青皮、郁金疏肝理气解郁。

（二）专方治疗

陈达夫治疗本病，用通窍活血汤加减：麝香（冲服）、川芎、赤芍、桃仁、红花、葱白、丹参、三七粉、黄酒或啤酒（煎药）；后期用血府逐瘀汤加减：当归、川芎、丹参、生地黄、赤芍、红花、桃仁、枳壳、柴胡、桔梗、牛膝。刘书勤从肝论治暴盲（视网膜中央动脉阻塞），疗效满意，疏肝解郁用柴胡疏肝散加减：柴胡、枳壳、香附、川芎、白芍、当归、郁金、丹参、栀子、牡丹皮、白术、车前子、木通、山楂、神曲、甘草；疏肝祛瘀用血府逐瘀汤加减：生地黄、赤芍、当归尾、川芎、桃仁、红花、川牛膝、柴胡、桔梗、三棱、莪术、水蛭、青皮、甘草、三七（冲服）；清肝泻火用龙胆泻肝汤加减：龙胆草、栀子、黄芩、柴胡、生地黄、车前子（包煎）、泽泻、当归、钩藤、蔓荆子、石决明（包煎）、甘草。陈伟丽给予确诊为视网膜动脉阻塞的患者桃红四物汤加减口服，并加入水蛭或全蝎。视网膜水肿者加车前子、泽泻等利水渗湿药，血压高者加天麻、钩藤等，大便干者加大黄或熟大黄。经治的 39 例（42 只眼）总有效眼数占 66.7%。张茵州等自拟行气通栓汤合普鲁卡因静脉滴注法治疗，收到较好疗效。行气通栓汤：木香、厚朴、丹参、赤芍、川芎、当归。解世朋等认为对"暴盲"的治疗应活血化瘀、益气通络，其在"补阳还五汤"的基础上，研制了治疗缺血性眼病的活血通络颗粒，并对 120 例视网膜中央动脉阻塞患者进行临床疗效观察。结果：治疗组临床显效 41 例，有效 13 例，无效 6 例，总有效率为 90%；对照组临床显效 32 例，有效 12 例，无效 16 例，总有效率为 73%。两组差异比较有统计学意义（$P<0.05$），证明了活血通络颗粒对气滞血瘀型视网膜中央动脉阻塞有一定的疗效，能提高患者的远期视力和平均光敏感度，降低患者的全血黏度值。

(三) 针灸治疗

基本处方：睛明、球后、风池、太冲、光明。球后、睛明皆位于眼部，旨在通调眼部气血；风池为足少阳经，内通眼络，可通络明目；太冲为足厥阴肝经的原穴，光明为足少阳胆经的络穴，原络配用，以疏肝理气、养肝明目。加减运用：气血瘀滞加合谷、膈俞、三阴交以行气活血、通络明目；痰热上壅加丰隆、内庭清热化痰；肝阳上亢加行间、太溪育阴潜阳，平肝明目；气虚血瘀加脾俞、足三里健脾益气，以资气血生化之源，加三阴交活血化瘀。操作方法：毫针刺，用泻法，脾俞、足三里用补法。

马丽敏等报道1例病程22天的视网膜中央动脉阻塞患者，常规使用西医疗法10余天后患者眼部症状无改善，中医辨证为气滞血瘀，以行气活血、通络明目为主，给予中医针药结合治疗，药用当归、赤芍、川芎、桃仁、红花、白芍、茯苓、甘草、牛膝、石菖蒲、香附、郁金各10 g，炒枳壳6 g，茺蔚子、菊花各15 g，丹参20 g。同时给予针刺治疗，取穴：风池、百会、睛明、球后、太阳、合谷、承泣、四白等穴位。除百会外均双侧取穴，除睛明、球后穴不施手法外，余穴均施平补平泻手法，每日2次，均留针30 min。经过2周治疗，左眼视力0.08，眼底视盘周围出血基本吸收，后极部视网膜水肿消失。以上说明中医针药结合的方法治疗视网膜中央动脉阻塞效果良好，特别是一些丧失最佳治疗时机者，仍可获得一定疗效。

(四) 经络疗法

《灵枢·邪气脏腑病形》曰："十二经脉，三百六十五络，其血气皆上于面而走空窍。其精阳气上走于目而为精。"说明眼与脏腑之间有着密切的经络联系，眼所需要的营养物质正是依靠经络来输送的。以经络理论为指导的按摩、点穴等手法治疗。有助于眼部气血运行的恢复，从而起到治疗作用。

宋艳等以疏通任督二脉法治疗视网膜中央动脉阻塞，具体如下：① 任督脉及膀胱经涂抹推拿精油，循经推任督脉及膀胱经，根据全身辨证不同施以补、泻、平补平泻不同手法，2天1次，每次20 min，3次为1个疗程。② 点按穴位：百会、四神聪、风池、风府、后溪、申脉、膻中、阿是穴等，以患者能耐受为准，每穴3~5 min，2天1次，3次为1个疗程。③ 取水牛角刮板循经刮任督及膀胱经，根据全身辨证不同施以补、泻、平补平泻等手法，刮痧操作之顺序依身体状况而定，先刮后颈部循行的督脉及膀胱经，次刮背部循行的督脉及膀胱经，再刮胸部循行的任脉，此为一般的原则。基本方向依经络循行"阳升阴降"原则：① 刮颈背部循行的督脉及膀胱经，自大椎穴刮起，经第1胸椎至尾骨，分两段刮完；② 刮膀胱经俞穴，先左后右，自大杼至腰部，即距督脉左、右各1.5寸处；③ 以膀胱经为中心，由里向外斜刮，从肩膀以下至腰部刮3~5条斜线，间距以肋骨为准；④ 睡眠不好者可同时叩敲胆经，1周1次；⑤ 循经任督脉及膀胱经后，循任督脉滑火罐20 min，然后循督脉及膀胱经拔火罐，留罐10~15 min，1周1次。19例患者治疗后较治疗前视力有改善。

(五) 中药注射剂

目前临床上常运用一些中药提取有效成分后静脉滴注，作用直接，理论上见效快、效果好。常用的药物有以下几种。

1. 葛根素注射液

葛根素是从中药葛根中分离的具有扩张冠状血管作用的异黄酮类衍生物。对垂体后叶素引起的急性心肌出血有保护作用。临床上用于冠状动脉粥样硬化性心脏病、心绞痛、高血压。葛根素对动物和人体的脑循环及外周循环有明显的促进作用。葛根总黄酮在改善高血压及冠状动脉粥样硬化性心脏病患者的脑血管张力、弹性和搏动性供应等方面均有温和的促进作用。葛根素不仅改善人体的正常脑微循环,而且对微循环障碍也有明显的改善作用,主要表现为局部微血管血流和运动的幅度增加。葛根素对突发性耳聋患者的甲皱微循环也有改善作用,能加快微血管血流速度,清除血管襻瘀血,提高患者的听力。葛根素对缺氧心肌具有保护作用,能明显降低缺血心肌的耗氧量,保护心脏免受缺血再灌注所致的超微结构损伤。由此可见葛根素静脉滴注对属于人体循环外周血管的一部分的视网膜动脉也是有很好的作用。

2. 复方丹参注射液

其主要作用有保护心肌缺血缺氧,清除自由基,改善血液流变学等。对于视网膜动脉阻塞这一类血管栓塞病变,可以恢复组织灌注,及时营救受到缺血缺氧损害的细胞。现如今临床上针对心血管和脑血管有部分栓塞的患者运用复方丹参注射剂的现象越来越普遍,这也为我们提供了临床思路。视网膜动脉阻塞在脑卒中和心血管疾病如动脉粥样硬化患者群中的发病率较高,其风险因素基本一致,因此在后续的临床治疗中针对这一类型的患者,我们也可以考虑复方丹参注射液的应用。

3. 复方樟柳碱注射液

主要成分为小剂量的樟柳碱和普鲁卡因。樟柳碱可稳定缺血区脉络膜活性物质,从而有利于解除血管痉挛,恢复血管正常运动,促进侧支循环建立。普鲁卡因具有调整皮质、降低自由基的作用。此外,通过注射复方樟柳碱颞浅动脉旁皮下的面神经末梢,可以调整脉络膜血管的自主神经活动和缺血区血管的舒缩功能,增加血流量,改善眼部供血状况,恢复有效视力。

(六)中西医结合治疗

对于视网膜动脉阻塞施以中西医结合的治疗,具体体现在利用西医的方法快速改善缺血状态,使用中成药活血化瘀,祛除动脉血栓形成的病因,改善眼部微循环。

郭涛将确诊为视网膜动脉阻塞的 66 例患者,随机分为观察组和对照组,对照组应用常规西医治疗:舌下含服硝酸甘油,球后注射山莨菪碱,静脉滴注低分子右旋糖酐。观察组在对照组用药的基础上使用中医治疗:采用行气活血、开窍明目之法,予血府逐瘀汤为主方随症加减,桃仁、当归、川芎、赤芍、柴胡、枳壳各 15 g,地黄 20 g,牛膝 10 g,桔梗 12 g,红花、甘草各 6 g。血瘀者加丹参 20 g,香附、石菖蒲各 15 g;失眠多梦者加夜交藤 15 g,酸枣仁 10 g;胸胁胀满者加郁金 15 g,青皮 12 g;视网膜水肿甚者加泽兰、益母草、车前子各 15 g;头昏痛者加天麻 15 g。结果:观察组总有效率为 87.9%,对照组总有效率为 63.6%,说明中西医结合疗效明显高于单纯西医治疗。

梁雄辉给予 15 例视网膜中央动脉阻塞患者中西医结合的方法治疗。西医治疗:前房穿刺降眼压,静脉输入大剂量尿激酶溶栓,以及给予血管扩张药物等。中医治疗:① 血府逐瘀丸,空腹用红糖水送服,每次 1~2 丸,每日 2 次。② 冠心苏合丸,口服,每次 2 粒,每日 1~3 次。③ 葛根素、丹参、川芎嗪注射液等静脉滴注。④ 脑络通,口服,每次 1~2 粒,每日 3 次。结果:15 例患者治疗后的视力及光敏感度较治疗前有明显改善。

王晓敏等认为暴盲的病因多与忿怒暴悖伤肝而气逆血少有关,丹栀逍遥散功能凉血泻火、疏肝养血,治疗本病较为适宜。其在应用常规西医疗法的同时,配合口服丹栀逍遥散加减,组方如下:石决明20 g,当归、地黄各15 g,酒白芍12 g,牡丹皮、焦栀子、柴胡、炒白术、青葙子、女贞子、茯苓、生甘草各10 g。初发者宜急则治标,酌加红花、川芎等活血化瘀药;有明显视网膜水肿者,酌加车前子、生薏苡仁等利水消肿药,治疗效果显著。

第五节　预防与护理

在日常生活中,建议保持心情愉快,避免恼怒、紧张及烦躁暴怒。饮食宜清淡,忌肥甘油腻之品及烟酒刺激之物。一旦发现视力骤降,应及时去医院诊治,以免延误病情。针对视网膜动脉阻塞患者,应建议停止吸烟,并纠正可导致心血管疾病发生的高危因素(包括降低胆固醇和饱和脂肪酸的摄入,以及控制高血压)。眼科手术中及术后应提高警惕,随时监测,防止发生高眼压症。

参 考 文 献

郭涛,2011.中西医结合治疗视网膜中央动脉阻塞66例临床观察[J].中医临床研究,3(22):13,14.

解明朋,2012.活血通络颗粒对视网膜中央动脉阻塞患者视力及视野的影响[J].中国中医眼科杂志,22(2):106-109.

梁雄辉,2011.中西医结合法治疗急性视网膜中央动脉阻塞[J].中医中药,18(18):135,136.

聂大奥,谌燕飞,焦立群,等,2015.不同时间窗超选择眼动脉溶栓治疗视网膜中央动脉阻塞的疗效观察[J].临床神经病学杂志,28(3):221-223.

宋邦建,秦洁,付婷婷,2017.复方樟柳碱联合高压氧治疗视网膜动脉阻塞的临床疗效观察[J].滨州医学院学报,1(40):54,55.

宋艳,郝小波,陈尽好,2011.疏通任督二脉法治疗视网膜中央动脉阻塞的疗效观察[J].医学新知杂志,21(3):228,229.

Agarwal N, Gala N B, Karimi R J, et al, 2014. Current endovascular treatment options for central retinal arterial occlusion: a review [J]. Neurosurg Focus, 36(1): 23-56.

Hattenbach L O, Puehta J, Hilgenberg I, 2012. Experimental endoscopic endovascular cannulation: a novel approach to thrombolysis in retinal vessel occlusion [J]. Investigative Ophthalmology & Visual Science, 53(1): 42-46.

McLeod D, Beatty S, 2015. Evidence for an enduring ischaemic penumbra following central retinal artery occlusion, with implications for fibrinolytic therapy [J]. Progress in Retinal and Eye Research, (49): 82-119.

Rudkin A K, Lee A W, Chen C S, 2010. Vascular risk factors for centralretinal artery occlusion [J]. Eye(London England), 24(4): 678-681.

Sacco R L, Kasner S E, Broderick J P, et al, 2013. An updated definition of stroke for the 21st century: a statement for healthcare professionals from the American Heart Association/American Stroke Association [J]. Stroke, 44(7): 2064-2089.

第十五章 视网膜静脉阻塞

第一节 概　　述

　　著名眼科学家 Liebreich Richard 在 1855 年提出了"视网膜中风"的概念,这是最初对视网膜静脉阻塞(retinal vein obstruction, RVO)的称呼,1878 年 Michel 发现血栓的形成是其主要原因。视网膜静脉阻塞性疾病可以累及静脉主干或者分支,根据发生阻塞的部位可分为视网膜中央静脉阻塞、半侧视网膜静脉阻塞(hemiretinal vein occlusion, HRVO)、视网膜分支静脉阻塞。研究发现,视网膜静脉阻塞性疾病是最常见的视网膜疾病之一,发病率在视网膜血管性疾病中位居第二,仅次于糖尿病视网膜病变。发病患者多在 60~70 岁,40 岁以下的个体相对少见。其主要并发症包括黄斑囊样水肿、新生血管性青光眼、视网膜新生血管增生、玻璃体积血、视网膜脱离等,严重损害患者的视功能。

　　视网膜静脉阻塞属中医学"暴盲"范畴,暴盲是指眼外观端好,视力急剧下降的眼病。2003 年出版的新世纪全国高等中医院校规划教材《中医眼科学》在彭清华对暴盲分类的基础上,将视网膜中央或分支静脉阻塞具体归属于"络损暴盲"范畴,发病原因是由气滞血瘀等多种原因导致的眼底脉道瘀阻、损伤而血溢脉外。

第二节　流行病学

　　一项以人群为基础的研究估计视网膜静脉阻塞的 15 年累积发病率为 2.3%,另有一项来自全世界 15 个研究中心的 68 751 例成年人的研究结果显示视网膜静脉阻塞总患病率为 5.2‰左右,具体是视网膜分支静脉阻塞占 4.22‰,视网膜中央静脉阻塞占 0.08‰,有种族差异,未见性别差异,拉美人群患病率最高,其次为亚洲人群。在严重损害视力的眼病中,视网膜静脉阻塞占近 12%,并且没有种族与性别方面的差异,视网膜分支静脉阻塞的患病率是视网膜中央静脉阻塞的近 5 倍甚至更高。在中国 40 岁及以上人群的 10 年发病率为 1.9%。

第三节　现代医学的认识

一、发病机制

(一) 血液动力学改变
由于视网膜静脉系统是一个高阻力、低灌注的系统,所以对血液动力学的变化十分敏感。血液循环动力障碍引起视网膜血流速度的改变容易形成血栓,如高血压患者长期小动脉痉挛,心脏功能代偿不全、心动过缓、严重心率不齐、血压突然降低、血液黏滞度改变等都会导致血流速度减慢而造成血栓形成。

(二)血管壁的改变

巩膜的筛板处,视网膜中央动脉和中央静脉在同一个血管鞘中,当动脉硬化时,静脉受压导致管腔变窄,且管壁内皮细胞受刺激增生,管腔变得更窄,血流变慢,导致血栓的形成。另外,一些全身及局部炎症侵犯视网膜静脉时,使静脉管壁的内面粗糙,继发血栓形成,管腔闭合。

(三)血液流变学改变

大多数静脉阻塞的患者都患有高脂血症,其血浆黏度及全血黏度高于正常人群。研究表明视网膜静脉阻塞患者血液里血细胞比容、纤维蛋白酶原和免疫球蛋白增高。当这些脂类和纤维蛋白原增多后,可包裹于红细胞表面使其失去表面的负电荷,因而容易聚集并与血管壁黏附。而且纤维蛋白原含量增加,以及脂蛋白等成分增加使血液黏稠度增高,增加血流阻力而导致血栓形成。

(四)邻近组织疾病

对视神经的压迫、视神经的炎症、眼眶疾病、筛板结构的改变也会造成视网膜静脉血栓的形成。另外一些眼病,如青光眼与视网膜中央静脉阻塞有关,青光眼导致眼压升高压迫筛板,导致血管功能异常、血流阻力增高,最终导致血栓形成,发生视网膜中央静脉阻塞。

(五)动脉对静脉的挤压

视网膜分支静脉阻塞的部位主要出现在动静脉交叉的位置,在这个位置上动静脉有共同的血管鞘,动脉一般位于静脉前方,由于动脉挤压管壁相对较薄的静脉,硬化的动脉压迫静脉而导致血液动力学紊乱和血管内皮的损伤,进而发生血管阻塞。多数的视网膜分支静脉阻塞出现在颞侧分支,可能是因为这里是动静脉交叉最为集中的地方。血管性疾病还包括巨大血管瘤、外层渗出性视网膜病变、视网膜毛细血管瘤等往往会引起视网膜分支静脉阻塞。

(六)其他

除了以上的各种因素,视网膜静脉阻塞与高同型半胱氨酸血症、溶血磷脂酸(lysophosphatidic acid,LPA)和自分泌运动因子(autotaxin,ATX)也具有一定的相关性。还有研究表明血液中脂蛋白浓度升高是视网膜中央静脉阻塞的独立危险因素。但这些研究的结果并未得到广泛认可。

二、临床表现

本病主要临床表现是视力下降和眼底出血,其症状与病种、病程及部位有关。

(一)症状

患眼视力突然无痛性下降。少量出血或黄斑受累较轻的患者,视力下降不严重;大量出血者,视力可降至指数或者手动。发病前,患者可能有持续数秒至数分钟的短暂视物模糊病史,然后恢复到完全正常,这些症状可能在数天或数个星期后重复出现,直到发病。其他的症状还包括眼前出现漂浮物、黑点,少数患者出现视物变形。当黄斑分支受累时,视力明显下降。

（二）体征

视网膜静脉阻塞属缺血型者,可见视网膜静脉扩张、迂曲,部分隐没于出血斑之中,视网膜广泛性火焰状出血及水肿,重者可见视盘充血、水肿,视网膜出血量多而浓密,稍久则视网膜有黄白色硬性渗出或棉絮斑,或黄斑水肿,视网膜动脉可有硬化征象;另一部分病例在病变未累及黄斑时自觉症状不明显,眼底仅见沿血管的散在性出血、静脉扩张。如出血量多进入玻璃体者则眼底无法窥清。晚期病例阻塞血管呈白线状,但荧光素眼底血管造影仍存在血流。缺血型视网膜静脉阻塞可出现视盘和(或)视网膜新生血管而导致反复出血,形成玻璃体混浊、机化,最终并发牵拉性视网膜脱离。部分出现虹膜新生血管,或视盘表面和受累的静脉周围出现新生毛细血管网及继发新生血管性青光眼。非缺血型者后期仅见病变区血管有白鞘形成,视网膜面少许色素紊乱。

（三）根据阻塞部位分类

按照静脉阻塞位置的不同可分为中央静脉阻塞、半侧视网膜静脉阻塞、分支静脉阻塞。视网膜中央静脉阻塞是指发生于视盘处视网膜静脉总干的阻塞。半侧视网膜静脉阻塞是指发生在一半视网膜静脉总干的阻塞,通常是上半野或者下半野。半侧视网膜静脉阻塞的患者有两个被称为半侧中央静脉(hemicentral retinal veins)的中央静脉,其实是视网膜中央静脉在筛板附近分为上、下两大支,当静脉阻塞累及上支或下支时就发生半侧视网膜中央静脉阻塞(hemi-CRVO, HCRVO)。视网膜分支静脉阻塞是指仅视网膜的一个分支静脉发生阻塞,视网膜分支静脉阻塞又可分为主干分支阻塞和黄斑分支阻塞。影响黄斑的分支静脉阻塞可导致视力下降合并视物变形。

（四）根据病变程度和荧光素眼底血管造影的特征

根据病变程度和FFA的特征可将视网膜静脉阻塞分为缺血型和非缺血型两种类型,这种分型和治疗和预后具有指导意义。CRVO的临床特征表现较多,需要仔细地进行分类,因为不同类型的CRVO其病程和治疗是不同的。缺血型和非缺血型CRVO实际上是同一疾病进程的两种相对的表现,而不是两种不同的疾病。在首诊时仅通过眼底检查一般不能做出鉴别。FFA检查≥10 PD毛细血管无灌注区为缺血型,无灌注区为30 PD以上的患者是发生新生血管的高危人群。因此应该仔细地评价缺血的程度,非缺血型和不完全缺血型可以转变成需治疗的新生血管性疾病。

1. 视网膜中央静脉阻塞

（1）非缺血型:该型又称为部分或不完全性视网膜中央静脉阻塞。视网膜中央静脉阻塞患者中有75%～80%属于这种症状较轻的类型,患者视力轻度到中度下降。视网膜静脉充血和迂曲是其特征性表现,偶尔可能出现棉絮斑,位置靠近后极部。如果出现黄斑水肿或者黄斑出血,视力会受到显著影响。黄斑水肿可能是囊样水肿,也可能是弥漫性黄斑增厚,或者两者都存在。大部分非缺血型视网膜中央静脉阻塞的眼底改变在疾病诊断后的6～12个月后消失。视网膜出血可以完全消退,视神经看起来正常,但是视盘可出现静脉侧支血管。黄斑水肿消退后黄斑表现正常,但是持续的黄斑囊样水肿会导致永久的视力损伤,眼底可以观察到黄斑色素沉着、视网膜前膜形成或视网膜下纤维血管增生。

在非缺血型视网膜中央静脉阻塞的病例中,发生视网膜新生血管的很少见(低于

2%的发病率)。但是非缺血型视网膜中央静脉阻塞亦可以发展成为缺血型,在疾病发展过程中,非缺血型的患眼有34%在3年内可转变为缺血型。

(2)缺血型:缺血型视网膜中央静脉阻塞是完全的静脉阻塞并伴有视网膜大量出血。这种类型占视网膜中央静脉阻塞的20%~25%。缺血型视网膜中央静脉阻塞的特点是眼底表现为视网膜大量出血和棉絮斑;视力下降、周边视野受损明显,视力常降至0.1以下,甚至眼前指数;相对性瞳孔传入障碍(relative afferent pupillary defect, RAPD)阳性;荧光素眼底血管造影提示视网膜有大量毛细血管无灌注区、动静脉短路和(或)新生血管形成;视网膜电图显示b波低平等。有时大范围的致密的出血可以提示缺血,但是缺血型视网膜中央静脉阻塞也可以仅有少量的视网膜出血。荧光素眼底血管造影是检查缺血最有效的手段。缺血型视网膜中央静脉阻塞容易发生视网膜新生血管,导致增生性玻璃体-视网膜病变;且发生虹膜或者房角新生血管的概率较高,最早可在9周内出现。新生血管性青光眼可在起病后3个月内出现,导致顽固性的高眼压症。

2. 视网膜分支静脉阻塞

(1)非缺血型:轻微阻塞出血量较小,静脉血管迂曲扩张也不明显,如果黄斑未受损害,患者可能表现出无症状,只有在常规眼底检查时才发现。如果黄斑受累,出现黄斑水肿和黄斑出血,视力也随之下降。偶尔的情况下有少量出血的视网膜分支静脉阻塞会进展为完全静脉阻塞,眼底出血和水肿也相应增多,同时视力下降。

(2)缺血型:完全阻塞就会出现网膜大范围出血,形成棉絮斑及广泛的毛细血管无灌注区。20%的缺血型分支静脉阻塞患者发生视网膜新生血管,视网膜新生血管的出现与毛细血管无灌注区的大小呈正相关,视网膜新生血管一般出现在疾病发生后6~12个月,也可能几年后出现。也可能会出现玻璃体积血,超过1个月仍未吸收,则需行玻璃体切除术,防止积血机化牵拉导致视网膜脱离。分支静脉阻塞的患者很少出现虹膜新生血管。急性视网膜分支静脉阻塞患者的症状在一段时间后会明显减轻,出血吸收后眼底看起来几乎正常。侧支血管的形成和一系列微血管的改变有助于出血的吸收。晚期出血吸收后可以看到毛细血管无灌注区,以及由于慢性黄斑囊样水肿引起的视网膜前膜和黄斑色素沉着。

三、特殊检查

(一)荧光素眼底血管造影

荧光素眼底血管造影主要用于鉴别缺血型和非缺血型。

1. 视网膜中央静脉阻塞

(1)非缺血型:可见视盘毛细血管扩张、沿着视网膜静脉分布的荧光渗漏和微血管瘤;黄斑正常或者有轻度点状荧光素渗漏。阻塞恢复后荧光素眼底血管造影可能表现正常;少数黄斑呈暗红色囊样水肿者,荧光素眼底血管造影显示花瓣状荧光素渗漏,最终可能形成囊样瘢痕,导致视力下降。

(2)缺血型:造影显示视网膜循环时间延长,视盘毛细血管扩张,荧光素渗漏、毛细血管高度扩张迂曲,微血管瘤形成。黄斑能够见到点状或者弥漫的荧光渗漏,囊样水肿呈花瓣状荧光素渗漏。毛细血管闭塞形成大片无灌注区,无灌注区附近可见动静脉短路、微血管瘤和新生血管。疾病晚期可见视盘的粗大侧支循环及新生血管的荧光渗漏。

黄斑正常或者残留点状渗漏、花瓣状渗漏,或者色素上皮损害的点状或者片状透见荧光。荧光素眼底血管造影检查发现有 10 PD 以上毛细血管无灌注区的患者产生前部新生血管的危险性提高,因此应该被划分为缺血型。无灌注区达 30 PD 以上的患者是发生新生血管的高危人群。约 20%非缺血型在 3~6 个月发展为缺血型。

2. 视网膜分支静脉阻塞

(1) 非缺血型:阻塞区毛细血管扩张渗漏,在阻塞支静脉近端与远端之间侧支形成,半侧静脉阻塞眼的侧支位于视盘。无明显毛细血管无灌注区形成。

(2) 缺血型:有大片毛细血管无灌注区(>5 PD),甚至累及黄斑,视力预后差。

因此,荧光素眼底血管造影对于判断新生血管的形成很有帮助,对于判断预后和决定正确的随访有重大的意义。

(二) 光学相干断层成像

光学相干断层成像可以显示黄斑水肿的程度。

黄斑囊样水肿表现为黄斑中心凹明显隆起,外丛状层和内核层之间出现囊腔。神经上皮层浆液性脱离可见脱离区呈低或者无反射暗区,其下方为高反射视网膜色素上皮层。视网膜浅层出血在视网膜内表层呈高反射光带或散在点状高反射;深层出血视网膜内高反射光带,同时遮挡深层组织的反射。当发生黄斑前膜时可见黄斑视网膜前高反射光带。

(三) 光学相干断层扫描血管成像技术

光学相干断层扫描血管成像技术能为我们提供了高分辨率的、分层的三维图像。其利用了分频增幅去相干血管成像的核心演算技术。该算法将一幅光学相干断层扫描血管成像图像分为多个光谱带,增加了可用的图像帧,提升了信噪比,其处理后的光学相干断层扫描血管成像信号能够增强血流探测,同时减少眼球轴向运动的影响。

1. 视网膜无灌注区

光学相干断层扫描血管成像显示的视网膜无灌注区区域与荧光素眼底血管造影显示的高度一致,但是光学相干断层扫描血管成像能更清晰地显示无灌注区的边界,并且能将黄斑中心凹无血管区和无灌注区区分开来,另外,光学相干断层扫描血管成像能对无灌注区的面积进行量化,精确地测算出无灌注区的面积。过去我们根据荧光素眼底血管造影图像上毛细血管无灌注区的面积定义缺血型和非缺血型视网膜静脉阻塞,以后我们可以通过光学相干断层扫描血管成像测量无灌注区的面积从而更精确地定义缺血型和非缺血型视网膜静脉阻塞。但在存在黄斑囊样水肿时,液体积存形成的伪影会引起信号衰减,无灌注区的评估可能会受到影响。

2. 黄斑中心凹无血管区

在健康人群中通过荧光素眼底血管造影图像测得的黄斑中心凹无血管面积为 $0.205~0.405 \text{ mm}^2$,光学相干断层扫描血管成像测得的其面积在浅层视网膜为 $0.25~0.3 \text{ mm}^2$,在深层视网膜为 0.4 mm^2。在视网膜静脉阻塞患者中,黄斑中心凹无血管扩大变形,过去通过荧光素眼底血管造影测量黄斑中心凹无血管的增大程度作为视网膜静脉阻塞患者黄斑缺血及最终视力的预测因素。Wons 等利用光学相干断层扫描血管成像进行对视网膜静脉阻塞的研究发现深层视网膜黄斑中心凹无血管最大直径扩大与患者视力下降呈负相关。这表明光学相干断层扫描血管成像能够发现早期的血管闭塞性疾病或可能的早期病理变化,并且可以提示未来的血管闭塞事件。

3. 黄斑中心凹视网膜厚度

通过光学相干断层扫描血管成像观察患者黄斑囊样水肿更便捷、高效。Coscas 等研究发现,晚期荧光素眼底血管造影对视网膜间囊样结构的检出率为 68%,光学相干断层扫描血管成像为 90.4%。最终研究者认为光学相干断层扫描血管成像能高效、便捷地观察到黄斑水肿。

4. 其他微血管异常

近年来的研究显示光学相干断层扫描血管成像对于视网膜毛细血管网的观察优于荧光素眼底血管造影,尤其是对于深层血管网的观察。光学相干断层扫描血管成像对视网膜黄斑和视盘新生血管的检测与荧光素眼底血管造影有很高的一致性,但是光学相干断层扫描血管成像扫描范围有限,仅能扫描黄斑及视盘,无法扫描视网膜的其他地方,无法检测到扫描范围以外的新生血管。对于视网膜微血管瘤,有学者认为侧支血管处的微血管瘤导致黄斑水肿,在荧光素眼底血管造影图像中无法观察微动脉瘤位于哪一层,而光学相干断层扫描血管成像能观察到浅层和深层血管丛的侧支血管形成,侧支循环常常出现在阻塞静脉与正常静脉的连接处或者是穿过无灌注区的静脉。在荧光素眼底血管造影结果中,如果患眼有视网膜出血、视网膜水肿时,我们很难清晰地观察这些微血管异常。

(四) 全身相关疾病的筛查

特别对于年轻患者,如针对红斑狼疮、血管炎等疾病进行相关检查。实验室检查包括血液黏滞度、血常规、糖耐量测试、血脂、血清蛋白电泳、血液生化和梅毒血清学检查。如果有凝血异常病史,需进一步的血液检查,如狼疮抗凝血因子、抗心磷脂抗体等。

四、鉴别诊断

(一) 眼部缺血综合征

急性视网膜中央静脉阻塞容易和眼部缺血综合征相鉴别,但病程较长的非缺血型视网膜中央静脉阻塞的临床表现与眼部缺血综合征相似,两种疾病都有视物模糊的症状,也都可出现短暂失明。视网膜中央静脉阻塞患者常可以看到黄斑水肿,但眼部缺血综合征中少见。两种疾病都有静脉充血,但是眼部缺血综合征一般没有静脉迂曲,眼部缺血综合征视网膜出血一般位于中周部,视网膜中央静脉阻塞的视网膜出血位于后极部。

(二) 血液高黏度综合征

血液高黏度综合征双眼发生类似视网膜静脉阻塞的症状,可能是血栓形成导致的视网膜静脉阻塞。视网膜静脉阻塞很少两侧同时发病,它经常发生于全身高凝疾病和血液高黏滞疾病的情况下。当出现双侧视网膜静脉阻塞,同时在身体其他部位发生静脉阻塞,应高度怀疑血液高黏度综合征,应详细询问病史,并及时做相应的实验室检查。

(三) 高血压性视网膜病变

高血压性视网膜病变常常是双眼发病,眼底有动脉硬化,动脉呈铜丝或银丝样改变,有动静脉交叉压迫征。静脉有扩张,但并不发暗,无明显迂曲。眼底出血表浅而稀疏,常可见棉絮斑和黄斑星芒状渗出。明显动静脉交叉改变和视网膜出血的高血压性视网膜病变容易与视网膜分支静脉阻塞相混淆,而视网膜分支静脉阻塞患者多为单眼发病,静脉高度迂曲扩张,血液瘀滞于静脉血管呈暗红色。当高血压性视网膜病变引起视盘水肿时,临床表现与视网膜中央静脉阻塞相似。但视网膜中央静脉阻塞很少两侧同时发病,而高血压性视网膜病变常常双眼发病,眼底静脉有扩张,但并不发暗,无明显迂曲。

(四) 视网膜血管炎

视网膜血管炎可伴发视盘血管炎症,可引起非缺血型视网膜中央静脉阻塞。与视网膜中央静脉阻塞非缺血型的临床表现相似。血管炎性视网膜中央静脉阻塞患者多为年轻男性,病程呈自限性,视力预后较好。视网膜出血在视盘及邻近视网膜,如果疾病控制不佳,静脉阻塞发展,视网膜出血渗出加重,黄斑水肿明显,演变为缺血型视网膜中央静脉阻塞。在治疗上,采用糖皮质激素抗炎,若治疗有效,眼底渐安静,可确诊为视盘血管炎。

(五) 低灌注视网膜病变

低灌注视网膜病变是由颈动脉狭窄引起的慢性灌注不足,检眼镜下出血为圆点状,多位于视网膜中周部,常常与视网膜静脉阻塞相混淆。血管造影显示视网膜循环时明显延长。颈动脉超声显示颈内动脉的粥样斑块和管腔的狭窄,经颅多普勒显示颈内动脉低血流。

(六) 糖尿病视网膜病变

该病为血糖升高引起,一般为双眼发病,出血可位于眼底任何部位,散在点状和片状。在缺血区常可见散在微血管瘤和硬性渗出。静脉迂曲扩张没有静脉阻塞的眼底明显,但是静脉阻塞患者有时也可能合并有糖尿病,容易与单眼发病的糖尿病视网膜病变相混淆。

(七) 黄斑毛细血管扩张症

该病患者多为男性,是指近黄斑中心凹或者黄斑的毛细血管扩张。其症状为视物模糊、变形及中心暗点,容易与伴有毛细血管扩张的慢性视网膜黄斑分支静脉阻塞相混淆。但该疾病眼底没有明显的静脉迂曲及出血。

五、治疗原则

目前尚无有确切疗效的药物用于治疗血管内的血栓,系统性抗凝药物治疗存在加重视网膜出血甚至全身性出血的风险,不推荐使用。所有视网膜静脉阻塞的患者应查找病因,针对病因进行治疗,最大限度减少并发症带来的损害。应根据患者的荧光素眼底血管造影结果,对视网膜的无灌注区行激光光凝治疗以降低视网膜新生血管发生的风险,及时使用抗血管内皮生长因子药物和皮质类固醇激素减轻视网膜水肿,降低前段新生血管的严重程度。因此治疗目的有以下几点。

(1) 改善血液动力学特性,二级预防。

(2) 减轻黄斑水肿。

(3) 治疗新生血管相关的并发症。

(4) 治疗危险因素和相关的系统性疾病。

六、治疗方法

针对其发病机制和病理改变,临床上出现了多种多样的治疗方法,但仍没有公认的安全有效的治疗,均以预防和治疗并发症为主要目的。

(一) 药物治疗

1. 激素治疗

国内外多项临床研究证实:应用糖皮质激素对治疗视网膜静脉阻塞继发的黄斑水肿疗效确切,并成为目前治疗黄斑水肿的一种趋势。常用的激素制剂有曲安奈德、地塞米松玻璃体内植入剂。

2. 抗血管内皮生长因子治疗

玻璃体腔注射抗血管内皮生长因子药物是目前治疗视网膜静脉阻塞继发的黄斑水肿和新生血管的主流方式。抗血管内皮生长因子类药物可以收缩眼底的动脉和静脉,减少渗出,改善微循环,从而达到减轻黄斑水肿、保护视力的作用。这类药物根据拮抗血管内皮生长因子家族的治疗作用不同可以分为两种:一种是可溶性血管内皮生长因子受体诱导物,如阿柏西普和康柏西普;另一种是拮抗血管内皮生长因子药物,如雷珠单抗和贝伐单抗。

(二) 激光治疗

视网膜激光光凝是一种破坏性治疗手段。激光治疗主要方式有全视网膜光凝术或格栅样光凝(grid laser photocoagulation, GLP)。需要强调的是激光光凝治疗并不能直接地提高视力,且部分患者经过多次激光治疗后,黄斑水肿仍然存在,同时由于激光对视网膜组织和视细胞的损伤,还会引起明显的视野缩小和暗适应下降。

激光光凝的作用机制目前多认为是通过激光的热效应破坏耗氧较多的光感受器和色素上皮细胞来改善视网膜的缺氧状态,抑制新生血管的生成,并能直接封闭有病变的血管,减少其渗漏,进而缓解黄斑水肿。基于之前的临床观察,尽管激光并未被证实可提高视网膜静脉阻塞患者的视力,但由于其在减轻黄斑水肿、预防新生血管形成方面疗效确切,激光光凝一直被作为治疗视网膜静脉阻塞并发症的标准治疗。

(三) 手术治疗

1. 放射状视神经切开术

2001 年 Opremcak 等首次报道应用放射状视神经切开术(radical optic neurotomy, RON)治疗视网膜中央静脉阻塞。该手术的原理是通过巩膜环的切开,松解视神经和血管,从而改善视网膜血液供应及血液回流;诱发脉络膜视网膜侧支循环血管,脉络膜将分担一部分视网膜血量,可加快视网膜水肿的吸收;玻璃体后皮质及后界膜切除,有助于黄斑水肿的吸收和好转。也有学者认为切开减压并不能使完全闭塞的静脉再通,术中容易损伤 Zinn-Haller 环和视网膜中央动脉。继发视神经萎缩是放射状视神经切开术最严重的并发症。由于目前放射状视神经切开术治疗视网膜中央静脉阻塞在病例和病程的选择上没有统一的标准和共识,且缺乏大样本的临床研究和科学评估,手术的安全性和术后远期疗效尚不确定。

2. 动静脉交叉鞘膜切开术

1988 年,Osterloh 等首创了动静脉交叉鞘膜切开术(arteriovenous crossing sheathotomy,

AVS),又称为视网膜分支静脉阻塞减压术。他认为该手术更适用于阻塞处血管管径较大的患者(即阻塞部位靠近视盘),这样操作易行,危险性更低。其原理是通过切开动静脉交叉处的鞘膜,使静脉受到的压力得以减轻,恢复视网膜血流灌注,从而帮助水肿消退,视功能恢复。该手术并发症有视野缺损、损伤静脉壁引起出血、视网膜撕裂、视网膜脱离等。有关该手术的有效性和安全性,以及最佳手术时机,需要更多的临床对照试验研究加以验证和探究。

3. 玻璃体切除术

适用于治疗观察1个月后玻璃体腔积血不能自行吸收的患者。

(四) 其他治疗

目前对视网膜中央静脉阻塞的治疗方法,还有一些药物包括应用抗凝剂和抗血小板凝聚药物(阿司匹林、肝素等),以及溶栓疗法和血液稀释疗法等,但临床报道疗效不一,且不能对因治疗,并发症较多,临床应用较少。

第四节 中医学的认识

一、中医病名

本病病名首见于《证治准绳·杂病·七窍门》,其曰:"暴盲,平素无它疾外部上轮廓,内不损瞳神,倏然盲而不见也。"随着科技的进步和研究的进展,人们对眼科疾病有了不断深入的认识,"暴盲"病名包含的现代医学病名的眼科疾病越来越多,单一的"暴盲"病名已难以具体对应这些眼底病,给临床诊疗带来了一定的不便。1989年,彭清华首次明确提出将"暴盲"病名的分化为"视衣脱落暴盲、目衄暴盲、脉络阻滞暴盲、目系炎性暴盲和目系外伤暴盲"5种,其中脉络阻滞暴盲是指视网膜中央静脉阻塞。2003年出版的新世纪全国高等中医院校规划教材《中医眼科学》在彭清华对暴盲分类的基础上,将暴盲分为"络阻暴盲、络损暴盲、目系暴盲和视衣脱离"4种,认为络损暴盲类似于现代医学的视网膜中央或分支静脉阻塞。目前期刊和多种教材均采用该病名。

二、病因病机

《证治准绳·杂病·七窍门》对本病的病因病机进行了详细描述,指出"病致有三,曰阳寡,曰阴孤,曰神离,乃痞塞关格之病……"阳寡者,因忿怒暴悖,恣酒嗜辛,好燥腻,或久患热病痰火,致阴津不足,肝阳化火,上扰头目;阴孤者,因色欲过度,悲伤哭泣,肾阴不足,瞳神失于濡养,阴虚动火,损伤血络;神离伤于神者,因思虑太过,用心罔极,恍伤过甚,惊恐无措,致气血亏耗,气机逆乱,不能统血摄血,致血溢脉外。《景岳全书·杂病谟》云:"血动之由,惟气惟火耳。"将引起血脉运行逆乱的因素责之于"火盛"与"气伤"。火又有实火虚火之分,气又有气滞、气逆与气虚、气陷之别。《银海指南》曰:"气者,清阳之气也。清阳不升,则浊阴不降,而目安能烛照无遗乎……百病皆生于气。盖气之为用,无所不至……气有不调之处,即病根所在之处也……目得血而能视,血者气之所化也。故血胜则形强,人生所赖,惟斯而已……固宜流通,而不宜瘀滞者也。"此处指出正常气血关系在维持眼正常生理功能中的重要性,病之所起,但因有不调瘀滞之处。《审视瑶函》将本病的病因责之于七情、饮食、劳累、热病、痰火。

现代中医学认为气滞血瘀、阻塞脉道是发生视网膜静脉阻塞的症结所在。气滞是由于气机不畅,血瘀是由于血液运行迟缓或停滞或溢于脉外。气滞导致血瘀,血瘀加重气滞,两者互为因果,彼此影响。而气滞血瘀的根本原因在于脏腑功能的失调,即本在五脏,标在气火瘀。因"血不利则为水",在整个病程中还存在血水夹杂、痰瘀互结的病理特点。由此可见本病是多种原因导致的眼底脉道瘀阻、损伤而血溢脉外,结合临床可归纳其主要病因病机如下。

(1)暴怒惊恐,气机逆乱,血随气逆,或情志抑郁,肝失条达,气滞血瘀,以致脉络阻塞。

(2)恣食肥甘,嗜好烟酒,痰热内生,上壅目窍。

(3)外感热邪,内传脏腑,致邪热内炽,上攻于目。

(4)肝肾阴亏,阳亢动风,风阳上扰,或阴虚火旺,上扰清窍。

此外,撞击伤目也可以引起暴盲。

三、中医治疗

中医药治疗是视网膜静脉阻塞和其相关并发症的重要治疗措施,应重视其发挥的作用。

(一)辨证论治

姚和清认为单从眼部难辨阴阳虚实,临证需结合患者的体征、苔脉,整体辨证,除此之外,还宜参考患者的血压、血脂、血糖情况,谨察阴阳虚实,辨有火无火。治疗以止血、消瘀、理气、治水、软坚与补虚为基本治则。对视网膜静脉阻塞的辨证论治常分4型:肝阳上亢型,治以平肝潜阳,方选菊花钩藤饮,若为阴虚阳亢,则治以滋阴潜阳,方选知柏地黄汤加减;气虚血瘀型,治以益气活血,方选补阳还五汤加减,若为气滞血瘀,治以理气活血,方选血府逐瘀汤加减;痰浊阻络型,治以化痰降浊,方选半夏白术天麻汤加减;肝肾阴虚型,治以滋补肝肾,方选六味地黄汤,如伴肾阳不足者,则治以湿补肾阳,方选金匮肾气丸加减。庄曾渊将视网膜静脉阻塞分为6种证型:肝郁气滞证,治以疏肝理气、祛瘀通络,发病初期,首选生蒲黄汤加减,继用通窍活血汤或血府逐瘀汤加减;肝火上炎证,治以清肝泻火、凉血止血,方选龙胆泻肝汤或犀角地黄汤加减;痰浊血瘀证,治以化痰祛瘀通络,方选温胆汤、三黄汤加减;肝肾阴虚,肝阳上亢证,治以平肝潜阳、行气活血,方选天麻钩藤饮或知柏地黄汤加减;血虚血瘀证,治养阴清热、祛瘀明目,方选天王补心丹加减;气虚血瘀证,治以益气养血、行血散瘀,方选归脾汤或补阳还五汤加减。彭清华常采用分期与辨证结合,善于以活血利水法为主治疗视网膜静脉阻塞。病程1个月以内,辨证为阳亢血瘀证者以天麻钩藤饮加减平肝潜阳、活血利水;气滞血瘀证者以血府逐瘀汤加茯苓30 g、猪苓20 g、车前子20 g等利水渗湿之品以理气通络、活血利水。病程1个月以上者,无论全身兼症,均按水血互结证论治,方以生蒲黄汤合五苓散随兼症加减以养阴增液、活血利水。经治疗,视网膜静脉阻塞患者荧光素眼底血管造影血管充盈、血管形态及血液流变学指标得到不同程度的改善。

因本病的基本病机是脉络瘀阻,血不循经,溢于脉外,溢于目内;而阻塞是瘀,离经之血亦是瘀,故血瘀是其最突出的病机,本病辨证论治总体不离气、痰、瘀、虚,虽病因多端,但血瘀是其共同表现,临证应辨证求因,审因论治,注意同时酌加活血化瘀药物,治疗时应注意止血勿留瘀,消瘀的同时应避免再出血,并积极治疗原发病。正如《血证论》所述"凡治血者必先以祛瘀为要""须知痰水之壅,由瘀血使然,但祛瘀血,则痰水自消",活血化瘀法在眼科血证治疗全过程中有着重要地位。由于瘀血既是致病因素也是病理产物,贯穿疾病的始终,临床治疗中活血化瘀法也成为视网膜静脉阻塞最常用的辨证论治大法。在方剂选择上,除自拟方外,临证常用的方剂有生蒲黄汤、天麻钩藤饮、桃红四物汤、血府逐瘀汤及补阳还五汤等。

在实际临床应用中,暴盲病的辨证论治如下。

1. 气滞血瘀证

临床表现:眼外观端好,视力急降,眼底表现符合本病特征,可能见眼胀头痛,胸胁胀痛,或情志抑郁,食少嗳气;舌红有瘀斑,苔薄白,脉弦或涩等。

治法:理气解郁,化瘀止血。

推荐方药:血府逐瘀汤(《医林改错》)加减。方药:桃仁、红花、当归、生地黄、牛膝、川芎、桔梗、赤芍、枳壳、甘草、柴胡。出血初期舌红脉数者,宜去方中川芎、当归,加荆芥炭、血余炭、白茅根、大蓟、小蓟以凉血止血;眼底出血较多,血色紫暗者,加生蒲黄、茜草、三七以化瘀止血;视盘充血水肿,视网膜水肿明显者,为血不利为水,宜加泽兰、益母草、车前子以活血利水;失眠多梦者加珍珠母、首乌藤以镇静安神。

2. 痰瘀互结证

临床表现:眼部症状同前,或是病程较长,眼底水肿渗出明显,或有黄斑水肿;形体肥胖,兼见头重眩晕,胸闷脘胀;舌苔腻或舌有瘀点,脉弦或滑。

治法:化痰除湿,活血通络。

推荐方药:桃红四物汤(《医宗金鉴》)和温胆汤(《备急千金要方》)加减。方药:柴胡、赤芍、川芎、枳壳、桃仁、红花、郁金、茺蔚子、生地黄、当归、丹参、三七。若视网膜水肿、渗出明显者,可加车前子、益母草、泽兰以活血利水消肿。

3. 阴虚阳亢证

临床表现:眼外观端好,视力急降,眼底表现符合本病特征,兼见头晕耳鸣,面热潮红,头重脚轻,失眠多梦,烦躁易怒,腰膝酸软;舌红少苔,脉弦细。

治法:滋阴潜阳。

推荐方药:镇肝熄风汤(《医学衷中参西录》)加减。方药:怀牛膝、生赭石、生龙骨、生牡蛎、生龟甲、白芍、玄参、天冬、川楝子、生麦芽、茵陈、甘草。潮热口感明显者,可加生地黄、麦冬、知母、黄柏以滋阴降火;头重脚轻者,宜加何首乌、钩藤、石决明以滋阴潜阳。

患者后期多有肝肾亏虚证表现,治当补肝肾明目,推荐六味地黄汤加减;如伴肾阳不足者,治当温补肾阳,方选金匮肾气丸加减。

(二) 中医分期治疗

(1) 出血瘀阻期:以视网膜新鲜出血或反复出血为主,以化瘀凉血为治法。处方:水牛角、石决明、柴胡、生地黄、牡丹皮、赤芍、白芍、生蒲黄、炒蒲黄、大蓟、小蓟、枸杞子、白茅根、葛根。

(2) 出血稳定期:以恢复静脉循环,促进出血吸收为主,治以活血通络之法。处方:

当归、赤芍、白芍、川芎、葛根、丹参、地龙、郁金、生地黄、枸杞子、石决明、白茅根、茺蔚子。

（3）视力恢复期：以益气养血、宁血明目为治法。处方：太子参、赤芍、白芍、苍术、白术、川芎、枸杞子、天冬、石斛、玉竹、茺蔚子、葛根、海藻、昆布、茯苓、泽泻。

（三）分型与分期结合辨证施治

临床上，分型与分期结合治疗能更好地把握疾病当下的生理病理特点。

气滞血瘀证：治以疏肝解郁，化瘀通络，佐以止血明目，方用桃红四物汤或血府逐瘀汤加减。

阳亢血瘀证：治以平肝潜阳，化瘀通络，方用天麻钩藤饮加减。

血热瘀滞证：治以清热凉血，化瘀止血，方用宁血汤或丹栀逍遥散加减。

痰浊血瘀证：治以化湿除痰，祛瘀通络，方用温胆汤加味或合桃红四物汤加减。

阴虚火旺证：治以滋阴降火，凉血散瘀止血，方用知柏二至丸加减。

辨病分期兼顾用药的一般规律为出血瘀阻期应选加止血而不留瘀的药物，如炒蒲黄、茜草、侧柏叶、大蓟、小蓟、参三七、白茅根、藕节等。出血稳定期应重用活血祛瘀药物，如桃红四物汤加味。视力恢复期应加入软坚散结之品，如昆布、海藻、夏枯草、生牡蛎等。

（四）专方治疗

张怀安善于从肝论治"暴盲"，临证常采用疏肝解郁、清肝泻火、舒肝祛瘀、平肝潜阳、滋补肝肾等法治疗。其认为暴盲多由肾阴不足、肝阳上亢致脉络瘀阻、血不归经所致，自拟验方地龙煎（地龙 10 g，生地黄 30 g，怀山药 20 g，泽泻 10 g，牡丹皮 10 g，酸枣仁 10 g，白芍 10 g，栀子 10 g，生石决明 20 g，知母 10 g，黄柏 10 g，女贞子 20 g，桑椹 20 g，龙骨 20 g，墨旱莲 20 g）以平肝潜阳、滋阴凉血，用于治疗视网膜静脉阻塞阴虚阳亢证临床收效较佳。其自拟疏肝明目汤加减（柴胡、当归、白芍、麦冬、牡丹皮、桑寄生、黄柏、生地黄、栀子各 10 g，桑椹 30 g，丝瓜络、甘草各 5 g）治疗暴盲属气滞血瘀证者。庞赞襄认为视网膜静脉阻塞多与肝、脾病变关系密切，以舒肝破瘀通脉法治疗本病。其根据临床上视网膜静脉阻塞常表现为气滞血瘀证的特点，自拟疏肝破瘀汤（丹参 15 g，白芍 9 g，赤芍 9 g，银柴胡 9 g，羌活 9 g，防风 9 g，木贼 9 g，蝉蜕 9 g，当归 9 g，白术 9 g，茯苓 9 g，甘草 3 g）。本方从调理全身血液循环入手，进而改善局部病灶瘀滞状况和供血情况，使得出血吸收，视力恢复。

（五）针灸治疗

《灵枢·口问》云："目者，宗脉之所聚也。"《灵枢·邪气脏腑病形》言："十二经脉，三百六十五络，其血气皆上于面而走空窍，其精阳气上走目而为睛。"可见经络为连接眼与脏腑之间的桥梁，刺激眼周穴位能够达到改善眼局部循环、调节脏腑功能等作用。可以取患者光明、瞳子髎、上星、命门、内关、睛明、太冲等穴。患者若为肝阳上亢则配以阳陵泉；患者若是目胀、烦热或口苦则加关冲放血；患者若为失眠则加神门；痰热较为明显的患者则加以内庭及丰隆，内迎香采用刺血法可对患者视网膜出血及渗出起到很好的改善作用，同时使各项指标得到好转。对于视网膜静脉阻塞性黄斑水肿可选取主穴为新明、上睛明、承泣、瞳子髎、太阳、翳明、上明、球后、丝竹空等穴位，在此基础上通过针刺综合疗法取得一定疗效。

（1）体针：眶周可选睛明、瞳子髎、承泣、攒竹、太阳等；远端可选风池、合谷、内关、太冲、翳风、光明。留针 15 min，每日 1 次，10 天为 1 个疗程。

（2）耳针：取肝、胆、脾、肾、心、耳尖、目 1、目 2、眼、脑干、神门等穴，可针刺与压丸相结合，每日 2 次。

（3）头针：取视区，每日 1~2 次，10 天为 1 个疗程。

（4）刺血：取耳尖或耳背小静脉，刺络放血少许。

（六）中成药治疗

中成药是现代制药技术与传统中医药理论相结合的创新剂型。近年来，随着对活血化瘀药物研究的深入，活血化瘀中成药在临床上得到了广泛的应用。现代药理研究证实活血化瘀类中药能够改善血液动力学、血液流变学，改善微循环障碍、抗血栓、抗组织异常增生、抗炎等。常用于治疗视网膜静脉阻塞的中成药有和血明目片、银杏叶片、银杏叶胶囊、复方血栓通胶囊、迈之灵、丹红化瘀口服液、血栓通注射液、葛根素注射液、复方丹参注射液、灯盏花素注射液、川芎嗪注射液、脉络宁注射液等。他们通过相似的药理作用机制最终达到改善眼部微循环的目的。临床报道使用有效，但并不推荐单纯使用中成药治疗视网膜静脉阻塞继发黄斑水肿、视网膜新生血管等严重并发症。

第五节　预防与护理

根据本病的病因病机，应预防或者积极治疗高血压、冠状动脉粥样硬化性心脏病等疾病，平时注意营养的搭配，保持情绪的稳定，低盐低脂，多食富含维生素类食品，少食用刺激性食物等。嘱其定期复查，防止继发的玻璃体积血、黄斑水肿、视网膜新生血管等对视力造成进一步的损害。如头目胀痛、恶心呕吐者应警惕新生血管性青光眼，一旦出现相关症状应积极就医。

附　视网膜静脉阻塞性黄斑水肿

视网膜静脉阻塞性黄斑水肿作为视网膜静脉阻塞的并发症之一，严重危害视力。

一、临床表现

患者自觉视力下降，视物模糊、变形。中心凹光反射消失，轻者眼底直视下不易发现，重症者可见黄斑弥漫水肿和出血，黄斑局限性隆起，边界不清。

二、检查

（一）荧光素眼底血管造影检查

荧光素眼底血管造影检查表现为视网膜静脉充盈时间延迟，血管壁荧光素着染渗漏，毛细血管扩张、迂曲或出现大片毛细血管无灌注区，黄斑弥漫性荧光素积存。动脉前期或早期可见黄斑背景荧光被遮盖。静脉期可见黄斑毛细血管能见度增加，异常扩张。静脉后期可见荧光素渗漏，黄斑中心凹结构不见。

（二）光学相干断层成像检查

光学相干断层成像检查表现为视网增厚，中心凹曲线趋于平坦、消失甚至隆起，视网膜层间反射信号降低，或高反射层间、低反射囊腔，甚至表现为圆顶样隆起高反射及其下黑色低反射囊腔,此为黄斑水肿表现为浆液性视网膜脱离的影像。

三、发病机制

视网膜静脉阻塞继发黄斑水肿,目前多认为是视网膜循环障碍,静脉迂曲扩张造成视网膜缺血、缺氧导致血-视网膜屏障功能的破坏,眼底微血管病变导致渗漏,进而引起视网膜组织水肿,累及黄斑时,即引起黄斑水肿。

血-视网膜屏障包括血-视网膜内屏障(由毛细血管内皮细胞组成)和血-视网膜外屏障(由色素上皮组成),血-视网膜屏障功能受损,导致视网膜内缺血、缺氧,毛细血管对水、蛋白质及其他一些大分子的通透性增加,引起一些内源性细胞因子的释放,如前列腺素、血管内皮生长因子、白细胞介素-6(interleukin-6,IL-6)等。血-视网膜屏障功能的破坏主要表现为毛细血管内皮细胞连接紧密性的破坏、黄斑玻璃体对视网膜的牵拉、视网膜产生的血管通透性因子分泌进入玻璃体腔。1983年Swenger等首次从小鼠腹水内肿瘤细胞中分离出血管内皮生长因子,其特征是促进新生血管生成,并在缺氧状态下过度表达,导致血管管壁通透性增加。在视网膜上,血管内皮生长因子可以引起构象改变,如其诱导的磷酸化作用会使视网膜血管内皮细胞紧密连接的蛋白含量发生改变,这在增加血管的通透性上起到关键作用。越来越多的研究表明,黄斑水肿的发生发展与血管内皮生长因子水平的升高有很大的关系。因此,玻璃体腔内注入抗血管内皮生长因子药物可以作为治疗视网膜静脉阻塞性黄斑水肿的一个重要治疗方法。

四、治疗

(一) 球内注射

1. 皮质类固醇激素

常用的激素制剂有曲安奈德、地塞米松缓释植入物(Ozurdex)。其确切作用目前多认为是激素通过抑制炎症介质的释放,包括白三烯、前列腺素等在视网膜缺血中具有关键作用的炎症介质及间接抑制血管内皮生长因子从而达到保护血-视网膜屏障的作用。对于年轻的患者及伴有血管炎的患者,球内注射皮质类固醇激素临床疗效显著(详见本节药物治疗)。

2. 抗血管内皮生长因子药物

主要有单克隆抗体片段类和融合蛋白类,代表产品分别有雷珠单抗、康柏西普等。单克隆抗体片段类,这类药物主要通过中和VEGF-A亚型的生物活性,抑制VEGF-A与其受体VEGFR-1和VEGFR-2结合起作用。融合蛋白类主要由VEGFR-1与VEGFR-2组成,可与各种形式VEGF-A及胎盘生长因子结合,即可直接或间接作用于血管内皮生长因子家族所有成员,达到减少新生血管形成,降低血管通透性的目的。

(二) 激光治疗

主要方式有黄斑格栅样光凝,其治疗黄斑水肿的机制是通过破坏部分视细胞,减少组织的耗氧量,改善其缺血缺氧状态,防止视网膜无灌注区产生新生血管,在一定程度上减轻黄斑水肿。对于周边无灌注区予激光光凝治疗。

目前对于视网膜静脉阻塞性黄斑水肿的一线治疗方案是球内注射抗血管内皮生长因子药物或地塞米松缓释植入物联合激光光凝封闭毛细血管无灌注区。但是仍然要面临复发的棘手问题,同时需要承担高昂的成本和反复球内注射带来的风险。

五、中医学的认识

(一) 概述

笔者认为,黄斑病变与脾密切相关,黄斑病变的辨证应从脾入手。黄斑位于眼底的中央,"中央黄色,入通于脾",黄斑归属于足太阴脾经,故黄斑的病变多与脾经相关。脾主统血,脾主运化,无论血液运行或水谷津液输布运化均与脾相关。故其发生多责之于脾的功能异常所致,该病先有血液运行障碍之血络阻塞,继之出现水液运行障碍之水湿停聚,血不利则为水,患者多有脾肺气虚、瘀血阻络、血瘀水停、眼底水肿与出血同在的临床表现。视网膜静脉阻塞性黄斑水肿可以因为脉络瘀阻、血溢脉外而出血,瘀血内停、津行不畅、痰瘀互结、上蒙清窍而致视物模糊、突然视力下降或视物曲直,瘀和痰皆与肝、脾、肾的功能失调有关。

故视网膜静脉阻塞性黄斑水肿的病机为脉络瘀阻,脾失健运,治法:活血祛瘀,健脾利水。可予桃红四物汤配伍健脾利水方药为主,随症加减。

(二) 辨证论治

罗旭昇认为,静脉阻塞性黄斑水肿应当血水同治,因此,在视网膜静脉阻塞性黄斑水肿的治疗中,运用活血利水类方剂加减,如桂枝茯苓丸等,可以收到很好的疗效。张风梅运用天麻钩藤饮加减治疗视网膜静脉阻塞性黄斑水肿,在提高视力、促进视网膜出血的吸收和水肿消退方面有较好的临床效果。张沧霞将视网膜静脉阻塞性黄斑水肿患者分为肝阳上亢型、气滞血瘀型、气虚血瘀型,治疗在自拟黄斑消肿汤(三七 4 g,苍术 15 g,车前子 15 g,茯苓 12 g,泽兰 12 g,益母草 20 g,薏苡仁 12 g,陈皮 10 g,川牛膝 15 g)的基础上酌情予以平肝潜阳、疏肝理气、活血益气之药。雷淑红等认为本病患者由于过度应用活血化瘀药,致使气耗津伤,加之久病伤阴,虚火内生,以气阴两虚型居多。加之此病病程迁延反复,脏腑功能失调,正气亏虚,气虚则推动乏力,水湿停滞,引起水肿,目失濡养,就失去了正常的视功能,治疗以活血益气消肿汤加减(黄精 30 g,制何首乌 30 g,黄芪 30 g,桃仁 15 g,车前子 15 g,地龙 10 g,牛膝 10 g,红花 10 g,茯苓皮 10 g,陈皮 10 g,当归 10 g,生姜皮 9 g,枳壳 9 g)治之。

(三) 中西医结合治疗

张仁选取主穴为新明、上健明、承泣、瞳子髎、太阳、翳明、上明、球后、丝竹空等的基础上通过针刺综合疗法治疗视网膜静脉阻塞性黄斑水肿疗效显著,联合雷珠单抗治疗能更好地控制水肿复发、更快速提高并保持视力。姚月蓉运用自拟培土消水方联合雷珠单抗、激光光凝治疗本病,其在减轻水肿、改善患者预后视力及延迟复发时间等方面临床疗效显著。

中医药参与视网膜静脉阻塞性黄斑水肿的治疗,能更好地改善预后视力,减少注射次数,减少复发等,同时减轻患者的经济负担,使经济困难患者能坚持治疗和复查。

参 考 文 献

陈晨,刘倩,高华,2011.活血化瘀药药理作用研究进展[J].中国药事,25(6):603-605.
黄怡,郭传贤,叶绵云,等,2018.不同方案治疗视网膜中央静脉阻塞黄斑水肿的短期疗效观察[J].实用医院临床杂志,15(1):118-120.
惠延年,2010.视网膜静脉阻塞的治疗趋势[J].眼科,19:221-223.

雷淑红,王德亮,舒宝君,等,2012.活血益气消肿汤对视网膜静脉阻塞性黄斑水肿激光光凝后疗效观察[J].陕西中医,33(9):1153-1155.

李凤鸣,谢立信,2014.中华眼科学[M].3版.北京:人民卫生出版社:2214.

刘坚,张进,刘文婷,等,2017.张仁针刺治疗视网膜静脉阻塞黄斑水肿经验[J].中国中医眼科杂志,27(1):14-18.

罗旭昇,吴宁玲,郝进,2013.黄斑水肿证治思考[J].中国中医眼科杂志,23(1):49-51.

王日生,2014.活血化瘀中药药理作用探析[J].亚太传统医药,10(4):74,75.

姚月蓉,王晗敏,朱蓓菁,等,2017.中药联合雷珠单抗及激光治疗视网膜静脉阻塞性黄斑水肿的临床观察[J].中国中医眼科杂志,27(1):24-27.

张菁,蔡小军,陈晓敏,等,2015.玻璃体腔注射康柏西普联合视网膜激光光凝治疗视网膜分支静脉阻塞继发黄斑水肿疗效观察[J].中华眼底病杂志,1(31):22-26.

张萌,张砾元,刘莉,等,2017.张风梅运用天麻钩藤饮治疗视网膜静脉阻塞验案3则[J].中国中医眼科杂志,27(1):42-44.

Coscas F, Glacetbernard A, Miere A, et al, 2015. Optical coherence tomography angiography in retinal vein occlusion: evaluation of superficial and deep capillary plexa [J]. American Journal of Ophthalmology, 161(21): 160.

Freiberg F J, Pfau M, Wons J, et al, 2016. Optical coherence tomography angiography of the foveal avascular zone in diabetic retinopathy [J]. Graefes Archive for Clinical & Experimental Ophthalmology, 254(6): 1051-1058.

Fukami M, Iwase T, Yamamoto K, et al, 2017. Changes in retinal microcirculation after intravitreal ranibizumab injection in eyes with macular edema secondary to branch retinal vein occlusion [J]. Investigative Ophthalmology & Visual Science, 58(2): 1246-1255.

Gillies M, Amold J, Mcallister I, et al, 2014. Intmvitreal aflibercept for macular edema secondary to central retinal vein occlusion: 18-month results of the phase 3 galileo study [J]. American Journal of Ophthalmology, 158(5): 1032-1038.

Kuehlewein L, Tepelus T C, An L, et al, 2015. Noninvasive visualization and analysis of the human parafoveal capillary network using swept source OCT optical microangiography [J]. Investigative Ophthalmology & Visual Science, 56(6): 3984-3988.

Kuhlihattenbach C, Hellstern P, Miesbach W, et al, 2016. Prevalence of elevated lipoprotein (a) levels in patients<60 years of age with retinal vein occlusion [J]. Klin Monbl Augenheilkd, 56(2): 15-20.

Nobre C J, Keane P A, Sim D A, et al, 2016. Systematic evaluation of optical coherence tomography angiography in retinal vein occlusion [J]. American Journal of Ophthalmology, 163: 93-107.

Rogers S, McIntosh R L, Cheung N, et al, 2010. The prevalence of retinal vein occlusion: pooled data from population studies from the United States, Europe, Asia, and Australia [J]. Ophthalmology, 117(2): 313-319.

Stewart M W, 2012. The expanding role of vascular endothelial growth factor inhibitors in ophthalmology [J]. Mayo Clinic Proceedings, 87: 77-88.

Wang M Z, Feng K, Lu Y, et al, 2016. Predictors of short-term outcomes related to central subfield foveal thickness after intravitreal bevacizumab for macular edema due to central retinal veinocclusion [J]. International Journal of Ophthalmology, 9(1): 86 - 92.

Zhou J Q, Xu L, Wang S, et al, 2013. The 10-year incidence and risk factors of retinal vein occlusion [J]. Ophthalmology, 120(4): 803 - 808.

第十六章 急性视网膜坏死综合征

第一节 概　　述

急性视网膜坏死综合征（acute retinal necrosis syndrome，ARN），又称为桐泽型葡萄膜炎，1971年由日本学者Urayama等首次报道。该病起病急、进展快、预后差，是一种严重的致盲性眼病。该病常单眼起病，但约有1/3患者双眼发病，第2只眼受累好发于第1只眼发病后4个月之内。其特征是重度全葡萄膜炎伴有视网膜动脉炎，周边大量渗出，视网膜坏死，玻璃体高度混浊，后期出现裂孔及视网膜脱离。急性视网膜坏死综合征发病率低，其病理基础为严重的闭塞性动脉炎，病变起于周边部视网膜，再向后极部扩展。该疾病极易误诊漏诊，病程发展快，若治疗不及时，会引起严重的不可逆的视网膜组织损害，早期诊断和治疗有非常重大的意义，但具体机制尚不完全清楚，临床诊断较难，且缺乏特异性和敏感性；治疗该疾病需要长期使用一种或多种抗病毒药物，且副作用较多，因此预后较差。

从中医学上来说，根据疾病发展的不同时期的临床表现，本病属"瞳神紧小""瞳神干缺""暴盲""云雾移睛""视瞻昏渺""青盲"等范畴，是以黄仁受邪，展缩不灵，伴有目赤疼痛，畏光流泪，黑睛内壁沉着物，神水混浊，视力下降为主要临床症状的眼病。本病名首见于《证治准绳·杂病·七窍门》。其发病机制是外邪引动内火，肝胆火炽，木火刑金而见抱轮红赤，热伤黄仁致神水、神膏混浊，热入营血，煎熬血液故而津血运行不畅，目中血络受损而致血溢脉外，后期邪热伤阴耗气，精血亏虚，视衣失养，视网膜萎缩、坏死、裂孔形成。

第二节　流行病学

一、病毒感染

研究发现，急性视网膜坏死综合征是由单纯疱疹病毒（herpes simplex virus，HSV）、水痘带状疱疹病毒（varicella-zoster virus，VZV）、巨细胞病毒（cytomegalovirus，CMV）、EB病毒（Epstein-Barr virus，EBV）等感染引起的一种眼部综合征，水痘带状疱疹病毒及单纯疱疹病毒感染为最常见。单纯疱疹病毒-2型引起的急性视网膜坏死综合征通常发生在年轻患者中，而单纯疱疹病毒-1型和水痘带状疱疹病毒引起的急性视网膜坏死综合征常发生在老年患者中。

二、免疫相关

研究发现，急性视网膜坏死综合征患者中免疫功能正常的患者，大多由水痘带状疱疹病毒感染所致,其次是单纯疱疹病毒,对于免疫缺陷的患者,更多的是感染巨细胞病毒,发生进行性外层视网膜坏死。

三、血小板凝聚功能亢进

研究发现,急性视网膜坏死综合征动脉血管大片闭锁与血液的高凝状态、血栓形成有关,因此治疗疾病时,应注意降低亢进的血小板凝集功能。

第三节　现代医学的认识

一、发病机制

急性视网膜坏死的病因尚未明确,因此发病机制也并不明确,仍处于研究阶段,目前研究认为其发病机制主要有3种。

(一)血管炎所致神经病变

Culbertson 等认为严重的血管炎可同时影响动脉和静脉,急性视网膜坏死患者视力的突然下降是动脉炎性视神经病变导致的。Marc 通过对 1 例患有缺血性视神经病变的女性糖尿病患者发生急性视网膜坏死综合征进行追踪研究,认为血管炎是水痘带状疱疹病毒引起急性视网膜坏死综合征的一个重要发病机制。

(二)眼内壁渗出液压迫视神经鞘造成缺血

Sergott 等推测,视神经炎可能引起渗出液和渗出物聚集在封闭和有限的硬膜下腔,压迫视神经从而导致供给视网膜的血管系统缺血。荧光素眼底血管造影下显示的视网膜血流量减少是由于视网膜血管炎导致视神经受压迫造成的。Kojima 等认为,部分急性视网膜坏死综合征患者可合并急性视盘水肿和视神经鞘水肿,继而引起视网膜中央动脉或静脉阻塞,其原因也归咎于压迫机制。

(三)疱疹病毒感染直接引起视神经炎症和坏死

部分急性视网膜坏死综合征患者在发病前几周会出现不同程度的皮肤带状疱疹、单纯疱疹溃疡及急性水痘感染,表明病毒感染途径可能与血液播散有关。Labetoulle 等提出病毒转移的两种机制:一是病毒局部转移感染视神经轴突,二是病毒通过轴突沿着视觉通路转移。

二、临床表现

(一)症状

早期主要出现眼红、畏光、流泪、眼痛或眶周疼痛,视力下降,眼前黑影。眼前段可有轻度至中度的炎症反应,角膜后出现羊脂状角膜后沉着物(keratic precipitates,KP),房水发生混浊,玻璃体重度混浊,由点状混浊发展至条索状或蜘蛛网状混浊。

(二)体征

(1)眼底早期典型表现为视盘水肿,边界不清,周边部视网膜黄白色病灶,可伴有点、片状出血,与无病变区界限清楚,进展迅速,黄白色病灶逐渐融合成片,并向后极部发展,动脉旁可见白鞘,最终发展为动脉闭锁,呈白线样改变。

（2）中晚期视网膜大片坏死、变薄,玻璃体牵拉,视网膜发生多发裂孔,最终视网膜脱离,视力严重下降。

（三）病程进展

本病急性发作时,首发症状主要为单侧的眼红、眼痛、眶周疼痛症状、畏光,病变累及黄斑时可有严重的视力下降。眼前段表现为相对瞳孔传入阻滞及非肉芽肿性炎症反应,中度睫状充血,尘埃状或羊脂状 KP,前房大量浮游物,部分发生眼压升高。随病情进展,患者主诉为眼前黑影飘动及视物不清。眼后段早期可有轻度至中度玻璃体尘埃状混浊,随病情进展可表现为玻璃体混浊加重,影响眼底检查,并出现纤维化,中周部视网膜出现黄白色浸润水肿病灶,呈斑块状,以后融合并向后极部推进,视盘水肿。视网膜血管呈炎性改变,动静脉均可受累,但以动脉炎为主,表现为动脉变细伴有白鞘,小分支闭塞、消失,在动脉壁可见黄白色浸润,呈阶段状。视网膜坏死病灶最早出现于中周部视网膜,呈斑块状"拇指印"或大片状黄白色坏死病灶,坏死病灶显得致密、增厚,随时间逐渐增多、融合,并从中周部向后极部视网膜推进。后期变成致密的边界清楚的坏死病灶伴有视网膜色素上皮层色素紊乱。病变晚期视网膜血管大量闭塞和大片无灌注区形成,脉络膜血管同时受累。

本病发病大约 1 个月后,炎症逐渐消退,病势开始缓解,动脉血管闭塞,视网膜脉络膜萎缩。

本病患者急性炎症都在发病后 2~3 个月逐渐消退。大约 75% 免疫力正常患者和 80% 免疫力低下患者会发生周边多发性视网膜裂孔,引起孔源性视网膜脱离。部分患者在视网膜毛细血管的无灌注区出现新生血管。新生血管出血,引发玻璃体积血。还有一部分患者并发白内障,后囊下混浊明显。

（四）分期

本病分期具体情况见表 16-1。

表 16-1　急性视网膜坏死综合征分期

分　　期	临　床　特　点
0 期 (前驱期)	① 眼痛、眼眶疼痛 ② 前节症状明显:睫状肌充血,轻中度葡萄膜炎,常有眼压升高,或伴有巩膜外层炎
Ⅰ期 (坏死性视网膜炎期)	① 视网膜周边多发性坏死病灶 ② 血管表现为视网膜动脉狭窄、视网膜血管鞘、血管闭塞 ③ 可伴有视盘炎
Ⅱ期 (完全性视网膜坏死和玻璃体混浊期)	① 大范围视网膜坏死病灶 ② 明显玻璃体混浊和大的漂浮物 ③ 易出现黄斑水肿、视神经病变、视网膜出血等改变
Ⅲ期 (视网膜坏死消退期)	① 出现症状的 4~12 周内进入该期 ② 视网膜坏死病灶处开始萎缩 ③ 视网膜血管闭塞 ④ 玻璃体混浊物浓集于玻璃体基底部
Ⅳ期 (视网膜脱离期)	① 孔源性视网膜脱离 ② 多伴有增生性玻璃体-视网膜病变、视网膜新生血管和出血、眼球萎缩

（五）诊断标准

1. 1994 年美国葡萄膜炎协会

该病诊断标准目前主要根据 1994 年美国葡萄膜炎协会（American Uveitis Society）制订的诊断标准。

（1）周边视网膜一个或多个局灶性的、边界清楚的视网膜坏死灶,黄斑可见。

（2）如果未予抗病毒治疗,病灶进行性发展。

（3）阻塞性血管病变。

（4）前房内及玻璃体炎症。

（5）视神经炎及后期发生视网膜脱离。

2. 2015 年日本急性视网膜坏死综合征研究组

随着新技术聚合酶链反应的开展,日本研究小组通过对急性视网膜坏死综合征的回顾性研究,提出新的诊断标准见表 16-2。

表 16-2　急性视网膜坏死综合征诊断标准

诊断标准	① 眼部表现 1a：前房细胞或羊脂状角膜沉积物 1b：视网膜周边部单发或多发的黄白色坏死灶 1c：视网膜动脉炎 1d：视盘充血 1e：玻璃体炎性混浊 1f：眼内压升高 ② 特征性疾病进展过程 2a：视网膜坏死灶快速进展 2b：视网膜裂孔后视网膜脱离发生 2c：视网膜血管闭塞 2d：视神经萎缩 2e：抗病毒治疗有效 ③ 眼内液病毒学检测：聚合酶链反应或 Gddmann-Witmer 系数 C 分析眼内抗体检测单纯疱疹病毒 1 型和 2 型或水痘带状疱疹病毒（阳性）。
基本概念	① 急性视网膜坏死综合征的诊断以眼部早期表现、病程演变及眼内液病原学检查结果为依据 ② 眼部早期表现 1a、1b 阳性,高度怀疑急性视网膜坏死综合征,推荐行眼内液病毒学检测及抗病毒治疗 ③ 急性视网膜坏死综合征最终诊断以病程演变及病毒学检测结果为依据 ④ 急性视网膜坏死综合征常发生于免疫功能正常者,免疫功能下降者可有不同的眼部早期表现及病程演变
分类诊断	① 病毒学诊断明确急性视网膜坏死综合征：眼部早期表现 1a、1b+病程演变任意 1 项+眼内液病毒学检测阳性 ② 病毒学诊断未明确急性视网膜坏死综合征：眼部早期表现任意 4 项（包括 1a、1b）+病程演变任意 2 项+眼内液病毒学检测阴性或未行检测

目前国内尚没有急性视网膜坏死综合征的诊断标准,且因聚合酶链反应技术价格昂贵,我国未广泛开展,因此我国多沿用 1994 年美国葡萄膜炎协会制订的标准。

三、特殊检查

急性视网膜坏死综合征的诊断除了依靠普通视力、裂隙灯、眼底等常规检查,还有荧光素眼底血管造影、吲哚青绿血管造影、眼部 B 超、光学相干断层成像等眼科辅助检查,特殊检查还包括病原学检查,目前主要有血清 TORCH 检测、电镜检查及病毒培养、玻璃体或房水进行聚合酶链反应技术检测等。

（一）荧光素眼底血管造影

使用该辅助诊断方法,能够快速明确视网膜坏死的病变范围及严重程度,对急性视网膜坏死综合征的早期诊断具有重要意义。

（1）视网膜动脉前期:视盘早期表面毛细血管扩张,通透性增加,周边部可出现边界清楚的一个或多个不连续坏死区域,坏死区域视网膜及视盘早期呈弱荧光充盈。

（2）动脉期:视网膜动脉变细,严重者呈白线状,动脉及其分支充盈迟缓,部分动脉可见充盈前锋,管径粗细不均,呈节段状着色,病灶处脉络膜荧光被遮蔽。

（3）动静脉期:视网膜动静脉充盈迟缓,周围斑片状出血遮蔽荧光,周边部视网膜小动静脉和毛细血管闭塞,大片毛细血管无灌注。

（4）静脉期:视网膜静脉管壁迂曲、扩张,小静脉阻塞及视网膜出血,荧光渗漏,管壁着色。

（5）晚期:视盘呈强荧光,周边部坏死区域呈斑驳状强荧光,病灶区与正常视网膜交界区较多荧光素渗漏,为其急性期最显著特点。动静脉广泛闭塞,以动脉为主,闭塞血管仅见暗影,血管周围可见出血性遮蔽荧光,检眼镜下部分呈白线状的血管仍可见荧光素通过。严重者黄斑可伴有花瓣状荧光渗漏,呈囊样水肿。

（二）吲哚青绿血管造影

吲哚青绿血管造影又称为脉络膜血管造影,主要是为了明确急性视网膜坏死综合征脉络膜病变的情况。

（1）早期:视盘呈弱荧光,视盘周围脉络膜充盈时间迟缓,周边部视网膜病灶区脉络膜血管充盈不良或始终不能充盈,此病灶区看不到脉络膜血管形态;在接近正常区域的脉络膜血管扩张,血管壁模糊不清,通透性增加。

（2）中期:病灶区脉络膜散在片状弱荧光及强荧光。

（3）晚期:视盘呈强荧光,部分视盘见颗粒状荧光染色,视网膜血管广泛闭塞,血管内栓子清晰可见,视网膜坏死区呈斑片状荧光染色,视网膜脱离部位可见大片暗影,血管通透性无明显改变。

（三）眼部 B 超

眼部 B 超主要用于玻璃体混浊比较严重、眼底窥不入的患者,超声波检查能探查、鉴别一些眼内及眼眶疾患,在急性视网膜坏死综合征患者中应用超声波检查,可简便迅速地探查到潜在的视网膜脱离及玻璃体混浊。

（四）光学相干断层成像

在急性视网膜坏死综合征患者中,在炎症急性期,光学相干断层成像显示视网膜病变区各层组织结构紊乱,视网膜后极部及黄斑呈弥漫性水肿,可见高信号的渗出物;在炎症消退期,病变区视网膜厚度与正常视网膜相比偏薄,色素上皮层遭受一定程度的损伤。

（五）视网膜电图

急性视网膜坏死综合征患者早期视网膜电图即可出现 a 波和 b 波峰值降低,其程度可能与视网膜组织受累的范围有关。晚期多表现为峰值的重度降低或熄灭。

（六）病原学检查

（1）血清 TORCH 检测：检测的病毒种类包括单纯疱疹病毒 1 型、单纯疱疹病毒 2 型、巨细胞病毒、风疹病毒（rubella virus，RV）、弓形虫（*Toxoplasma gondii*，Toxo），它可以检测人体血清中这 5 种病原体的特异性抗体，包括 IgM 和 IgG。IgM 出现的早，持续 6~8 周，表示新近感染；IgG 出现得晚，但可持续终生，表示既往感染。

（2）聚合酶链反应：聚合酶链反应技术用来检测房水或玻璃体中病毒的 DNA，灵敏度高、特异性强，可以确定致病病毒，根据不同种类的病毒，选择合理的抗病毒治疗方法，改善患者的视力预后。而且房水采取方便，临床上对疑似疱疹病毒感染引起的视网膜坏死患者给予检测其房水中病毒 DNA 成分，阳性率为 86.4%。但是聚合酶链反应检测对设备、时间要求都比较高。研究发现，聚合酶链反应技术对时间要求很高，其检测时间最好控制在发生初始症状前 2 周及未用药时进行，检测的阳性率会相对较高。另外聚合酶链反应技术价格昂贵，因此目前临床上并没有广泛应用。

（3）侵入性检查——活组织病理学检查：侵入性检查包括诊断性玻璃体及视网膜活组织检查、前房穿刺等检查手段，是急性视网膜坏死综合征最准确的诊断方法。虽然玻璃体及视网膜活组织检查比前房穿刺更具侵入性，但在玻璃体手术时获得的玻璃体及视网膜组织可方便用于急性视网膜坏死综合征的诊断，玻璃体取样用于病毒抗体、聚合酶链反应或病毒 DNA 分析，标本培养结果阳性、组织学检查发现病毒包涵体及电镜观察到病毒颗粒，对诊断有重要帮助。但如果培养结果阴性和未发现病毒包涵体，并不能排除急性视网膜坏死综合征的诊断。已有实验表明，在电镜下观察到大量病毒的标本，培养仍可能出现阴性结果。

（七）其他实验室检查

这些检查虽不能直接证实急性视网膜坏死综合征的诊断，但对排除某些全身性疾病、指导临床用药、监测药物的副作用等还是非常有用的。如对于使用阿昔洛韦治疗者，于治疗前和治疗中应进行血细胞计数、肌酸、血尿素氮和肝功能检查，并在治疗中定期随访观察；对拟行糖皮质激素治疗者，应行胸部 X 线检查和结核菌素皮肤试验，以排除活动性肺结核或其他器官的结核；免疫抑制者，一些感染（如梅毒）可以出现相似于急性视网膜坏死综合征的临床表现，因此对患者应行 HIV 抗体测定及梅毒方面的检测，以确定或排除这些疾病。此外，还应根据患者的具体情况选择性地进行血清血管紧张素转化酶、弓形虫抗体等方面的检测和检查。

四、鉴别诊断

由于急性视网膜坏死综合征可引起前葡萄膜炎、显著的玻璃体炎症和视网膜炎症，所以应与多种类型的葡萄膜炎或其他疾病相鉴别。这些疾病包括巨细胞病毒性视网膜炎、进展性外层视网膜坏死综合征、梅毒性视网膜炎、弓形虫性视网膜炎、大细胞淋巴瘤、结节病、白塞综合征性葡萄膜炎、眼内淋巴瘤、急性多灶性出血性视网膜血管炎、细菌性眼内炎、真菌性眼内炎、类肉瘤病性葡萄膜炎等。

（一）进展性外层视网膜坏死综合征

进展性外层视网膜坏死综合征是免疫力低下个体感染疱疹病毒后出现的一种独立的坏死性视网膜炎，其特点是出现进展迅速的坏死性视网膜炎。此病阿昔洛韦抗病毒治疗无效,视力预后差。与急性视网膜坏死综合征不同,它主要表现为多灶性周边深层的视网膜混浊无明显颗粒状边界,很少出现或不出现视网膜血管炎,玻璃体炎症发生也较轻,且疾病的早期即可出现后极部受累。

(二)巨细胞病毒性视网膜炎

巨细胞病毒性视网膜炎均发生于免疫抑制者或全身巨细胞病毒感染的新生儿,病程长,进展缓慢,疾病早期往往累及后极部视网膜。病变多不是致密的黄白色坏死灶,而是呈颗粒状外观的炎症改变。通常病变沿弓状血管走行分布,并常累及视神经,但玻璃体的炎症反应常较轻。累及周边部的巨细胞病毒性视网膜炎往往表现出前后方向狭窄的坏死区,坏死常邻近色素改变的部位,并位于其后部。巨细胞病毒引起的视网膜坏死有独特的"破碎的干酪"样外观,并常伴有视网膜内和视网膜下的渗出,但视网膜脱离发生率没有急性视网膜坏死综合征的发生率高。根据这些特点可将其与急性视网膜坏死综合征鉴别开来。

(三)弓形虫性视网膜脉络膜炎

弓形虫性视网膜脉络膜炎是一种由弓形虫引起的视网膜脉络膜炎。其可以引起典型的脉络膜瘢痕旁的实性急性脉络膜视网膜炎伴严重的玻璃体炎,不典型的表现多出现在感染人免疫缺陷病毒、应用免疫抑制剂和老年免疫力低下的患者,表现为双眼的广泛性或多灶性疾病,不伴有脉络膜视网膜瘢痕。眼内液和血清特异性抗体检查有助于明确诊断。对于免疫抑制者,可在诊断性治疗或不治疗的情况下,动态观察血清特异性抗体及临床变化,以确定诊断。此病需要抗弓形虫治疗,如错误使用糖皮质激素或抗病毒治疗可能加重病情。此病与急性视网膜坏死综合征的主要鉴别有两点:① 患者有免疫力低下病史,询问个人史、用药史及血液检验结果可以发现;② 进行房水检测可以鉴别感染源。

(四)梅毒性视网膜炎和视网膜血管炎

梅毒可引起视网膜浸润、脉络膜炎和玻璃体炎,在 HIV 感染者中它尚可引起广泛的暴发性视网膜损害,梅毒特异抗体及非特异性梅毒抗体可以确诊。但不排除免疫力低下的患者同时患有梅毒和急性视网膜坏死,必要时需抗梅毒联合抗病毒治疗,观察疗效以明确诊断。

(五)眼内淋巴瘤

眼内淋巴瘤(以往称为网状细胞肉瘤)多为中枢神经系统淋巴瘤的眼部表现,偶可引起相似于急性视网膜坏死综合征的改变,病程长,急性炎症体征不典型,但易引起视网膜下病变,且伴有视网膜色素上皮脱离,一般无大片状视网膜坏死,糖皮质激素治疗效果欠佳。玻璃体活组织检查有助于明确诊断。

(六)白塞综合征性葡萄膜炎

白塞综合征性葡萄膜炎是一种反复发作的、慢性、进展性全身血管闭塞性疾病。白塞综合征可引起视网膜炎和显著的视网膜血管炎,常伴有明显的眼前段炎症,前房积脓发生率高,并且反复发生。此种葡萄膜视网膜炎具有反复发作、复发频繁的特点,患者常伴有明确的全身表现,如复发性口腔溃疡、多形性皮肤病变、阴部溃疡、关节炎、中枢神经系统受累等,根据这些特点一般不难将其与急性视网膜坏死综合征相鉴别。

（七）外源性细菌性眼内炎

外源性细菌性眼内炎往往有眼外伤史或内眼手术史,炎症进展迅速,伴有显著的眼前段炎症和玻璃体炎症,行细胞涂片检查和眼内液细菌培养有助于诊断。

（八）类肉瘤病性葡萄膜炎

类肉瘤病性葡萄膜炎常表现为一种肉芽肿性炎症,进展相对缓慢,虹膜多有结节改变。眼底改变主要为视网膜静脉周围炎,血管壁周围出现典型的"蜡烛泪斑",不发生视网膜坏死。胸部 X 线检查及血清血管紧张素转化酶水平测定有助于诊断和鉴别诊断。

（九）中间葡萄膜炎

急性视网膜坏死综合征虽然可引起明显的玻璃体炎症反应,但不会引起睫状体平坦部和玻璃体基底部的雪堤样病变。此外,急性视网膜坏死综合征的典型视网膜坏死病灶也不会见于中间葡萄膜炎。根据这些特点,易于将两者区别开来。

五、治疗原则

(1) 针对有明显的葡萄膜炎、玻璃体混浊并伴有视力急速下降,在明确诊断,或未明确诊断,但其他治疗方式无效的患者,早期应用抗病毒药物,尽可能挽救视力,控制病情的发展,防止发生不可逆的严重后果。在抗病毒药足量使用的基础上,尽早地联合糖皮质激素的使用,以改善视力的预后。

(2) 急性视网膜坏死综合征在晚期的主要并发症为视网膜脱离、低眼压、缺血性视神经血管发生病变,这些都将造成患者视力障碍,视网膜脱离更是最后致盲的重要因素,因此在视网膜急性炎性阶段给予预防性玻璃体切除术治疗是很有必要的。

六、治疗方法

（一）抗病毒治疗

对急性视网膜坏死综合征患者给予抗病毒药物治疗,如阿昔洛韦、更昔洛韦、伐昔洛韦和泛昔洛韦,以及膦甲酸钠的口服及玻璃体腔内注药,都成为急性视网膜坏死综合征的药物治疗方案。

1. 阿昔洛韦

该药是合成的核苷类抗病毒药,是目前首选的抗病毒药物。其在体内和体外对单纯疱疹病毒 1 型、2 型及水痘带状疱疹病毒均有抑制作用,对单纯疱疹病毒 1 型的作用最强,其次是单纯疱疹病毒 2 型和水痘带状疱疹病毒。阿昔洛韦主要通过以下三种方式抑制病毒 DNA 的复制: ① 竞争性抑制病毒 DNA 聚合酶;② 进入并中止延长的 DNA 链;③ 灭活 DNA 聚合酶。使用本药物可以防止视网膜坏死区域进行性扩大,促进活动期视网膜坏死病变的消退,同时预防另一只眼发病,因此,是目前首选的抗病毒药。

其用药方式主要有两种: 口服、静脉滴注或玻璃体腔注射用药。由于口服阿昔洛韦的生物利用度较低,使用阿昔洛韦治疗的患者需首先经过静脉注射阿昔洛韦,即为诱导治疗。文献表明,目前推荐的阿昔洛韦的常规剂量为 $5 \sim 16$ mg/kg,每日 3 次,视病情严重程度而定,静脉注射 $1 \sim 3$ 周后改口服维持治疗(400~800 mg/次,每日 4~5 次),6~14 周或更长时间。

静脉给予阿昔洛韦治疗可引起相应的不良反应有注射部位的皮肤反应,恶心、呕吐,肾功能异常如蛋白尿,对肾功能有严重的毒性反应,肝功能异常如血清转氨酶升高。针对免疫力低下或骨髓移植后的患者,阿昔洛韦易产生耐药性。因此在用药过程中应密切监测患者病情变化,及时对用药过程中出现的情况进行处理。

2. 更昔洛韦

(1)全身用药:更昔洛韦是鸟嘌呤核苷酸衍生物,其三磷酸脱氧鸟苷可与DNA聚合酶结合,从而抑制病毒DNA聚合酶;此外,其可直接抑制病毒DNA合成,阻止病毒DNA链延长。更昔洛韦的化学结构和阿昔洛韦相似,作用机制相同,但是更昔洛韦的抗病毒作用更强,不仅对单纯疱疹病毒1型、单纯疱疹病毒2型及水痘带状疱疹病毒均有抑制作用,对巨细胞病毒也有一定作用。更昔洛韦为水痘带状疱疹病毒感染所致急性视网膜坏死综合征的首选用药,半衰期为12h。因口服吸收差,主要采用静脉滴注。

(2)更昔洛韦玻璃体腔缓释剂:为新型给药方式,由包裹乙烯、醋酸乙烯共聚物膜的可渗透聚乙烯醇构成,这种结构可使液体进入其中溶解药物颗粒,然后以1μg/h的恒定速率扩散到玻璃体腔,从而达到持续治疗的效果,通常维持时间8个月。目前临床常用剂量为400μg/0.08 mL。

3. 伐昔洛韦

该药是阿昔洛韦的前体药物,在人体内可经肝脏几乎完全代谢为阿昔洛韦和缬氨酸,因此可以发挥与阿昔洛韦相同的抗病毒作用。其口服的生物利用度较阿昔洛韦高,一般都口服用药,1 000~2 000 mg,每日3次,连续用药2~3周。研究表明,口服伐昔洛韦可造成肝功能的损害,但是停止服用一段时间后,肝功能可恢复正常,而且在口服过程中,肾功能检查未见明显变化,表明伐昔洛韦对肾功能影响较小。但是单纯疱疹病毒不易被伐昔洛韦清除,仅仅抑制病毒的复制,因此在数年后可出现对侧眼的感染。由此可见,在运用伐昔洛韦抗病毒治疗时也应密切随访。

4. 泛昔洛韦

该药是阿昔洛韦类似物,可在体内转换为喷昔洛韦发挥抗病毒作用,其口服生物利用度高达77%,高于阿昔洛韦和伐昔洛韦,一般口服就可以达到很好的抗病毒作用,初始剂量500 mg,每日3次,需连续使用2~3周。并且泛昔洛韦的不良反应及毒性较阿昔洛韦和伐昔洛韦低,其可出现头痛、恶心等不良反应,目前尚未有相关文献报道泛昔洛韦的肾毒性和肝毒性等副作用。但泛昔洛韦仅对抑制单纯疱疹病毒及水痘带状疱疹病毒有作用,因此需要病原学检查确诊后支持用药。虽然并没有足够的证据支持口服泛昔洛韦替代静脉使用阿昔洛韦及口服伐昔洛韦的作用,但是因其毒性较低,泛昔洛韦有望成为急性视网膜坏死综合征的一线治疗用药。

5. 膦甲酸

膦甲酸是一种无机焦磷酸盐的有机类似物,不同于核苷类抗病毒药的抗病毒机制,膦甲酸可在病毒特异性DNA聚合酶的焦磷酸盐结合位点发挥选择性抑制作用,从而抑制巨细胞病毒,单纯疱疹病毒1型、单纯疱疹病毒2型等疱疹病毒的复制,因此膦甲酸可有效地用于耐阿昔洛韦的疱疹病毒感染。文献报道,在一例患有对阿昔洛韦和更昔洛韦耐药的单纯疱疹病毒2型感染相关性视网膜坏死的患者的治疗中,静脉注射膦甲酸,可成功阻止视网膜炎的进展。患者静脉滴注膦甲酸的剂量为60 mg/kg,每日3次,持续用药2~3周,之后维持剂量在每日90~120 mg/kg,对治疗急性视网膜坏死综合征起到非常好的效果。但是其静脉给药时可引起严重的肾毒性、血液毒性、电解质紊乱及中枢系统毒性。

当在使用膦甲酸的过程中,出现肾毒性,可选择膦甲酸玻璃体腔注射的方法,也能很好地起到治疗急性视网膜坏死综合征的效果。

(二) 糖皮质激素

目前对于糖皮质激素治疗急性视网膜坏死综合征尚存在争议。糖皮质激素虽然能够抑制机体对病毒的免疫反应,减轻全身及眼前节的炎症反应及视网膜的渗出,从而保护视网膜及视神经,改善视力预后。但在病情的急性期不能阻止病灶的扩大,并且未予有效的抗病毒治疗时单独使用糖皮质激素可促进病毒的复制,耽误最佳治疗时间,甚至加快病情进展。研究表明,口服皮质类固醇激素必须在足量抗病毒治疗 24~48 h 后加入到急性视网膜坏死综合征的治疗中,经足量药物抗病毒治疗并无全身禁忌时,建议尽早全身应用激素治疗。

玻璃体腔注射糖皮质激素可以降低视网膜脱离的风险。但是眼内注药要注意严格无菌,防止眼内炎的发生。另外,玻璃体腔注射糖皮质激素应注意继发性白内障、继发性青光眼等并发症。

(三) 抗凝治疗

研究表明,视网膜坏死急性期血管壁损伤,血小板与内皮破损所暴露的胶原纤维接触,导致血小板黏附、聚集、释放反应,血液呈高凝状态,很快引起血管闭塞,视网膜缺血、缺氧加重,最后导致无灌注区的形成,故为预防血管闭塞性并发症,应使用抗血小板聚集药物。阿司匹林作为临床上常用的抗凝药,可少量口服,每日 100~400 mg,能够有效预防急性视网膜坏死综合征的血管闭塞性并发症,以解除血小板凝集,对视网膜有一定的保护作用。

(四) 抗血管内皮生长因子治疗

急性视网膜坏死综合征患者出现小动静脉和毛细血管的闭塞,大片无灌注区形成,后期无灌注区并发新生血管,严重时可导致玻璃体积血。这可能是由于患者视网膜血管内皮生长因子水平升高。因此在治疗的同时进行玻璃体腔抗血管内皮生长因子药物的注射,对急性视网膜坏死综合征患者的预后有一定的优势。目前针对这方面的研究还不够完善,抗血管内皮生长因子药物的临床使用可能是未来辅助治疗急性视网膜坏死综合征的一个新的靶点。

(五) 视网膜激光光凝术

对于尚未发生视网膜脱离的早期病例,可采取预防性眼底视网膜光凝治疗,虽然未必能完全阻止病变组织的继续发展,但在缓解期,对视网膜缺血坏死及萎缩部位进行光凝,可以封闭视网膜裂孔,促进视网膜与脉络膜的粘连,防止视网膜脱离及增生性病变的发生。也可以光凝视网膜的无灌注区,防止新生血管的形成。不过激光的损伤可能加重原有的炎症反应和视网膜坏死。因此,应在激光光凝之前给予糖皮质激素,以减轻其损伤反应。Lau C H 等的研究表明,视力较差的患眼,屈光间质的不透明度可能性较大,激光治疗难度大,视网膜脱离发生率可能较高。然而,由于很多患者已经存在很严重的玻璃体混浊,施加激光凝固治疗要求屈光介质的透明性,激光凝固术治疗在急性视网膜坏死综合征的眼部中的应用具有限制性,因此只有轻度的急性视网膜坏死综合征患者才可以进行激光凝固治疗。但是也有学者认为单独的视网膜光凝对急性视网膜坏死综合征并无明显的作用,应与抗病毒联合使用。总而言之,视网膜光凝对急性视网膜坏死综合征的预后是否有好处依赖于疾病的严重程度。

(六) 玻璃体手术治疗

视网膜裂孔和随后出现的孔源性视网膜脱离是急性视网膜坏死综合征临床常见的并发症。对视网膜脱离或玻璃体混浊有牵引形成时行玻璃体切除术是非常有必要的。近年来,越来越多的眼科临床工作者支持在视网膜急性炎性阶段给予预防性玻璃体切除术治疗。预防性玻璃体切除术可清除玻璃体内坏死的组织碎屑、炎症因子,改善视网膜局部的灌注和供氧,还可以进行眼内光凝、术中填充惰性气体或硅油预防或者治疗视网膜脱离。在炎症的急性期行玻璃体切除术有利于治疗增生性视网膜病变;在炎症的后期行玻璃体切除术有利于减少视网膜瘢痕增生,预防视网膜脱离。Navarro 等在给予全身及玻璃体腔内抗病毒治疗后,视网膜坏死有所减缓但不能阻止的情况下,给予患者预防性玻璃体切除术,术后 2 个月视网膜炎症反应完全消失,从而证明预防性玻璃体切除术在治疗急性视网膜坏死综合征过程中是有效果的。

第四节 中医学的认识

一、中医病名

急性视网膜坏死综合征以葡萄膜炎症状为初起,后出现玻璃体混浊、视网膜血管炎、视网膜坏死、视网膜脱离,此病在中医学上没有一个特定的病名。但是中医学上有很多相关记载,如《银海精微·瞳仁干缺》曰:"此症失于医治,久久瞳多紧锁,如小针眼大,内结有云翳,或黄或青或白,阴看不大,阳看不小,遂成瞽疾耳。"其表现与急性视网膜坏死早期症状相似。《诸病源候论·眼病诸侯》对其病症有所记载,书中曰:"青盲者,谓眼本无异,瞳子黑白分明,直不见物耳。"论述其病是以视盘色淡,视力渐降,甚至盲无所见为特征的内障眼病,与本病后期临床表现符合。《证治准绳·杂病·七窍门》云:"暴盲,平日素无他病,外不伤轮廓,内不损瞳神,倏然盲不可见也。"在急性视网膜坏死综合征的晚期,视衣脱离导致视力突然下降所呈现的表现符合中医学"暴盲"范畴。急性视网膜坏死综合征不是一个单纯的疾病,随着疾病的进展,在不同的时期有不同的临床表现。根据疾病发展不同时期的临床表现,中医学将其归属于"瞳神紧小""瞳神干缺""暴盲""云雾移睛""视瞻昏渺""青盲"等范畴。但是急性视网膜坏死综合征并不同于中医眼科学中的某一个单纯疾病,而是多个疾病特征同时出现的综合征,因此只能参照中医眼科学对于其治疗的指导,在辨证论治的同时还应结合全身特点,综合分析。

二、病因病机

中医五轮学说认为广义的瞳神包括黄仁、神水、晶珠、神膏、视衣、目系等,属水轮,在脏属肾。正如《审视瑶函》所说:"在五脏之中,惟肾水神光,深居瞳神之中,最灵最贵,辨析万物,明察秋毫。"黄仁位居黑睛之后,黑睛在脏属肝,因此黄仁疾病与肝关系也很密切。又因黄仁色黄,五色之中黄色为脾所主,故黄仁疾病也与脾有很大的相关性。由此可见,瞳神疾病与肝、脾、肾都有很密切的关系。但是急性视网膜坏死多数由于外邪引动,引发内热。其发病机制如下。

(1) 外邪侵袭,引动内火,肝胆火炽,木火刑金而见抱轮红赤,热伤黄仁致神水、神膏混浊。

(2) 病久损伤肝、脾功能,致肝失疏泄,血行不畅,瘀阻血络引起出血,脾不统血而致血溢脉外或玻璃体积血。

(3) 病变后期气阴亏耗,肝肾亏虚,视衣失养,视网膜萎缩、坏死、裂孔形成。

三、中医治疗

(一) 辨证论治

刘雪松认为急性视网膜坏死病变早期多为热毒炽盛,应给予清热解毒、散邪明目的药物;中期多为气滞血瘀,应以理气活血化瘀为主;后期易致气阴两虚,可给予补益肝肾、益气养阴之品。庞润晖认为本病发病机制是肝胆火炽,热毒亢盛,火邪燔灼,循经上传,上犯于目或挟风、热、痰、湿所致。肝火上炎,火邪燔灼黄仁,强阳搏实阴,导致瞳神紧小;肝火上扰,灼伤目中血络,可致眼底出血。治宜清肝泻火、养阴生津、凉血散瘀。若便结溺赤者,加大黄、芒硝泻火通腑;若兼眼底出血者,为热甚动血,宜泻热凉血,解毒救阴,倍生地黄、金银花,加玄参、牡丹皮、紫草;若病势极重,乃热深毒重,宜清热解毒,重用五味消毒饮;若热盛伤阴者,重用生石膏、知母、天花粉。骆肖静等认为本病早期多为风热或热毒外袭,宜清热解毒、疏风去邪为主。进展期玻璃体混浊、眼底血管炎症加重,为热入营血,宜清营凉血、清热解毒。病程日久或玻璃体手术后炎症基本控制,视力下降,视网膜萎缩,为邪热伤阴或气血瘀阻,精血亏损,宜补益气血、补益肝肾。急性视网膜坏死在中医学上没有明确的病名,但是根据其主要特征,并引起视力下降的特点,结合其全身症状及其病变机制,可以运用中医知识进行辨证论治,分型如下。

1. 热毒蕴结证

临床表现:眼珠疼痛,眶周疼痛明显,畏光,流泪,视物模糊,视力下降,抱轮红赤,黑睛后壁可见粉尘状物附着,神水混浊,瞳神稍有缩小,肢节肿胀,酸楚疼痛,衄血,尿血,大便干结,舌红苔黄腻,脉弦数。

治法:清热解毒。

推荐方药:养阴清热汤合五味消毒饮(《医宗金鉴》)加减。方药:生地黄、生石膏、知母、天花粉、芦根、龙胆草、黄芩、金银花、蒲公英、枳壳、防风、荆芥、甘草、紫花地丁、野菊花、天葵子、连翘,水煎服,每日1剂。口舌生疮甚者加竹叶、甘草梢清热解毒;玻璃体混浊甚者加昆布、海藻、石菖蒲健脾化浊;眶周疼痛甚者加白芷疏解阳明经气;衄血、尿血甚者加大蓟、小蓟凉血止血;肢节肿胀甚者加木瓜、葛根除湿活络。

2. 气滞血瘀证

临床表现:视力骤降甚至盲无所见,黑睛后壁可见粉尘状物附着,神水神膏混浊,或情志不舒,胁肋部胀痛,走窜疼痛,急躁易怒,舌质紫暗有瘀点、瘀斑,苔薄黄,脉弦涩。

治法:行气活血。

推荐方药:血府逐瘀汤(《医林改错》)加减。方药:当归、红花、生地黄、桃仁、枳壳、牛膝、川芎、柴胡、赤芍、甘草、桔梗等,水煎服,每日1剂。失眠者加夜交藤、酸枣仁以宁心安神;胸胁胀满甚者,加郁金、青皮以行气解郁;视网膜水肿甚者,加琥珀、泽兰、益母草之类活血化瘀,利水消肿;头昏痛者加天麻、牛膝以引血下行、平肝息风。

3. 肝肾亏虚证

临床表现:久病失养或手术后视力不升,眼见黑花、闪光,伴头晕耳鸣,失眠健忘,腰膝酸软,舌红少苔,脉细。

治法:滋补肝肾。

推荐方药:三仁五子汤(《永类钤方》)加减。方药:薏苡仁、炒酸枣仁、柏子仁、熟地黄、当归、五味子、菟丝子、覆盆子、车前子(包煎)、枸杞子、茯苓、肉苁蓉、沉香(包煎),水煎服,每日1剂。头晕耳鸣甚者加天麻、牛膝引血下行;失眠者加夜交藤、酸枣仁以宁心安神;腰膝酸软者加杜仲、桑寄生补肝肾强筋骨。

(二) 专方治疗

闫泽英认为本病致病机制为外感疫疠之气,上攻目珠,从而引发本病。故急性期治宜疏风散邪、清热解毒,方选普济消毒饮加减。后期多属气阴两虚证,治宜益气养阴,方药选用益气养阴方。普济消毒饮以黄芩、黄连清降发于眼部热毒为君;牛蒡子、连翘、薄荷辛凉疏散眼部风热为臣;佐以紫草、板蓝根、金银花加强清热解毒之功,升麻、柴胡引药上行,防风疏风散邪;甘草调和诸药。现代药理研究表明,黄芩、黄连、紫草、板蓝根、连翘、金银花、薄荷、防风、牛蒡子、柴胡等药物均有抗病毒作用。后期益气养阴方以党参、黄精、山药益气养阴、补脾明目,共为君药;佐以熟地黄、女贞子、枸杞子、白芍加强滋阴明目之功效;甘草调和诸药,以促进机体正气恢复。临床观察证明,中药治疗本病,在缩短病程、改善预后、减少复发等方面都有着积极的作用。

(三) 针灸治疗

病变早期患者以眼前节症状为主,主要表现为葡萄膜炎,针用泻法,选睛明、申脉、太冲、曲泉、合谷。

病变中期患者气滞血瘀,玻璃体出血症状明显,采用理疗治疗:选用三七、丹参、普罗碘胺等做眼部直流电离子导入,每日1次,10次为1个疗程。但对新近出血所致本病者应避免使用。

(四) 中西医结合治疗

在急性视网膜坏死综合征的早期可以静脉滴注抗病毒药物联合口服中药抗感染治疗,清热解毒,加用西药卵磷脂络合碘促进玻璃体混浊的吸收;中期先口服中药促进玻璃体及眼底出血的吸收,在其基础上可以加用激光光凝治疗无灌注区及闭塞血管防止新生血管的产生,预防玻璃体积血;晚期针对视网膜萎缩及视网膜脱离,可以利用中药联合玻璃体切除术治疗。

第五节 预防与护理

(1)在平时生活中调养身心,顺应四时,适时起居,增强抵抗力,避免外邪侵袭、感染。

(2)足量抗病毒治疗后应尽早地将糖皮质激素加入到急性视网膜坏死综合征的治疗中。

（3）预防性激光治疗适用于周边部视网膜格子样变性、裂孔。

（4）有视网膜萎缩、视网膜脱离风险时应避免剧烈活动，戒烟慎酒，术后保持大便通畅，选择合适的体位。

参 考 文 献

刘雪松,魏丽娟,2007.中西医结合治疗急性视网膜坏死［J］.长春中医药大学学报,23(3):66.

骆肖静,巩固宇,吴阿萍,等,2017.中西医结合治疗急性视网膜坏死综合征1例［J］,7(3):183,184.

吴泽群,孙熠,2017.急性视网膜坏死综合征诊治新进展［J］.国际眼科杂志,17(7):1261-1264.

闫宏,麦桂英,易长贤,等,2005.急性视网膜坏死综合征的眼底血管造影［J］.中华眼底病杂志,21(2):36-38.

Dokey A T, Haug S J, McDonald H R, et al, 2014. Acute retinal necrosis secondary to multidrug-resistant herpes simplex virus 2 in an immunocompetent adolescent ［J］. Retinal Cases and Brief Reports, 8(4): 260-264.

Gupta M, Jardeleza M S, Kim I, et al, 2016. Varicella Zoster Virus Necrotizing Retinitis in Two Patients with Idiopathic CD4 Lymphocytopenia ［J］. Ocular immunology and Inflammation, 24(5): 544-548.

Navarro-Navarro A, Martinez-Toldos J J, Tarazona-Jaimes C P, et al, 2015. Presumed bilateral acute retinal necrosis 11 years apart, atypical presentation, and early vitrectomy ［J］. European Journal of Ophthalmology, 25(5): 81-83.

Saatci A O, Ayhan Z, Arikan G, et al, 2010. Unilateral acute retinal necrosis in a multiple sclerosis patient treated with high-dose systemic steroids ［J］. International Ophthalmolopy, 30(5): 629-632.

第十七章 多发性一过性白点综合征

第一节 概　述

多发性一过性白点综合征（multiple evanescent white dot syndrome，MEWDS）是一种不常见的特发性、急性炎症性、多灶性、自限性疾病，它是以闪光感、视力急剧下降、视网膜散在灰白色病灶、黄斑橘黄色颗粒等为特点的一组综合征。受这种疾病影响的患者以青年女性占绝大多数，女性和男性所占比例>5∶1，多单眼发病。本病首先见于1984年由 Jampol 所做的报告，国内由张军军等于1991年报道。

本病在中医文献中没有发现直接对应的病名记载，临床上根据患者的自觉症状和视功能的损害程度，并结合临床不同证候特点，本病类似于中医学的"视瞻昏渺""视瞻有色""视惑""暴盲"等病症。

第二节 流行病学

大量流行病学调查资料和临床病例分析结果表明，多发性一过性白点综合征的发生可能与以下因素相关。

一、病毒感染

多发性一过性白点综合征多发生于寒冷的季节，大约50%的患者在患有该疾病之前有过类似前驱性流行性感冒等疾病（病毒感染）。

二、炎症反应

炎症反应与多发性一过性白点综合征发病相关的依据主要是以下两点：一是多发性一过性白点综合征与其他炎性病症相关，无论在其发病之前还是之后，会出现急性黄斑神经视网膜病变、多灶性脉络膜炎、全葡萄膜炎，或急性区域性隐匿性外视网膜病变等炎症相关的视网膜病变。二是在荧光素眼底血管造影中表现出常见的经典"花环状"视网膜病变改变，可能是由于炎症引起视网膜微血管扩张进而引起的中间或深层视网膜毛细血管渗漏。

三、屈光状态

日本学者研究发现，高度近视眼与多发性一过性白点综合征的发生有关，由于高度近视状态下眼轴伸长,近视眼通常伴有各种脉络膜视网膜的有关变化,包括色素上皮和脉络膜变薄,漆裂纹和脉络膜视网膜萎缩。与近视相关的病理性脉络膜视网膜变化可能会促进感染因子或抗体侵入视网膜,因此多发性一过性白点综合征患者可能倾向于高度近视。

四、遗传与基因及家族史

目前没有找到关于种族引起本病发病的相关报道。有研究表明,*HLA － B51* 可能是多发性一过性白点综合征的易感基因,在44.4%患者中检测到 *HLA － B51*。

第三节　现代医学的认识

一、发病机制

多发性一过性白点综合征的发病机制目前尚不明确,近年来许多学者通过大量的临床研究和病例报道,提出了以下几个可能的发病机制。

(一)炎症反应

多发性一过性白点综合征初始病灶位于视网膜色素上皮和光感受细胞层,当合并静脉血管炎时,炎症所致的病损将扩展至内层视网膜组织。通过吲哚青绿血管造影发现脉络膜也有炎性改变,提示本病不仅累及视网膜色素上皮层和视网膜感光层,而且还可累及脉络膜。

(二)自身免疫

有学者通过对复发病例的观察,推测本病也可能与自身免疫反应有关,其复发原因可能受某些外源性抗原的影响。有报道流感疫苗接种后引发的多发性一过性白点综合征,推测该发病可能与病毒免疫有关。

(三)病毒反应

50%的患者在发病前曾有流行性感冒样病变或水痘感染病史。患者血清中 IgM 明显升高,孙岩秀等报道应用阿昔洛韦抗病毒治疗 1 例多发性一过性白点综合征,缩短了病程,故而推测本病可能与病毒感染有关。

(四)其他

本病的发病与年龄、性别、气候、全身情况等有关。有报道认为炎症性脉络膜新生血管可能触发多发性一过性白点综合征,但其真实发生率很难确定。目前认为多发性一过性白点综合征的病变部位在视网膜色素上皮层和光感受器细胞内、外界的水平,病灶主要位于后极部并延伸至中周视网膜,甚或波及脉络膜层的内层。

二、临床表现

(一)症状

视物模糊,视力下降伴中心暗影遮挡,眼前有闪光感等。

(二)体征

本病患者视力可在0.05～1.0变化,在视野缺损、色觉障碍和视物暗影的情况下出现视力丧失症状。多发性一过性白点综合征的典型特征是在视网膜后极部深层存在多个离散的浅灰色、黄白色斑点,而中心凹通常有橘红色颗粒样改变。斑点大小范围从约0.1 mm的小病灶到0.5 mm的较大病灶,边界模糊,且通常发生在视盘和视网膜鼻侧,偶尔出现在视网膜血管弓附近。高放大率显示每个点都是由许多较小的病灶组成的。约80%的多发性一过性白点综合征患眼可出现视盘充血和水肿,且部分患眼甚至可以出现视盘旁视网膜下积液。前房没有炎症,但可以观察到轻度的玻璃体混浊。多发性一过性白点综合征患者可能出现其他炎症性疾病,包括急性带状隐匿性视网膜病变和多灶性脉络膜炎,点状病灶通常在几周到几个月内消退,多不留痕迹,少数可形成色素性萎缩斑,视力逐渐恢复。在痊愈后可能会出现轻微的色素沉着改变。

(三) 并发症

本病可并发脉络膜新生血管形成。多发性一过性白点综合征总体预后良好,大多数患者的视力和视野在几周到几个月内恢复到基线水平。然而,少量患者可能会出现生理盲点扩大、视觉障碍和色素障碍等症状。

三、特殊检查

(一) 彩色眼底照相

后极部及中周部深层视网膜或者色素上皮层可见大量灰白色斑点状病灶散在分布,黄斑中心成橘红色颗粒状改变,或可见视盘轻度水肿。

(二) 荧光素眼底血管造影

早期多发性一过性白点综合征急性期白点病灶早期可见点状强荧光(可能是由于中间或深层视网膜毛细血管渗漏导致强荧光),视盘表面毛细血管扩张,晚期病灶区组织着染呈强荧光,伴视盘荧光增强,围绕黄斑拱环暗区变现"花环征"。后极部灰白色斑点对应部位荧光素渗漏,黄斑颗粒表现为透见荧光。若合并萎缩病灶则表现为色素上皮中的窗口缺陷,呈现透见荧光,或结合视网膜血管异常。

(三) 吲哚青绿血管造影

吲哚青绿血管造影早期即可见因脉络膜毛细血管充盈缺损所致的弱荧光,晚期病灶呈边界不清、融合成片的弱荧光。

(四) 光学相干断层成像

白点区域光学相干断层成像显示椭圆体带区域破坏或中断,色素沉积在色素上皮上,视网膜下积液和色素上皮脱离,但感光细胞体是完整的。橘黄色颗粒区域黄斑中心凹下病变反射增强,伴随椭圆体带破坏,中心凹下脉络膜增厚。

(五) 眼底自发荧光

眼底自发荧光表现为与吲哚青绿血管造影弱荧光区域或与斑点匹配的斑片状强自发荧光。黄斑和视盘附近橘红色颗粒病变可见自发荧光减弱。

(六) 电生理检查

视网膜电图表现提示视锥、视杆细胞均受到抑制,病情较重者视网膜电图及眼电图均有异常。

(七) 视野检查

视野检查常见生理盲点扩大,同时有弓形暗点、旁中心暗点、中心暗点等表现;因眼底点状病灶浅淡、轻微,容易在眼底检查中被忽略,可被误诊为球后视神经炎。

四、鉴别诊断

(一)多灶性脉络膜炎

多灶性脉络膜炎好发于中青年妇女,多为双侧发病,是一组以色素上皮层和脉络膜水平多发的炎性病灶,并遗留视网膜脉络膜瘢痕为特征的疾病。眼底照相显示病灶多位于血管弓附近而少累及黄斑,为视网膜深层及脉络膜层面的黄白色奶油样圆形病灶,边界欠清,可伴有轻度的视网膜下积液,其后逐渐萎缩,可伴有色素增殖。玻璃体明显混浊和(或)伴有前葡萄膜炎症,恢复后遗留明显的萎缩斑。荧光素眼底血管造影活动病灶早期为弱荧光,晚期呈现强荧光,非活动期病灶为窗口样缺损荧光表现。吲哚青绿血管造影全程多灶性脉络膜炎伴全葡萄膜炎病灶表现为弱荧光。

(二)急性后极部多发性鳞状色素上皮病变

急性后极部多发性鳞状色素上皮病变好发于青壮年,多为双侧先后发病,表现为患者突然双侧无痛的视力减退,是一种后极部脉络膜毛细血管、色素上皮层和外层视网膜层面多发的扁平鳞状病灶。患者发病前有感冒症状,是一种急性发作性炎症性疾病。荧光素眼底血管造影检查可见早期弱荧光,同时在病灶外某些区域可观察到不规则的脉络膜充盈缺损,晚期呈边界欠清晰的强荧光斑。急性期病灶在吲哚青绿血管造影中显示全程弱荧光,有助于鉴别诊断。病变吸收后可见明显的色素改变。

(三)急性视网膜色素上皮炎

急性视网膜色素上皮炎好发于年轻人,多为单侧发病,患者突然中心视物模糊,可伴有视物变形,是一种罕见的黄斑色素上皮层面的特发性自限性炎症病变。眼底照相显示眼底黄斑和(或)后极部散在暗灰色斑点状病灶,周围伴有小的脱色素晕环。荧光素眼底血管造影检查中央的斑点病灶表现为全程弱荧光,周围部分晕环表现为透见荧光,间杂典型的"中黑外亮"斑点。

五、治疗原则

多发性一过性白点综合征大多数病灶自发消退并且很少复发,通常不需要治疗。患者合并病毒感染则采取抗病毒治疗;若伴有炎症表现则抗感染治疗;若继发脉络膜新生血管则抗血管内皮生长因子药物或光动力疗法或局部热激光光凝治疗。

六、治疗方法

(一)局部治疗

如患者前段有炎症者,可用激素类滴眼液;部分患者伴随脉络膜新生血管可采用抗血管内皮生长因子治疗,包括:① 玻璃体内注射抗血管内皮生长因子(雷珠单抗、阿柏西普和康柏西普);② 光动力疗法;③ 局部热激光光凝。

(二)全身用药

(1)抗病毒治疗:首选阿昔洛韦,400~800 mg 口服,每日 5 次,连用 4~6 周。

(2)糖皮质激素:泼尼松 1 mg/kg 口服,每日 1 次,1 周后可以减量;病情严重者应早期静脉滴注地塞米松 10 mg,每日 1 次。

（3）免疫抑制剂：可与糖皮质激素联合用于重症、顽症病例，或者复发的患者，一般给予苯丁酸氮芥、环磷酰胺、环孢素 A 等。

（4）改善血液循环：静脉滴注长春西汀注射液，以改善视网膜脉络膜血液循环。

（5）支持疗法：维生素 C、B 族维生素、甲钴胺片等。

第四节　中医学的认识

一、中医病名

我国古代医学典籍中并无多发性一过性白点综合征的明确对应病名，本病应属中医学"视瞻昏渺"范畴。视瞻昏渺始见于《证治准绳·杂病·七窍门》，其曰："目内外别无证候，但自视昏渺蒙昧不清也。"《诸病源候论》中有"目暗不明候"和"目茫茫候"之说。所以本病还有"视瞻有色""视大为小""视直如曲""暴盲"等其他病名。前三者与疾病所致色素上皮萎缩或者脱离有关，可见视物变色、变形等表现。后者则可能因为黄斑橘黄色颗粒和后极部灰白色病灶导致视网膜下积液、视盘水肿、视力急剧下降而得名。

二、病因病机

（1）本病多因外感风寒湿邪，毒邪乘虚而入，上攻于目。

（2）情志抑郁，愤怒，致肝气郁结，气滞日久，血脉瘀阻，窍道不利，气血津液失其常道，溢于眼底而见出血、渗出、视物不清。

（3）痰湿滞结，脉络受阻，痰瘀互结，导致目内渗出，血络异常。

因此，本病的发生与肝、脾、肺三脏功能失调有关。

三、中医治疗

（一）辨证论治

1. 风寒犯肺证

临床表现：视力突然下降，黄斑颗粒样色素改变，视网膜下多发的灰白色和橙色病灶形成。全身可兼见咳嗽，咳痰，恶寒无汗，鼻塞，流清涕，咽痒，发热，肢体酸痛等症状，或无明显兼症。

治法：发散风寒，宣降解表。

推荐方药：荆防败毒散（《摄生众妙方》）加减。方药：荆芥、防风、苦杏仁、柴胡、白前、枳壳、桔梗、薄荷（后下）、甘草、紫苏叶、紫菀等。

2. 肝郁气滞证

临床变现：视力突然下降，黄斑颗粒样色素改变，视网膜下多发的灰白色和橙色病灶形成。伴口苦咽干，烦躁易怒，大便干结，舌红苔薄白，脉弦，或无明显兼症。

治法：清肝解郁。

推荐方药：逍遥散（《太平惠民和剂局方》）加减。方药：柴胡、当归、白芍、茯苓、白术、甘草等。

3. 痰瘀互结证

临床表现：视物变性，视力下降，病程日久，眼底可见色素性萎缩斑，黄斑中心凹周围多遗留的色素紊乱。头重眩晕，胸闷脘胀，舌白苔腻，舌有瘀点，脉弦或滑，或无明显兼症。

治法：化痰利湿，活血通脉。

推荐方药：二陈汤合桃红四物汤(《太平惠民和剂局方》和《医宗金鉴》)加减。方药：半夏、橘红、甘草、当归、川芎、赤芍、生地黄、桃仁、红花、茯苓、猪苓、泽泻、白术、桂枝、贝母等。

中成药：血塞通片、血塞通胶囊。

（二）专方治疗

于静等对患者进行中医辨证为肝郁生热、热毒上扰型，以疏肝解郁、清热解毒为治疗原则，药用柴胡、郁金、黄连、黄芩、炒栀子、玄参、生地黄、连翘、紫花地丁、茯苓、泽泻、丹参、炙甘草等。治疗4天后，因患者仍有视网膜水肿，中药予前方中加入益母草、泽兰，加强活血化瘀、利水消肿作用。

（三）中西医结合治疗

病情进展阶段再配合静脉滴注长春西汀注射液等，以改善视网膜及脉络膜血液循环。多发性一过性白点综合征并发脉络膜新生血管，首要考虑抗血管内皮生长因子这一治疗方法，但是其在反复发作、视力提高方面不尽人意，如果配合中药应用能取得更好的效果。

第五节　预防与护理

（1）建议增强体育锻炼，以增强体质，同时避免过度劳累，预防感冒。

（2）如眼部有不适感或视物模糊加重应及时到医院就诊。

（3）注意正确使用糖皮质激素和免疫抑制剂。

（4）患者要保持心情舒畅、饮食清淡及良好的生活规律。

参 考 文 献

Abou-Samra A, Tarabishy A B, 2018. Multiple evanescent white dot syndrome following intradermal influenza vaccination [J]. Ocular Immunology and Inflammation：1-3.

Fine H F, Spaide R F, Ryan-EH Jr, et al, 2009. Acute zonal occult outer retinopathy in patients with multiple evanescent white dot syndrome [J]. Archives of Ophthalmology, 127：66-70.

Gross N E, Yannuzzi L A, Freund K B, et al, 2006. Multiple evanescent white dot syndrome [J]. Archives of Ophthalmology, 124(4)：493-500.

Marsiglia M, Gallego-Pinazo R, Cunha de Souza E, et al, 2016. Expanded clinical spectrum of multiple evanescent white dot syndrome with muhimodal imaging [J]. Retina, 36(1)：64-74.

Mathis T, Delaunay B，Cahuzac A，et al，2018. Choroidal neovascularisation triggered multiple evanescent white dot syndrome（MEWDS）in predisposed eyes［J］. The British Journal of Ophthalmology，102：971－976.

Ryan P T，2010. Multiple evanescent white dot syndrome：a review and case report ［J］. Clinical and Experimental Optometry，93(5)：324－329.

第十八章 急性后极部多灶性鳞状色素上皮病变

第一节 概　述

急性后极部多灶性鳞状色素上皮病变(acute posterior multifocal placoid pigment epitheliopathy, APMPPE)是一种脉络膜视网膜炎症性疾病,影响视网膜色素上皮和脉络膜毛细血管。患者表现为无痛性双侧视力急剧下降,并伴有中心或旁中心盲点。其典型特征为眼底可见黄白色的较大病灶,如鱼鳞状,荧光素眼底血管造影表现为典型的早期低荧光和晚期强荧光,有助于鉴别诊断。本病通常影响健康的20~50岁的年轻人,双侧先后发病,或同时发病,发病前患者有感冒症状。脉络膜中的炎症和脉络膜血管灌注异常特别是脉络膜小叶的毛细血管前小动脉阻塞可能是本病病变的主要原因,病变吸收后可见明显的视网膜色素上皮改变。本病首先见于1968年Gass报告的3例。

本病在中医文献中没有发现直接对应的病名记载,但是临床上根据患者的自觉症状和视功能的损害程度,并结合临床不同证候特点,认为本病类似于中医学的"瞳神紧小""瞳神干缺""云雾移睛""暴盲"等病症。

第二节　流行病学

一、炎症反应

急性后极部多灶性鳞状色素上皮病变经常伴有前驱性流感样综合征,以及眼部或非眼部炎症,如幼年型类风湿关节炎、肺结核、腮腺炎、链球菌感染、噬血细胞综合征、脑血管炎、甲状腺炎、系统性红斑狼疮和急性肾炎等。

二、免疫反应

急性后极部多灶性鳞状色素上皮病变的发病通常与免疫学指标HLA-B7有关。

三、病毒感染

部分急性后极部多灶性鳞状色素上皮病变患者在眼部症状发生前,常有全身性病毒感染临床表现,如咳嗽、发热、肌痛、关节痛,以及淋巴结肿大等。患者通过分子生物学方法(RT-PCR)或血细胞凝集抑制试验(HAI)证实了流行性感冒病毒感染。

四、其他

有报道称急性后极部多灶性鳞状色素上皮病变发病可能与肿瘤、韦格纳肉芽肿(Wegener肉芽肿)、溃疡性结肠炎和莱姆疏螺旋体病等疾病相关。

第三节　现代医学的认识

一、发病机制

急性后极部多灶性鳞状色素上皮病变的发病机制目前尚不明确,近年来许多学者通过大量的国外临床研究和病例报道,提出了以下几个可能的发病机制。

(一) 炎症反应

急性后极部多灶性鳞状色素上皮病变患者在患有眼部疾病之前有过类似前驱性流行性感冒,部分患者中枢神经系统受累而导致头痛或弥漫性脑血管炎。在患有本病的患者中死于脑血管炎的组织病理学显示脑动脉和脉络膜的肉芽肿性炎症,并且视网膜色素上皮见局灶性破坏。因此,其病变可能主要来自多灶性脉络膜炎,伴有短暂性缺血和色素上皮的继发性破坏。

(二) 缺血性改变

缺血性改变主要为后极部至赤道部脉络膜毛细血管阻塞。

(三) 免疫反应

当急性后极部多灶性鳞状色素上皮病变处于急性期或恢复期时,由于免疫反应产物导致脉络膜闭塞性血管炎,而引起一系列眼部症状。炎症过程导致脉络膜毛细血管的终末小动脉阻塞,并发生局灶性脉络膜缺血。

(四) 病毒感染

用季节甲型流行性感冒病毒性菌株感染人视网膜色素上皮细胞,研究病毒对细胞病变和细胞凋亡能力的影响。研究结果表明病毒在色素上皮细胞中生长并繁殖,导致色素上皮细胞凋亡。

二、临床表现

(一) 症状

患者突然视物模糊,有闪光感,可伴有视物变形,中心或者旁中心盲点。

(二) 体征

急性后极部多灶性鳞状色素上皮病变眼前节及玻璃体一般无明显异常,眼底的病变主要位于后极部,较少累及中周部,患者以中心视功能受损为主。该病急性期后极部至赤道部视网膜病变常表现为较多扁平的、小片状黄白色或奶油样病灶,边缘不规则,散在分布,邻近病灶可互相融合;恢复期可见大小不等,形态各异,边界渐清晰的色素上皮水平病灶,并累及黄斑。

(三) 并发症

(1) 眼部并发症:浆液性视网膜脱离及视盘水肿。

(2) 全身并发症:急性听觉障碍,脑血管炎。急性后极部多灶性鳞状色素上皮病变是一种非复发性疾病,预后视力良好,80%的患者视力可恢复到 0.5 或更好的视力,但可能遗留不同程度的持续性视觉障碍。

三、特殊检查

（一）彩色眼底照相

彩色眼底照相从后极部至中周部视网膜下可见散在大量的、扁平不规则的鳞状乳白色渗出斑，大小不等，边界不清，部分见融合成小片状，视盘鼻侧边界不清，黄斑中心凹反射消失，视网膜动脉正常，静脉轻度曲张。1~2周后病灶可逐渐消退，以及视网膜上出现色素脱失和色素沉着，旧病灶消退，新病灶又可出现，此起彼伏，病程可持续数月，严重者可出现视盘水肿。

（二）荧光素眼底血管造影

急性期动静脉期造影正常，动脉期病灶区内可见斑点状荧光，静脉期病灶表现为弱荧光，后期病灶区荧光扩散增强，晚期（15 min 以后）荧光素扩散出现强荧光，视盘边界轻度荧光渗漏。总结为早期低荧光和晚期病灶间可见强荧光（早期阻滞，晚期染色）。陈旧病灶造影过程中出现圆形或不规则小叶状弱荧光缺血暗区，遮蔽荧光，病灶边缘可为色素上皮脱失见透见荧光，并呈窗样缺损。

（三）吲哚青绿血管造影

急性期脉络膜血管高渗漏，吲哚青绿血管造影呈现局限的强荧光及扩张的脉络膜大、中血管影像，到造影晚期仍保持弱荧光状态，这说明脉络膜毛细血管充盈缺损或闭塞，较急性期更加清晰地显示小片状相互融合的弱荧光区域。陈旧病灶吲哚青绿血管造影显示病灶小叶状弱荧光区域内可见到脉络膜大、中血管影。

（四）光学相干断层成像

光学相干断层成像检查急性期病灶处视网膜色素上皮不规则增厚、肿胀，视网膜下积液，伴此处神经上皮脱离，IS/OS 带不连续，脉络膜肿胀、凹凸不平。后期变现为外核层、椭圆体带与色素上皮高反射，可持续数月。

（五）视野检查

视野检查可有绝对或相对性中心暗点或不规则形的多个小片视野缺损。

（六）眼底自发荧光

急性期眼底自发荧光显示斑点状低荧光和强荧光，伴有低自发荧光边界，可累及黄斑。

（七）电生理检查

视网膜电图多数正常或偏低。

（八）实验室检查

实验室检查显示炎症因子 C 反应蛋白升高，白细胞抗原 HLA－27 阳性和红细胞沉降率升高。

四、鉴别诊断

（一）地图状脉络膜病变

地图状脉络膜病变又称为匍行性脉络膜炎，中青年男性好发，多为双侧发病，主要影响比脉络膜毛细血管前小动脉更大些的脉络膜动脉，多个小枝动脉阻塞，故病变可连接成地图的形状。病变进展缓慢，病程可达数年之久。活动病灶眼底表现为视网膜下灰白色或黄白色地图状病变,边界模糊,一般病灶先环绕视盘发生,随后渐呈伪足样向外匐行性蔓延伸展,亦常看见游离病灶。仅极少数患者病灶首发于黄斑。病灶最终都转为苍白色的视网膜及脉络膜萎缩灶。活动病灶早期荧光素眼底血管造影表现为早期弱荧光,晚期染色;陈旧性病灶显示萎缩性弱荧光并可透见脉络膜中、大血管。晚期病灶形成明显的瘢痕,预后较差。

(二) 鸟枪弹样视网膜脉络膜病变

鸟枪弹样视网膜脉络膜病变好发于中老年女性,多为双侧发病,主诉双眼无痛性视物模糊、轻度或中度视力减退、眼前黑影、夜盲、色觉异常或闪光感,是一种主要影响视网膜外层和脉络膜内层的多发的圆形或卵圆形奶白色病灶,可呈弥漫型、偏离黄斑型、黄斑型或不对称型分布。眼底检查中看到多发散在的椭圆形或圆形的奶油样脱色斑,通常聚集在视盘周围和鼻侧,向周边扩散,眼前节一般无炎症表现。光学相干断层成像显示黄斑囊样水肿。荧光素眼底血管造影早期可正常或表现为弱荧光,后期病灶区有中度强荧光改变。伴有血管炎时有血管渗漏或血管壁染色,也可见到视盘血管渗漏和黄斑囊样水肿。

(三) 多发性一过性白点综合征

多发性一过性白点综合征好发于青年女性,多为单侧发病,主要影响深层视网膜和色素上皮层面是以多发白点病灶,边界模糊,并遗留黄斑橘黄色颗粒等为特点的一组综合征。急性期白点病灶荧光素眼底血管造影显示早期可见点状强荧光(后极部灰白色斑点对应部位荧光素渗漏),视盘表面毛细血管扩张,晚期病灶区组织着染呈强荧光,伴视盘荧光增强,围绕黄斑拱环暗区表现为经典的"花环状"改变。消退期表现为透见荧光(色素萎缩斑)。视网膜电图的 a 波及早期反应电位振幅降低。

五、治疗原则

本病大多数病灶可自发消退并且很少复发,但病灶对应处可遗留旁中心或中心暗点,通常不需要治疗。患者合并病毒感染则采取抗病毒治疗;若视力影响严重并伴有视盘水肿者采取糖皮质激素治疗;若黄斑受累者可采用玻璃体内注射曲安奈德。

六、治疗方法

(一) 局部治疗

如患者眼部症状严重,并且黄斑受累可采用玻璃体内注射曲安奈德 40 mg。

(二) 全身用药

(1) 糖皮质激素:泼尼松 30 mg 口服,每日 1 次;病情严重者应早期静脉滴注地塞米松 10 mg,每日 1 次。

(2) 抗病毒治疗:首选阿昔洛韦 400~800 mg 口服,每日 5 次,连用 4~6 周。

(3) 免疫抑制剂:对于复发的患者,一般应给予免疫抑制剂,如环磷酰胺、苯丁酸氮芥、环孢素 A 等。

(4) 改善血液循环:静脉滴注长春西汀注射液,以改善视网膜脉络膜血液循环。

(5) 支持疗法:维生素 C、B 族维生素、甲钴胺片等。

第四节　中医学的认识

一、中医病名

我国古代医学典籍中并无急性后极部多灶性鳞状色素上皮病变的明确对应病名,根据其临床表现和发病特点,本病属中医学的"瞳神紧小""瞳神干缺""云雾移睛""暴盲"范畴。《审视瑶函》曰:"此症于风轮下际,坎位之间,神膏内初起而色黄者,如人指甲根白岩相似……此是经络塞极,三焦关格,火土诸邪之盛实者……则膏火蒸作脓。"其症状表现与本病最为类似。倪维德《原机启微》则称之为"强阳搏实阴之病",盖瞳神属肾,肾主水,属阴,而瞳神内有神水充盈,故为实阴,又此病多因外感风热或火热内炽,燔灼黄仁,属强阳,强阳与实阴相搏。这也是本病现代中医病名"瞳神紧小"的来源。暴盲命名可能因为气滞血瘀,目络瘀阻,随病情进展以瘀血阻络,痰浊内生及痰瘀互结致目络损伤、脉络膜毛细血管阻塞、视盘水肿、视力急剧下降而得名。

二、病因病机

根据古代中医眼科独有的五轮辨证,角膜、房水、虹膜为风轮,内应于肝;瞳孔及视网膜、葡萄膜为水轮,内应于肾。风水两轮,组织相连,互为影响。因此,该病的辨证原则上应以肝、肾两脏立论。

（1）《审视瑶函》曰:"且目为窍至高,火性上炎,最易从窍而出。"肝经风热或肝胆火邪攻目,可导致邪热灼伤黄仁、脉络。

（2）痰瘀互结,瘀阻脉络是脉络膜毛细血管阻塞形成的重要病机。根据临床观察得出,早期肝经风热,灼伤脉络,以致气滞血瘀,目络瘀阻,随病情进展因瘀血阻络,痰浊内生及痰瘀互结致目络损伤,致脉络膜毛细血管阻塞。《素问·至真要大论》曰:"诸转反决,水液混浊,皆属于热。"

（3）急性期多以实热证为主,因病情进展郁久化热,风湿与热相搏于内,上犯清窍,或风湿热邪循经上攻目窍,上蒸头目所致。湿热之邪上犯目窍常致病程缠绵,反复发作,正因湿热熏蒸神水,致神水混浊失清而有沉着物附于脉络膜。

（4）病程日久,缠绵不愈,或者长期服用激素,虚实夹杂,正虚邪不盛,损耗精气,导致肾精亏损,肾虚水泛,水不涵木,虚火上炎。

三、中医治疗

（一）辨证论治

1. 肝经风热证

临床表现:起病急,视力突然下降,或伴有闪光感,后极部可见黄白色的较大病灶,如鱼鳞状,或神水混浊。全身痛或伴头痛,发热,舌红,苔薄黄,脉弦数,或无明显兼症。

治法:疏肝泻火,清热明目。

推荐方药:龙胆泻肝汤(《医方集解》)加减。方药:龙胆草、牡丹皮、栀子、柴胡、茯苓、泽泻、菊花、连翘、川芎、白芷、黄芩、防风、丹参、车前子、甘草等。

2. 痰瘀互结证

临床表现:视力突然下降,或伴有闪光感,脉络膜毛细血管迂曲、阻塞,视盘充血、水肿,有黄白色渗出。头重眩晕,形体肥胖,嗜食肥甘,胸闷脘胀,舌白苔腻,舌有瘀点,脉弦或滑,或无明显兼症。

治法:化痰利湿,活血通脉。

推荐方药:二陈汤(《太平惠民和剂局方》)合桃红四物汤(《医宗金鉴》)加减。方药:半夏、橘红、甘草、当归、川芎、赤芍、生地黄、桃仁、红花、茯苓、猪苓、泽泻、白术、桂枝、贝母等。视网膜渗出、水肿明显者,可加车前子、益母草、泽兰以利水化瘀消肿。

3. 湿热上扰证

临床表现:亚急性或复发性炎症期,视物模糊,后极部至赤道部视网膜病变常表现为较多扁平的、小片状黄白色或奶油样病灶,边界模糊,散在分布,可互相融合,神水混浊,视网膜水肿、渗出。伴见头重胸闷,大便溏泄不爽,小便不利。舌苔微黄腻,脉滑数,或无明显兼症。

治法:除湿清热,祛邪明目。

推荐方药:三仁汤(《温病条辨》)加减。方药:杏仁、滑石、白蔻仁、厚朴、通草、薏苡仁、半夏、蒲公英、板蓝根、苍术等。

4. 虚火上炎证

临床表现:视物模糊,形态各异的色素脱失与增生性病变,病程日久口干咽燥,虚烦失眠,舌红少苔,脉细数,或无明显兼症。

治法:滋阴降火,散邪明目。

推荐方药:知柏地黄汤(《金匮要略》)加减。方药:知母、黄柏、生地黄、山药、茯苓、泽泻、山茱萸、牡丹皮、菊花等。

(二)中西医结合治疗

急性后极部多灶性鳞上色素上皮病变可以给予羟苯磺酸钙胶囊,丹苓颗粒,联合抗病毒药物阿昔洛韦、糖皮质激素泼尼松。如果并发黄斑水肿,则考虑球内注射地塞米松玻璃体内植入剂。

第五节 预防与护理

(1)建议增强体育锻炼,以增强体质,增强抵抗力,同时减少过度劳累,预防外邪侵袭、感染。

(2)如眼部有不适感或视物模糊加重应及时到医院就诊。

(3)注意正确使用糖皮质激素和免疫抑制剂。

参 考 文 献

Brydak-Godowska J, Turczyńska M. Przybyś M, et al, 2018. Ocular complications in influenza virus infection [J]. Ocular Immunology & Inflammation:1-6.

第十九章 急性视网膜色素上皮炎

第一节 概　述

急性视网膜色素上皮炎(acute retinal pigment epithelitis，ARPE)是一种比较罕见的一过性黄斑病变,以视网膜色素上皮的急性炎症为特征,又称为 Krill 病,有一定的自限性,多发于中青年人群,发病无性别差异,常为单眼发病,偶有双眼发病。

我国古代对本病尚无记载,本病初起视物昏朦,如有轻纱薄雾遮挡,且日渐加重,眼前出现固定暗影,视物变形;眼底表现为黄斑炎症导致的局灶性脱色素、水肿、渗出;结合患者自觉症状和眼底表现,可将急性视网膜色素上皮炎归属中医学"视瞻昏渺"的范畴,多与脾气亏虚、肝肾亏损相关,临床辨证需兼顾全身情况与眼底局部病灶,临证选方。

第二节 流行病学

此病的病因目前尚不完全清楚,根据急性发病且可自行恢复的病程特点及现有的临床病例报道,可推断其病因为病毒感染,但仍需更多的研究始能确定。本病多发生于20~40 岁的健康年轻人,发病骤急,不伴有疾病或病毒前驱症状。

第三节 现代医学的认识

一、发病机制

急性视网膜色素上皮炎是一种损害视力的独立性眼病,确切的发病机制尚不清楚。到目前为止,大多学者认为其与病毒,特别是与风疹病毒、丙型肝炎病毒的感染有关,主要由病毒感染引起视网膜脉络膜循环障碍,细胞代谢异常,水液潴留所致。由于色素上皮层功能异常,光感受器的感光和传导受阻,从而出现该病的临床症状。

二、临床表现

(一)症状

患者通常无全身病史,无感冒样的表现,患者多表现为急性无痛性视物模糊,中央暗影,轻微视力下降。患者多有视物变形、中心暗点和色觉异常,少数患者可无任何症状。

（二）体征

眼前段通常无任何炎症的体征,眼底表现为黄斑成簇排列的点状灰褐色色素病灶伴周围环绕黄白色脱色素晕环,均位于视网膜色素上皮水平,中心凹反射消失。严重者可见大片暗灰色病灶,伴色素增殖。随着病程进展,病灶可消失,不留瘢痕,或颜色逐渐加深,遗留色素沉着。黄斑以外很少出现上述病变。

三、特殊检查

（一）荧光素眼底血管造影

荧光素眼底血管造影检查在形态上由于色素上皮脱色素及萎缩,表现为眼底及黄斑环形、斑点状窗样缺损的强荧光,多个透见荧光汇集成"葡萄簇"样荧光斑;病变部位色素上皮的色素增殖,则形成荧光遮蔽的弱荧光,周围环形荧光素染色,呈"中黑外亮"外观。当眼底伴有色素上皮或神经上皮脱离时,晚期可见荧光积聚。也有部分学者认为急性期后不排除脉络膜新生血管的形成,眼底可见脉络膜新生血管强荧光斑。

（二）光学相干断层成像

Ⅰ型:IS/OS 与色素上皮层间帽状(或小丘状)高反射,IS/OS 层连续未断裂。

Ⅱ型:IS/OS 与色素上皮层间帽状高反射,伴色素上皮内层与 IS/OS 层连续性中断。

Ⅲ型:色素上皮内层不均匀渗出,伴色素上皮内层与 IS/OS 层连续性中断。

（三）Amsler 方格表检查

Amsler 方格表检查可以发现中心暗点或视物变形。

（四）视野检查

视野检查可发现相应的视野缺损。

（五）电生理检查

某些患者有中心暗点或轻度色觉障碍,由于黄斑及色素上皮累及程度不同,急性期眼电图异常,提示有广泛的视网膜色素上皮病变。随着病变消退,所有这些检查都会恢复正常。

（六）血常规、超敏 C 反应蛋白等血清检查

常规行血常规、红细胞沉降率、抗链球菌溶血素 O、类风湿因子、弓形虫及 EB 病毒抗体、梅毒及 HIV 等血清学检查,可全面了解全身的炎症及病毒感染指标,对疾病的诊断及对症治疗有参考价值。

四、鉴别诊断

（一）急性后极部多灶性鳞状色素上皮病变

急性后极部多灶性鳞状色素上皮病变多为双侧受累,多发于 30 岁以上成年人,急性期视力变化程度不同,可仅轻度减退或严重降低,眼前段可出现巩膜外层炎、虹膜炎、角膜周边变薄,眼底出现典型的后极部扁平状奶油色的斑状病灶位于视网膜色素上皮和脉络膜毛细血管水平,病灶呈圆形或卵圆形,边界模糊,1/8～1/4 PD 大小,病变可融合成片状,后期病变可累及周边视网膜,通常合并有轻度的玻璃体炎症反

应。造影早期急性期病变表现为弱荧光,其后荧光处出现弥漫荧光,晚期出现强荧光。病灶边缘为色素上皮脱失所致窗样缺损的强荧光。晚期病变有明显的色素增殖,色素始终遮挡其下荧光。视野检查符合脉络膜严重缺血的表现,在视功能丧失处可有相应的不规则岛状视野缺损。这些特点都易于将此病与急性视网膜色素上皮炎区别开来。

(二)中心性浆液性脉络膜视网膜病变

中心性浆液性脉络膜视网膜病变多发于男性青壮年,常单眼患病,有一定的自限性,病程多3~6个月,患者自觉程度不等的视力下降或视物模糊,视物变形、变小,并伴色觉改变;中心或旁中心相对暗点;对强光刺激常不耐受,以视网膜下积液体的局部积累和特发性脉络膜血管的局灶性渗漏为特征。其典型的眼底改变为黄斑1~3 PD的盘状浆液性视网膜浅脱离区,也可出现浆液性视网膜色素上皮脱离、视网膜下渗出物沉积、多发性球形浆液性视网膜和视网膜色素上皮脱离及萎缩等多种病变。荧光素眼底血管造影检查显示急性期因有局灶性视网膜色素上皮缺损,早期显示有斑块状或点状强荧光,中期逐渐扩大可见墨迹状、蘑菇烟云状或弥散性强荧光。但值得注意的是,慢性、亚急性、复发性中心性浆液性脉络膜视网膜病变表现为色素上皮窗样缺损状强荧光,造影显示极缓慢的渗漏或极不明显的渗漏;而在中心性浆液性脉络膜视网膜病变恢复期,或是激光治疗后正在恢复阶段时,则类似急性色素上皮炎的造影表现,呈现很小、很淡的中央弱荧光外围强荧光点。

(三)急性黄斑神经视网膜病变

急性黄斑神经视网膜病变是一种少见的疾病,主要累及青年人,通常双侧受累,登革热病毒感染和头部外伤病史可能是其发病的诱因,表现为中心或旁中心视力突然下降,主要症状为单眼或双眼1个或者多个中心暗点、局部视野缺损或眼前遮挡感,眼底表现为黄斑有1个或多个边界清晰、平坦、尖端指向中心凹的楔形病灶,多个病灶者病变区呈花瓣状围绕中心凹排列,部分病例黄斑病灶呈圆形或椭圆形改变,病灶间无融合。病灶因眼底色素含量的不同,可呈暗红色、紫色或者棕色。荧光素眼底血管造影无特征性改变,可有毛细血管扩张。视网膜电图早期可无明显异常,晚期病灶区域可出现波形异常、振幅降低。光学相干断层成像主要表现为黄斑神经上皮层外层病变,包括急性期患者主要表现为外核层或外网状层的高反射信号带,慢性期患者表现为外核层变薄等。这些特点有助于两者的鉴别。

五、治疗方法

明确感染病史后,本病主要选用抗病毒药物、广谱抗生素对症全身治疗,B族维生素、维生素C及大量血管扩张药和能量合剂辅助治疗。针对眼底病灶暂无有效治疗方案,可依个体差异根据不同眼底程度施治。

本病有自愈倾向,视功能预后一般较好。多数患者的视力可以恢复到发病前的水平,但若病变侵犯黄斑中心凹部位则视力恢复较差。患者的黄斑病变一般于6~12周消退,个别患者可有复发但患者视力预后好。临床也有报道少数患者晚期发展为慢性中心性浆液性脉络膜视网膜病变。

第四节 中医学的认识

一、中医病名

根据其视力下降、视物模糊变形等症状,类似中医眼科"视惑证""视瞻昏渺"范畴,名为"视瞻有色""视直如曲"。《证治准绳》中有"视瞻有色证……乃目凡视物有大片,甚则通行,当其因色而别其证以治之"之说,另有"视直物如曲弓弦,界尺之类视之皆如钩"可佐证。

二、病因病机

所谓黄斑"色黄属脾",又有"脾虚有湿""诸湿肿满,皆属于脾"之论述,结合本病病位在黄斑,病变有水肿、渗出,不难推演其病机包括脾虚湿盛、脉络不通或肝经郁热、湿热聚脾;另外,陈达夫教授秉持"眼中色素属肾"的主张,《秘论眼科龙木论·眼叙论》曰:"色黑,病在肾。"且本病属瞳神疾病,为水轮,乃肾所主,所以眼底视网膜、脉络膜均属肾,为肾精所化生。"肝肾同源,精血互生",肝血不足,影响肾精致肾精亏损,肝肾阴虚、气血失调导致色素上皮层的屏障破坏而发为本病。结合临床归纳病因病机如下。

(1)脾虚气弱,气血生化乏源,目失濡养。

(2)肝肾阴虚,虚火上炎,灼伤目络。

(3)肝肾不足,精血两亏,目失所养。

三、中医治疗

本病与全身炎症及感染情况密切相关,临床报道也多以全身症状辨证,但在眼科临床中,发现有许多患者主诉中没有全身症状,只有眼部自感症状,往往是以眼局部病变为主症来就医,在这种情况下,可循局部辨证思路,在传统理论基础上更加注重局部病灶大小及色泽变化,依眼底不同变化运用中药辨证论治。

(一)辨证论治

1. 脾虚气弱型

临床表现:有急性视网膜色素上皮炎特征性眼底,黄斑色素上皮层呈点状灰褐色病灶,周围绕以灰白脱色素晕环,全身有气短无力,面黄形瘦,食少便溏,舌胖嫩苔薄白,脉沉无力。

治法:益气补中,理气健脾。

推荐方药:加味异功散(《小儿药证直诀》)加减。方药:党参、白术、鸡内金、茯苓、陈皮、薏苡仁、怀山药、炙甘草、生姜、大枣。党参较人参力弱效平和,临床选用可灵活变通。

2. 脾虚湿困型

临床表现:眼底水肿、渗出明显,食欲不振,头晕身重,肢体困倦或有浮肿,舌质淡胖苔腻,脉缓滑。

治法:健脾和湿,利水明目。

推荐方药：五苓散(《伤寒论》)加减。方药：猪苓、茯苓、白术、泽泻、玉米须、车前子、萹蓄、藿香、佩兰、苍术、厚朴。水肿明显者,加泽兰、益母草利水消肿。根据"风能胜湿",可酌情选用蝉蜕、木贼、羌活、防风、荆芥等治疗本病。

3. 阴虚内热型

临床表现：眼部症状如前,伴有头晕目眩耳鸣,手足心热,口干舌燥,夜寐多梦,小便短赤,舌质红,苔少,脉细数。

治法：补益肝肾,滋阴降火。

推荐方药：知柏地黄汤(《医宗金鉴》)加减。方药：熟地黄、山茱萸、怀山药、泽泻、茯苓、牡丹皮、知母、黄柏。口渴咽干明显者改熟地黄为生地黄;大便稀者加黄芪、陈皮、白术;失眠者加酸枣仁、柏子仁;有视网膜下积液者加车前子。

4. 肝肾两虚型

临床表现：眼部症状如前,头晕耳鸣,口干咽痛,腰膝酸软,遗精,舌质红苔极少,脉细数。

治法：补肝益肾养阴。

推荐方药：明目地黄汤(《审视瑶函》)加减。方药：熟地黄、山茱萸、牡丹皮、怀山药、茯苓、泽泻、枸杞子、菊花、当归、白芍、昆布。

(二) 分期治疗

临床诊治本病除了关注全身情况,更要注重局部颜色形态的变化。急性期,黄斑出现黄白色或灰色圆形渗出病灶;慢性期,黄斑灰色病灶加深变黑,色素增殖,此乃是五脏功能变化的病理产物。根据病理上颜色变化的客观实际,分期分型选方用药,调节脾、肾等脏的功能,方能截断病势,防止急性期转入慢性期,控制复发。

1. 急性期

眼底检查：黄斑水肿,其间有黄白色或灰色回形渗出病灶,四周绕以淡白色的晕轮。病灶数目不等、互不相连,视网膜下浆液性渗出而呈现扁平状脱离。荧光素眼底血管造影示外亮中黑的环形荧光斑,或大小不等的葡萄状排列的荧光光点。

病机：脾虚不运,湿邪上犯。

治法：健脾燥湿,除邪明目。

推荐方药：以平胃散(《太平惠民和剂局方》)为基础方。方药：苍术、茯苓、陈皮、羌活、白芥子、甘草等。大便溏薄者可加吴茱萸;有感染指征者酌加紫草、藿香等抗病毒药物,或紫花地丁、金银花、板蓝根等清热解毒药物;平素免疫低下者可合补中益气汤加减。

2. 退行期

眼底检查：黄斑灰色病灶颜色加深变黑,光晕消失。遗留下色素沉着与斑点状混浊。

病机：肾阴不足,虚火上炎,目失濡养。

治法：培补肾阴,以制虚火。

推荐方药：杞菊地黄汤(《审视瑶函》)合青葙子丸(《圣济总录》)加减。方药：熟地黄、枸杞子、菊花、茯苓、青葙子、柴胡、石决明、五味子、菟丝子。另外晚期可选用珍珠母、石决明、牡蛎等软坚渗湿之品,对黄斑暗灰色圆点及周围淡色环和渗出的消退颇有作用。陈旧性渗出者可加昆布、海藻等软坚散结。

第五节 预防与护理

本病尚无有效治疗方案,为预防本病,平素可加强身体功能锻炼、服用药膳等提高免疫力,在生活上多加注意,不与他人共用碗筷;经治疗后随病程逐渐趋愈,可予补益肝肾类方药巩固疗效,可选中成药六味地黄软胶囊谨防复发。

参 考 文 献

王利群,聂新刚,赵丽红,2004.中心性浆液性脉络膜视网膜病变与急性视网膜色素上皮炎的 FFA 表现[J].眼科研究,(5):524.

王琴,周杰,颜学梅,2016.急性视网膜色素上皮炎眼底荧光血管造影与频域光相干断层扫描特征观察[J].眼科新进展,36(9):857-859.

姚雪,李志,汪瑞娟,等,2015.急性视网膜色素上皮炎的临床特征分析[J].国际眼科杂志,15(1):155-158.

余岚,苏钰,陈长征,2015.多光谱分层成像系统观察急性视网膜色素上皮炎一例[J].中华眼视光学与视觉科学杂志,(9):565,566.

张枫,侯爱学,孙晓波,等,2004.悦安欣、利巴韦林联合治疗急性视网膜色素上皮炎[J].滨州医学院学报,(2):145.

第二十章 多灶性脉络膜炎

第一节 概 述

多灶性脉络膜炎是累及外层视网膜、视网膜色素上皮层及脉络膜毛细血管层的多发性炎性疾病。其病灶类别及其活动程度十分复杂，包括活动性炎症病灶（急性期）、非活动性炎症病灶（陈旧性），以及炎症病灶继发脉络膜新生血管、非活动性脉络膜新生血管。

多灶性脉络膜炎患者可出现轻度到中度不等的玻璃体腔炎症性细胞，留有玻璃体漂浮物，自觉眼前黑影飘动，归纳其病因及症状，将本病归纳于中医学"云雾移睛"范畴，云雾移睛是指患眼外观端好，自觉眼前有蚊蝇蛛丝或云雾样漂浮物的眼病，由眼内炎症引起。临床应结合眼底及眼前节表现，辨证施治。

第二节 流 行 病 学

本病病因不清。有人认为其发病与病毒感染有关，如 EB 病毒、单纯疱疹病毒、水痘带状疱疹病毒、巨细胞病毒、结核或梅毒等。也有人认为此病的发生可能有遗传因素、感染因素和免疫因素的共同参与，但此观点尚需更多的研究始能证实。

第三节 现代医学的认识

一、发病机制

本病具体发病机制不明。部分学者认为其病变属于脉络膜肉芽肿性炎症，其中某些致病微生物（病毒、细菌或真菌等）的抗原成分可引发机体免疫，产生针对脉络膜内层和色素上皮层的免疫损伤，从而导致机体损害。也有学者通过吲哚青绿血管造影发现本病主要位于脉络膜血管层，认为本病是属于脉络膜血管的炎症性疾病。

二、临床表现

（一）症状

本病起病缓慢，常表现为视力下降和视物变形；视力受损程度不一，从 1.0 到光感不等，多数患者在 0.4 以上，有时出现中心暗点或旁中心暗点，严重者出现视野缺损，并有玻璃体漂浮物、轻度眼不适或畏光等。

（二）体征

（1）基本表现：主要侵犯中青年女性，单眼或双眼发病，先后发病时间可相差甚久，双眼底表现通常不对称。不存在明显的种族倾向和地域分布，多见于轻度近视患者。

（2）前葡萄膜炎：46%~89%的患者伴发轻度前葡萄膜炎；32%的患者出现房水细胞与闪辉、非肉芽肿性角膜后 KP 或后粘连，临床称为多灶性脉络膜炎伴全葡萄膜炎（multifocal choroiditis and panuveitis，MCP）；但也有报道有时无前部葡萄膜炎，此时称为多灶性脉络膜炎可能更恰当。

（3）玻璃体炎：超过70%的多灶性脉络膜炎患者出现轻度到中度不等的玻璃体腔炎症性细胞，双眼可不对称。急性炎症过后可以留有玻璃体漂浮物。

（4）脉络膜视网膜病变：多灶性（可多至几百个）脉络膜病灶，大小为 0.05~0.35 mm，常为圆形或卵圆形，单个孤立状或呈簇状、线状排列，多发于视盘周围，并散布于后极部、中周部或周边部。急性期病灶呈黄白色或灰色，累及视网膜色素上皮或脉络膜毛细血管层，偶见少量视网膜下积液；陈旧性病灶是萎缩性、穿凿性病灶，其内或周围有色素脱失或瘢痕形成。有时可在瘢痕灶之间出现新的活动性复发灶。部分患者出现黄斑囊样水肿、黄斑或视盘周围的脉络膜新生血管。随着病情发展，其病灶边界渐整齐，少数患者会有视盘水肿、充血，后期可在视盘周围和黄斑见到新生血管纤维化形成及黄斑盘状瘢痕。

三、特殊检查

（一）自发荧光

（1）活动性炎症病灶内部呈弱自身荧光，周围合并有强荧光环。

（2）非活动性炎症病灶表现为自发荧光缺失。

（3）继发活动性脉络膜新生血管者病灶表现为强自发荧光，其边缘有一圈更为明亮的自发荧光环，合并出血水肿处表现为遮蔽荧光。

（4）继发非活动性脉络膜新生血管者病灶本身呈强自发荧光，周围环绕一弱自发荧光环。

（二）荧光素眼底血管造影

（1）活动性炎症病灶（急性期）早期呈弱荧光，后期荧光逐渐增强，轻度渗漏。

（2）非活动性病灶（陈旧性）呈典型的透见荧光，后期逐渐减弱。

（3）继发活动性脉络膜新生血管患者早期即显现脉络膜新生血管形态，随造影过程进展，脉络膜新生血管荧光素渗漏明显，这种荧光素渗漏较单纯炎症病灶的渗漏更快，更为显著。

（4）继发非活动性脉络膜新生血管者病灶表现为瘢痕染色。

（三）光学相干断层成像

（1）活动性炎症病灶表现为色素上皮层下圆锥状或圆顶屋样突起，病灶呈中弱反射信号，椭圆体带结构损伤，色素上皮及脉络膜层强反射信号。

（2）非活动性炎症病灶既可以表现为穿凿样色素上皮缺损及脉络膜层次瘢痕，也可以表现为清晰的色素上皮隆起，病灶呈强反射信号。

（3）继发活动性脉络膜新生血管患者表现为视网膜下积液存留。

（4）继发非活动性脉络膜新生血管患者可见色素上皮层缺损及脉络膜瘢痕形成。

（四）吲哚青绿血管造影及光学相干断层扫描血管成像

利用吲哚青绿血管造影检查通常可以将患者病变活动期后极部多发性强荧光区的情况显示出来，进而发现更多病变数目，待患者病变消退之后会有多发性弱荧光区出现。吲哚青绿血管造影不仅有助于更好地评价脉络膜炎症病变和血液循环受损程度，而且能比荧光素眼底血管造影更精确、更全面地观察到脉络膜炎所致的病灶。

通过光学相干断层扫描血管成像这一新型影像检查手段可以判断其病变内部是否具有脉络膜新生血管成分。

（五）视网膜电图

视网膜电图可表现为正常或临界、中重度异常或震荡电位降低。多焦视网膜电图可见病变早期呈局灶性降低，一般表现为弥漫性下降，病灶愈合后，视网膜电图也无好转。

（六）视野检查

视野检查可发现生理盲点扩大，一些患者也可出现中心视野、旁中心视野和周边视野异常。

（七）全身检查

全身检查包括结核菌素试验、胸部透视或胸部 X 光片、弓形虫抗体检查。

四、鉴别诊断

（一）弥漫性视网膜下纤维化综合征和点状内层脉络膜病变

弥漫性视网膜下纤维化综合征（diffuse subretinal fibrosis syndrome, DSF）和点状内层脉络膜病变同样多发于青年女性，为深层视网膜、色素上皮层和脉络膜的多发性黄色斑点状炎症，眼底表现与多灶性脉络膜炎相似，后期均可导致脉络膜视网膜的点状色素性瘢痕形成，常伴有生理盲点扩大。只是前者似乎像是多灶性脉络膜炎的后期表现，而后者可能是病变轻微的多灶性脉络膜炎。若要将三者视为独立的病种，与灶性脉络膜炎伴全葡萄膜炎不同的是弥漫性视网膜下纤维化综合征在后期可出现视网膜下明显的纤维化样改变，弥漫性视网膜下纤维化综合征多见于视网膜后极部，呈多灶性，最终形成致密的视网膜下纤维组织增生，导致严重视力下降，对激素治疗不敏感。而点状内层脉络膜病变病灶较小，具有自限性，患者眼前段通常无改变，与其他多种类型的累及视网膜色素上皮和脉络膜的炎症不同，此种病变不会出现玻璃体内炎症细胞，并且眼底病灶在荧光素血管造影的早期就呈现为强荧光。

（二）眼拟组织胞质菌综合征

眼拟组织胞质菌综合征眼底表现与灶性脉络膜炎伴全葡萄膜炎极为相似，如视盘旁瘢痕、呈线状排列的脉络膜视网膜病灶和脉络膜新生血管，但本病无前房和玻璃体的炎症表现，患者无性别差异，并且患者有在组织胞浆菌病发病区停留的病史或组织胞质菌素皮肤试验阳性，生理盲点扩大的视野改变少见，且在国内十分罕见。

（三）鸟枪弹样视网膜脉络膜病变

鸟枪弹样视网膜脉络膜病变是一种少见的慢性双侧性脉络膜视网膜炎，其特征为视网膜下多发性奶油状病灶和视网膜血管炎,常伴有黄斑囊样水肿、视盘水肿和玻璃体的炎症,多见于老年人,并多为 HLA－A29(＋)。鉴别点为此病眼底表现为边界清楚的奶酪色脱色素斑,而灶性脉络膜炎伴全葡萄膜炎病灶瘢痕伴有色素。

(四) 多发性一过性白点综合征

多发性一过性白点综合征常累及年轻女性,发病急,常单眼发病,病程短暂,在后极部视网膜色素上皮层出现小的灰白色病灶,黄斑出现橘黄色颗粒样改变,有自限性,常在 8 周内痊愈,视力可恢复正常,很少复发。鉴别点是多发性一过性白点综合征病灶位于外层视网膜,色白且淡,一般不形成脉络膜瘢痕。

(五) 急性后极部多灶性鳞状色素上皮病变

急性后极部多灶性鳞状色素上皮病变眼前段多无炎症表现,部分患者可见玻璃体炎症细胞,眼底病灶较大且形状多样,病变痊愈后多不复发。

(六) 其他

还有类肉瘤病、结核、梅毒、莱姆病、炎症性肠病和视网膜外层弓形虫病等。

五、治疗方法

本病复发率很高,视力预后差,最常见的并发症就是视网膜下新生血管,部分患者会出现黄斑囊样水肿,脉络膜新生血管是引起中心视力丧失的最主要原因。除此之外,还可能会出现很多症状,如视神经萎缩、视网膜前膜等诸多并发症。

有关多灶性脉络膜炎的最佳治疗方案尚未统一,常见治疗方案如下。

(一) 糖皮质激素合并免疫抑制剂治疗

通常当视力明显受损,或有大片状渗出时用糖皮质激素 Tenon 囊下注射曲安奈德或口服治疗收到良好效果,该疗法对所引起的黄斑囊样水肿及脉络膜新生血管也均有效,可限制脉络膜新生血管进展,甚至对<0.1 mm 的脉络膜新生血管起消退作用;同其他葡萄膜炎的治疗相似,开始口服剂量常为每日 60～80 mg,根据病情好转后逐渐减量。当糖皮质激素反应不佳或有眼中放入激素相关并发症时,即应停药。对于慢性复发性患者,可考虑使用免疫抑制剂,如环孢霉素 A。

(二) 激光光凝或光动力疗法

只要脉络膜新生血管不靠近中心凹,即可进行激光光凝治疗。累及中心凹的脉络膜新生血管可以行光动力疗法。

(三) 抗血管内皮生长因子治疗

对于合并有黄斑水肿的脉络膜新生血管患者,可适当予以玻璃体腔注射抗血管内皮生长因子药物,同时也可以为局灶光凝创造条件。

(四) 手术治疗

由于多灶性脉络膜炎患者的脉络膜新生血管呈广泛纤维化,故手术切除变得困难,对于有明显的玻璃体炎症者,可试用玻璃体切割,但疗效欠佳,无明显益处。

综上所述,当前对于有明显炎症表现的患者,多数情况下会利用皮质类固醇进行治疗,通常为全身或局部给药治疗,经过一段治疗和护理之后患者的各项症状都会得到改善,只有小部分患者会出现整体效果不佳的表现,整体效果不佳的患者可以利用免疫抑制药物治疗。若存在中心凹以外脉络膜新生血管病变,可以利用激光光凝术治疗,若累及中心凹脉络膜新生血管,这种情况下往往可以利用光动力疗法治疗,一般来说都会获得较为理想的治疗效果,但是其复发率往往较高。口服皮质类固醇后,脉络膜新生血管发生率将会明显减小,只有少部分患者会在玻璃体-视网膜手术过程中将新生血管取出,往往术后患者的整体视力效果不会有明显改善。

　　本病具有慢性化、可复发等特点,它对长期糖皮质激素治疗的反应性往往比较差,因此,多数患者并未获得较好的预后,早期应用免疫抑制类药物治疗,行视网膜下新生血管激光光凝术,可以帮助预防炎症复发及慢性化发展,同时可有效改善患者视力及预后。

第四节　中医学的认识

一、中医病名

　　1973 年,Nozik 和 Dorsch 首次报告 2 例伴发脉络膜视网膜病变的双眼前葡萄膜炎患者,眼底表现呈打孔样视网膜脉络膜瘢痕性病灶,与本病相似;1984 年,由 Dreyer 和 Gass 再次报告,并命名为多灶性脉络膜炎和全葡萄膜炎。从病灶部位和根据解剖、病理、病因学分类,也可依据病变受累的部位、范围及形态的不同将本病归类于脉络膜炎伴前葡萄膜炎、玻璃体炎,属于中医学"云雾移睛"范畴。

二、病因病机

　　《证治准绳·杂病·七窍门》认为云雾移睛"乃玄府有伤,络间精液耗涩,郁滞清纯之气而为内障之证。其原皆属胆肾。黑者,胆肾自病;白者,因痰火伤肺,金之清纯不足;黄者,脾胃清纯之气有伤其络"。结合临床归纳本病病因病机为如下三点。
　　(1)饮食不节,脾失健运,精微输布乏力,水湿上泛困于目。
　　(2)痰湿内蕴,郁久化热,湿热浊气上泛,目中清纯之气被扰。
　　(3)肝肾亏虚,气血亏虚,精血不足,神光衰微,神膏失养。

三、中医治疗

(一)辨证论治

　　玻璃体炎性混浊明显者,可仿"云雾移睛"临床路径辨证,结合眼底表现,主要由痰湿上泛或肝肾亏损,精血不足所致,故祛邪常从除痰湿着手;扶正多以补肝肾、养精血为主。

1.湿浊蕴蒸证

　　临床表现:视力下降和视物变形,自觉眼前黑影飘动,可伴有房水细胞与闪辉、非肉芽肿性角膜后 KP 或后粘连;眼底表现为多灶性(可多至几百个)脉络膜病灶,可伴有黄斑水肿;肢体倦怠,面色淡黄,舌苔白滑,脉弦细而濡或滑数。
　　治法:宣化畅中,清热利湿。
　　推荐方药:三仁汤(《温病条辨》)加减。方药:杏仁、滑石、通草、淡竹叶、白蔻仁、厚朴、薏苡仁、半夏。

2. 脾虚湿困证

临床表现：眼部症状如上，黄斑水肿较剧；伴倦怠乏力，面色少华，或有食少便溏；舌淡胖有齿痕，苔白滑，脉细或濡。

治法：健脾益气，利水化浊。

推荐方药：补中益气汤(《脾胃论》)加减。方药：黄芪、白术、陈皮、升麻、柴胡、人参、甘草、当归、薏苡仁、车前子。黄斑水肿或视盘水肿严重者可酌加苍术。

3. 肝肾亏损型

临床表现：眼部症状如上，眼底可出现萎缩灶；可伴见头晕耳鸣，腰酸遗泄；舌红，苔薄，脉细。

治法：补益肝肾。

推荐方药：明目地黄汤(《审视瑶函》)加减。方药：熟地黄、山茱萸(制)、牡丹皮、山药、茯苓、泽泻、决明子、枸杞子、菊花、当归、白芍、白蒺藜。若玻璃体混浊较重，附加牛膝、丹参以助补肝肾、养血活血。

推荐中成药：杞菊地黄丸。

其他：多食紫菜、海带，适当服用碘剂如卵磷脂络合碘，促进玻璃体腔悬浮物吸收，可在一定程度上改善眼前黑影飘动症状。

（二）中西医结合治疗

临床中医中药应用经验甚少，但综合患者现有症状，可根据眼前节及眼底情况，结合全身辨证，投以中药缓解症状。如可在光凝前予利水消肿类汤药创造良好的局灶光凝条件，或在光凝后过渡期予软坚散结及止血类中药防治因光凝产生的渗出或出血，亦可在恢复期投补益肝肾、提高免疫类汤药防止复发。

第五节 预防与护理

（1）当出现虹膜后粘连时，可适当予散瞳药，防止加重，减少或减轻前节并发症的发生。

（2）应用糖皮质激素药物的时间不宜过长，以避免并发症的发生。

（3）注意原发病的治疗。

（4）避免辛燥之物的刺激，保持大便通畅，保持心情愉悦，防肝火太旺。

参 考 文 献

陈艳津，2017.多灶性脉络膜炎伴全葡萄膜炎的临床表现与治疗探讨[J].中外医学研究，15(30)：165-167.

金庆新，王春梅，王雁，2010.多灶性脉络膜炎的临床与荧光素眼底血管造影表现[J].中国实用眼科杂志，28(6)：650-652.

黎琦，潘乐，罗艳，等，2017.多灶性脉络膜炎的临床特征[J].贵州医药，(12)：1298,1299.

李娟娟，黎铧，2018.多灶性脉络膜炎不同性质病灶的多种影像检查特征观察[J].中华眼底病杂志，34(1)：38-42.

刘志强,杨荣,闫素霞,等,2010.多灶性脉络膜炎的吲哚青绿眼底血管造影观察[J].眼科新进展,30(9):881-883.

殷海泉,徐丽,殷亮,2010.光动力联合 TA 后 Tenon 囊下注射治疗多灶性脉络膜炎合并 CNV 疗效观察[J].国际眼科杂志,10(5):968-970.

第二十一章 白塞综合征

第一节 概　　述

　　白塞综合征是一种影响全身多种器官的牵延性炎症性疾病,又称为眼-口-生殖器综合征,是一种慢性全身性血管炎症性疾病。本病主要表现为复发性口腔溃疡、生殖器溃疡、皮肤损害及眼炎,也可累及血管、神经系统、消化道、关节、肺、肾、附睾等器官,大部分患者预后良好,眼、中枢神经系统及大血管受累者则预后不佳。

　　白塞综合征在中医学中名曰"狐惑"病,属于"寒疡""阴疮"的范畴。张仲景在《金匮要略·百合狐惑阴阳毒病脉证治》中记载"狐惑之为病,状如伤寒……蚀于喉为惑,蚀于阴为狐,不欲饮食……蚀于上部则声喝,甘草泻心汤主之。蚀于下部则咽干,苦参汤洗之。蚀于肛者,雄黄熏之。病者脉数……目赤如鸠眼……赤豆当归散主之"。此记载所描述的病症与白塞综合征颇为相似。我国古典眼科专著中对于白塞综合征并无明确病名记载,只有对其眼部症状的相似描述。针对其病因病机,《诸病源候论》谓:"夫狐惑二病者……此皆由湿毒气所为也。"清代医家魏念庭则指出"狐惑者,阴虚血热之病也",故其病机总属伤寒之后,余热未尽,外淫湿热火毒之邪内侵伤脾,使脾虚湿阻,耗伤肾阴,以致脏腑关系失调,气血阴阳失和。

第二节　流行病学

　　本病在东亚、中东和地中海地区发病率较高,又被称为丝绸之路病,现在也出现在那些有来自这些国家的移民的国家。土耳其发病率为 20~420/10 万人,伊朗的发病率约为 80/10 万人,而英国的发病率最低,约为 0.64/10 万人。本病好发年龄为 16~40岁,男性居多。

第三节　现代医学的认识

一、发病机制

　　白塞综合征的发病机制目前尚不明确,近年来有许多关于此病发病机制的研究,其可能的发病机制如下。

（一）遗传因素

全基因组关联分析（Genome-association study，GWAS）研究证实，HLA－B51 被认为是白塞综合征最大的遗传易感性因素，并报告了新的易感性基因（*IL－10、IL－23R、IL－12RB2*）。

（二）免疫异常

血清学中细胞免疫指标异常，CD3、CD4 及 CD3/CD4 水平低下，而体液免疫指标球蛋白 IgA、IgG、IgM 和补体 C3 水平增高。近年来，有很多学者致力于白塞综合征免疫学机制的相关研究。例如，从活跃的白塞综合征患者的周边血液单核细胞中提取出来的 CD4$^+$T 细胞中的 IRAK1 和 IRAK4 的高 mRNA 水平与白塞综合征的发展有关，这表明 IRAK1 和 IRAK4 可能参与白塞综合征的发病机制。

（三）感染

本病与病毒、细菌感染有关。有研究表明结核的变态反应为白塞综合征的重要病因之一。也有专家学者称此病与溶血性链球菌、单纯疱疹病毒、幽门螺杆菌等感染有关。

（四）微量元素

研究指出，白塞综合征患者组织中有某些微量元素的改变，如有机磷、氯及铜离子水平增加，而微量元素硒、锌水平降低，这也可能与白塞综合征的发病有关。

（五）环境和地理因素

白塞综合征的发病存在地域差别，我国南方的发病率较北方高。

二、病理改变

该病各器官损害的共同病理改变是多器官的血管炎，主要病理特征为血管周围淋巴、单核细胞浸润，血管炎急性期以中性粒细胞浸润为主；后期主要为淋巴细胞浸润，内皮细胞肿胀和增生导致局部小血管消失和纤维样变性。

三、临床表现

（一）指征

白塞综合征是涉及多系统、多器官的慢性迁延性疾病，其临床表现有 4 项主要指征和 5 项次要指征（表 21-1）。

表 21-1　白塞综合征临床指征

指　　征	临　床　特　点
主要指征	① 反复发作的口腔溃疡 ② 皮肤结节样红斑、皮下栓塞性静脉炎、毛囊炎样皮疹、皮肤刺激样过敏等 ③ 生殖器溃疡 ④ 复发性前房积脓性虹膜睫状体炎和(或)脉络膜视网膜炎等
次要指征	① 关节红肿疼痛 ② 消化道病变 ③ 附睾炎 ④ 阻塞性血管病、动脉瘤 ⑤ 中枢神经病(脑干综合征、脑膜脑炎综合征等)

注：在病程过程中，以上四项主要指征全部出现者为完全型；出现三项或两项主要指征及其他一些病变者则称为不完全型。

（二）眼部表现

临床上 45%～90% 的白塞综合征患者出现眼病，平均首发症状出现 1 年后出现眼部表现，10%～20% 的患者以眼部病变为首发症状。

白塞综合征眼部病变的主要表现为慢性复发性非肉芽肿性葡萄膜炎。患者自觉视物模糊、视力减退、眼球充血、疼痛、畏光流泪、异物感、头痛等。眼前节检查可见 KP、虹膜后粘连、房水混浊及前方积脓等。眼后段检查主要表现为玻璃体混浊，甚或玻璃体积血及视网膜炎症性改变，如视网膜水肿、渗出、出血，视网膜血管闭塞等。其中前方积脓及玻璃体雪球状混浊是此病的重要特征。该病常见并发症有并发性白内障、视神经萎缩、继发性青光眼、视网膜脱离等。

（三）全身表现

白塞综合征全身表现为反复发作的痛性口腔溃疡（aphthous ulceration），又称为阿弗他溃疡，多数患者为首发症状。皮肤病变，其表现多样，如结节性红斑、脓疱疹、丘疹、痤疮样皮疹等。特别有诊断价值的皮肤体征是结节红斑样皮损和对微小创伤（针刺）后的炎症反应。其他全身表现还有生殖器溃疡、消化道损害、血管炎、肺部损害、局限非对称性关节炎等。

四、诊断标准

本病无特异性血清学及病理学特点，诊断主要根据临床症状，故应注意详尽的病史采集及典型的临床表现。目前较多使用的诊断标准为 1998 年国际白塞综合征学术大会制订的标准。

（1）复发性口腔溃疡（一年内至少复发 3 次）。

（2）附加下面四项中的两项即可确诊。

1）复发性生殖器溃疡或生殖器瘢痕。

2）眼部损害（前葡萄膜炎、后葡萄膜炎和视网膜血管炎）。

3）皮肤损害（结节性红斑、假毛囊炎、脓丘疹或发育期后的痤疮样结节）。

4）皮肤过敏反应试验阳性：在前臂屈曲面皮内注射生理盐水 0.1 mL，48 h 内该处出现红色硬结，直径>2 mm 或小脓包、小丘疹者为阳性（提示中性白细胞趋化性增高）。

为便于本病的诊断，2013 年国际白塞综合征研究组（International Criteria for Behcet's Disease，ICBD）制订了新的诊断分类标准，此标准在临床应用也较为广泛，具体为口腔口疮、生殖器口疮、眼部病变各占 2 分，皮肤病变、血管表现和神经症状各占 1 分。评分 4 分或以上的患者被归类为白塞综合征（表 21-2）。

表 21-2　白塞综合征的国际诊断标准

症　　状	评　分	症　　状	评　分
眼部病变	2	神经系统病变	1
生殖器溃疡	2	血管损伤	1
口腔溃疡	2	过敏反应实验	1
皮肤损伤	1		

注：过敏反应实验是可选的，主要评分系统不包括过敏反应实验。然而，在进行测试时，可以为阳性结果分配额外一分。

应用标准诊断时应注意并非所有白塞综合征患者均符合上述诊断标准,要结合患者的病史及临床表现做出合理的诊断。患者可无特异性实验室检查异常;或活动期可有红细胞沉降率增快、C反应蛋白升高;部分患者冷球蛋白阳性。HLA-B5阳性率较高,与眼、消化道病变相关。

五、特殊检查

（一）眼部B超

白塞综合征眼部超声可分为两型:Ⅰ型为前房积脓型。声像图表现为前房增宽,可见细密点状回声,晚期可出现虹膜粘连,主要表现为前方内可见大片絮状物附于虹膜和晶状体表面。Ⅱ型为玻璃体混浊型。早期表现为下方玻璃体混浊,主要呈雪球状混浊,玻璃体可出现粟粒样强回声光点,视网膜脉络膜增厚,视网膜上也可出现粟粒样强回声光点。晚期玻璃体内可出现强回声光带,不连于视盘,后运动不活跃,光带上也可出现粟粒样强回声光点。

（二）荧光素眼底血管造影

视网膜血管炎症可累及动脉及静脉。荧光素眼底血管造影可见视盘血管、视网膜大血管荧光渗漏,黄斑小血管渗漏导致囊样水肿形成。视网膜毛细血管的弥漫荧光渗漏、壁染、闭塞。其中以闭塞性血管炎为主要表现,可见无灌注区及视网膜新生血管形成。

六、鉴别诊断

白塞综合征性葡萄膜炎应该与其他感染性或非感染性病因所致的葡萄膜炎相区别,特别是要与能够引起非肉芽肿性葡萄膜炎、前方积脓、视网膜血管炎等特征性改变的疾病相鉴别。

（一）莱特尔综合征及重症多形红斑

两者均可发生前部葡萄膜炎或结膜、角膜炎等眼部病变;亦可有口腔、生殖器溃疡及皮肤红斑、关节炎症等全身病变,与本病相似。但赖特综合征无眼底改变,踝及骶髂关节X线片有关节损害,并有慢性前列腺炎,80%的患者有尿道炎的表现,且为首发症状。重症多形红斑(erythe ma multiforme major)亦无眼球后段炎症,主要为皮肤、黏膜大疱样病变,且多数患者有高热、剧烈干咳等呼吸道感染的症状,根据以上不同症状,可与本病鉴别。

（二）视网膜静脉周围炎

视网膜静脉周围炎好发于20~30岁的青年男性,常累及双眼,但发病有先后,严重程度不等。本病程反复发作,主要病理改变为视网膜血管炎,表现为视力急剧减退、视网膜周边小血管闭塞、反复的视网膜和玻璃体积血及视网膜新生血管。但本病通常不伴有眼前段体征,因此易与白塞综合征鉴别。

（三）其他引起前方积脓性虹膜睫状体炎或视网膜血管炎的疾病

类肉瘤病、结节性动脉炎、韦格纳肉芽肿、血栓闭塞性脉管炎(Buerger病)、惠普尔病(Whipple病)、梅毒、弓形虫病、白血病、溃疡性结肠炎、糖尿病等伴发的葡萄膜炎均可引起前方积脓性虹膜睫状体炎或视网膜血管炎,应与白塞综合征相鉴别。

七、治疗方法

白塞综合征的治疗应早期、足量联合免疫抑制剂及糖皮质激素。

（一）糖皮质激素

糖皮质激素不可长期大量使用，以下情况可考虑使用：① 眼前节受累，全身症状不严重者，予糖皮质激素滴眼液滴眼局部治疗；② 在急性发作时，或者病情较为严重时，如严重的视网膜炎或视网膜血管炎，可全身性、高剂量给予糖皮质激素以迅速抑制炎症；③ 初发或复发性急性威胁视力的葡萄膜炎的患者应使用高剂量糖皮质激素联合免疫抑制剂等治疗；④ 在单侧加重的患者中，可辅以玻璃体腔内注射糖皮质激素。如眼前节用0.5%地塞米松滴眼液频繁点眼（每小时1次），不必球结膜下注射。如后节炎症或全身其他器官损害时，应先口服为主，尽量避免直接静脉给药。大剂量短期使用（每日1.0~1.5 mg/kg），缓解后可逐渐减量直至停药。

（二）免疫抑制剂

环孢素A每日3~5 mg/kg，待病情稳定后逐渐减量，一般治疗时间一年以上。此外尚可以用秋水仙碱（0.5 mg，每日2次）、硫唑嘌呤（每日2~2.5 mg/kg）、环磷酰胺（每日50~100 mg）、苯丁酸氮芥（每日0.1 mg/kg）。在治疗过程中，应注意每2周监测血压，肝肾功能、血常规、血糖等指标。有一些报道称生物制剂对于难治性葡萄膜炎、视网膜血管炎患者疗效较好，如IFN－α2a及TNF－α拮抗剂等。

（三）睫状肌麻痹剂

睫状肌麻痹剂适用于眼前节受累者。

（四）其他治疗

如出现并发症白内障，应在炎症控制后考虑手术治疗；出现继发性青光眼，应予以相应的药物治疗，手术治疗应非常谨慎。在炎症未完全控制时，手术易诱使葡萄膜炎复发。

第四节　中医学的认识

一、中医病名

白塞综合征在中医学中属于"狐惑"的范畴。张仲景在《金匮要略·百合狐惑阴阳毒病脉证治》中记载，"狐惑之为病，状如伤寒……蚀于喉为惑，蚀于阴为狐，不欲饮食……蚀于上部则声喝，甘草泻心汤主之。蚀于下部则咽干，苦参汤洗之。蚀于肛者，雄黄熏之。病者脉数……目赤如鸠眼……赤豆当归散主之"，此记载所述的病症与白塞综合征颇为相似。

我国古典眼科专著中对于白塞综合征并无明确病名记载，只有对其眼部症状的相似描述。如《审视瑶函》中对于本病的记载，"白睛微变青色，黑睛稍带白色，黑白之间，赤环如带，谓之抱轮红者，此邪火乘金，水衰反制之病也……足少阴肾为水，肾之精上为神水，手厥阴心包络为相火，火强搏水，水实而自收，其病神水紧小，渐小而又小，积渐之至，瞳仁竟如菜子许……此症于风轮下际坎位之间，神膏内初起而色黄者，如人指甲根白岩相似……此是经络塞极，三焦关格，火土诸邪之盛实者……则膏火蒸作脓"，这是对于本病中睫状肌充血、虹膜粘连及前方积脓的描述。故而现代中医眼科以"瞳神紧小"这一病名来对应此病。

二、病因病机

对于白塞综合征的病因病机,隋代巢元方在《诸病源候论》中记载:"皆湿毒所为也,初得状如伤寒,或因伤寒变成斯病……湿病,由脾胃虚弱,为水湿所乘,腹内虫动,侵食成也……若上唇生疮,是虫食五脏,则心烦懊;若下唇生疮,是虫食下部,则肛门烂开;甚者腑脏皆被食,齿下上龈悉生疮,齿色紫黑,利血而湿,由水气也。"究其病因病机,总属伤寒之后,余热未尽,脾虚湿阻,水湿郁久化热,湿热邪毒内蕴,以致脏腑关系失调,气血阴阳失和。近代通过大量临床实践,对白塞综合征的病因病机进行了新的探讨,认为与饮食辛辣肥甘、感受湿邪、产后郁热、情绪不遂等因素有关,结合临床归纳如下。

(1)伤寒之后,余热未尽,湿热邪毒内蕴成毒,上熏口眼诸窍,或流注关节经络,或下注二阴而发病。

(2)湿热邪毒内蕴脾胃,浸渍肝经,或内伤七情,肝郁失达,则肝之经脉受阻,气机失调,血脉不充,血液凝滞,以致肝热脾湿相互为患。

(3)阴虚内热、虚火扰动等致湿热毒邪内蕴,病及血分,毒瘀互结。

(4)久病气虚,余热未尽,邪毒内陷,湿热瘀毒互结。

三、中医治疗

(一)辨证论治

张丰川等从肝脾论治,将白塞综合征分为3个证型:肝火脾湿型、肝阴不足型及脾虚湿阻型。张鲜梅等根据柴瑞霭治疗白塞综合征的经验将该病分为2个证型:脾胃虚弱、湿热熏蒸型,治以扶脾益胃、辛开苦降、清化湿热、清热解毒;脾胃湿热、热壅血瘀型,治以调脾和胃、辛开苦降、清化湿热、清热解毒、凉血化斑。邱志济等依据名老中医朱良春治疗白塞综合征的经验将该病分为3个证型:湿热成疳型(脾经湿热和肝经湿热)、阴虚成疳型及脾虚久疳型。李凯等据段逸群教授从肝经辨证治疗皮肤病的经验,阐述治疗白塞综合征从肝经辅以健脾益肾的治法,方用龙胆泻肝汤合四君子汤加减;久病及肾,症状消失后应予益肾之品,方用杞菊地黄丸,收效甚著。现参照《实用中医风湿病学》(王承德等,2009)和《中华人民共和国中医药行业标准——中医病证诊断疗效标准》(ZY/T001.1-94)将本病分型如下。

1. 热毒炽盛证

临床表现:高热,口舌、前后二阴多发溃疡,疡面红肿疼痛,皮肤结节红斑或痤疮,关节肿痛,面红目赤,烦渴喜饮,小便短赤,大便干结。舌红,苔黄燥,脉滑数。

治法:清热解毒,凉血养阴。

推荐方药:清营汤(《温病条辨》)加减。方药:生地黄、牡丹皮、赤芍、水牛角、石膏、知母、青蒿、金银花、玄参、黄芩、连翘、生甘草等。

中成药:牛黄解毒丸、黄连上清丸、清热解毒口服液等。

2. 肝脾湿热证

临床表现:口舌、外阴溃疡,疡面红肿、覆有脓苔,目赤疼痛,畏光羞明,下肢结节红斑,时有低热,口苦黏腻,少腹胀满,男子睾丸隐痛坠胀,女子外阴痒痛、带下黄臭,小便黄赤,大便欠爽或溏薄、黏液便。舌红,苔黄腻,脉弦数或滑数。

治法:疏肝健脾,清利湿热。

推荐方药:龙胆泻肝汤合甘草泻心汤(《医方集解》和《伤寒论》)加减。方药:龙胆草、柴胡、黄芩、黄连、炒山栀、生地黄、苦参、车前子、制半夏、当归、赤芍、川牛膝、土茯苓、生薏苡仁、生甘草等。

中成药:龙胆泻肝丸、四妙丸、一清胶囊等。

3. 阴虚热毒证

临床表现:口舌、二阴溃疡,疡面暗红,双目干涩不适,午后低热,五心烦热,失眠多梦,腰膝酸软,口干口苦,小便短赤,大便秘结。舌质红,少苔,脉细数。

治法:滋阴清热,活血解毒。

推荐方药:知柏地黄丸合四妙勇安汤(《验方新编》)等。方药:知母、黄柏、生地黄、龟板、女贞子、墨旱莲、玄参、金银花、当归、赤芍、牡丹皮、青蒿、生甘草等。

中成药:知柏地黄丸、杞菊地黄丸、生脉胶囊等。

4. 气虚瘀毒证

临床表现:口舌、外阴、皮肤溃疡反复发作,疮面色淡,久不收口,伴头晕眼花、面色少华、倦怠乏力、心悸失眠、易汗、纳差便溏。舌淡边有齿痕,苔薄白,脉细缓或沉细。

治法:益气扶正,清化瘀毒。

推荐方药:托里消毒饮(《东医宝鉴·杂病》)加减。方药:生黄芪、莪术、白术、茯苓、薏苡仁、金银花、金雀根、连翘、当归、赤芍、川芎、升麻、白芷、生甘草等。

中成药:黄芪颗粒、补中益气丸、贞芪扶正胶囊等。

在临床上,除了上述证型中的中成药外,可酌选雷公藤多苷片、白芍总苷胶囊及活血通脉胶囊、血栓通胶囊、血府逐瘀胶囊、丹参片、瘀血痹片等。

(二)中药熏蒸

中药熏蒸疗法可用木贼草、薄荷、野菊花煎汤熏蒸眼部。

(三)针灸疗法

根据病情,辨证取穴,并合理采用补泻手法。需益气滋阴、活血解毒者,可取百会、肾俞、关元、三阴交用补法,再泻大椎、风池、少冲。拟益气补肾、祛湿通络者,背俞药油走罐,肾俞、神阙隔附子饼灸,百会、曲池、足三里、太溪针刺用补法。针刺反应严重者慎用。

第五节 预防与护理

(1)生活起居:生活规律,注意休息,勿劳累,尽量避免感染与皮肤外伤。

(2)饮食调理:饮食注意清淡,多食新鲜蔬菜与水果,忌食烟酒、肥甘厚味、辛辣刺激食品。

参 考 文 献

赵堪兴,杨培增,2013.眼科学[M].8 版.北京:人民卫生出版社:190,191.

中华医学会风湿病学分会,2011.白塞病诊断和治疗指南[J].中华风湿病学杂志,15(5):
    345-347.

Chambrun M P D, Wechsler B, Geri G, et al, 2012. New insights into the pathogenesis of
    Behcet's disease [J]. Autoimmunity Reviews, 11(10): 687-698.

Hatemi G, Christensen R, Bang D, et al, 2018. Update of the EULAR recommendations for
    the management of Behçet's syndrome [J]. Annals of the Rheumatic Diseases, 77(6):
    808-818.

International Team for the Revision of the International Criteria for Behçet's Disease,
    2014. The International Criteria for Behcet's Disease (ICBD): a collaborative study of
    27 countries on the sensitivity and specificity of the new criteria [J]. Journal of the
    European Academy of Dermatology and Venereology, 28(3): 338-347.

Sun M, Yang P, Yang Y, et al, 2018. Upregulated IRAK1 and IRAK4 promoting the
    production of IFN-γ and IL-17 in Behcet's disease [J]. International Ophthalmology,
    38(5): 1947-1953.

第二十二章 伏格特-小柳-原田综合征

第一节 概　　述

伏格特-小柳-原田综合征（Vogt-Koyan-agi-Harada syndrome，VKH）是一种慢性、双侧性、肉芽肿性全葡萄膜炎，伴有中枢神经系统、听觉系统和皮肤等表现。此病也被称为"特发性葡萄膜大脑炎""葡萄膜-脑膜炎综合征""神经-全葡萄膜炎综合征"等，是我国常见和最主要致盲的葡萄膜炎之一。

我国现存中医古籍中，对伏格特-小柳-原田综合征并未有明确记载，根据临床症状，此病属于中医学"视瞻昏渺""瞳神紧小"或"瞳神干缺"的范畴。明代王肯堂在《证治准绳·杂病·七窍门》中曰："瞳子渐渐细小如簪脚，甚则小如针，视尚有光，早治可以挽住，复故则难。"这一描述与本病颇有相似之处。本病病位在葡萄膜，根据中医学的五轮学说，属风轮和水轮，即在脏多责之肝、肾。根据其临床症状，考虑本病病机主要是外感湿热邪毒，内侵机体，致肝肾功能失和，煎灼津液而为病。

第二节　流行病学

伏格特-小柳-原田综合征在全球各地均有报道发病，但发病率却有明显的种族差异性，其较多发生于亚洲人、中东地区居民、印第安人、西班牙人。本病好发于青壮年，以 20~50 岁患者居多，儿童亦有报道发病，目前已知最小患儿为 3 岁女童。女性患者多于男性患者，但在日本人群中发病率却无明显性别差异。

第三节　现代医学的认识

一、发病机制

伏格特-小柳-原田综合征的发病机制尚不完全清楚，目前关于其发病机制主要有以下几种观点。

（一）感染因素

研究认为伏格特-小柳-原田综合征与病毒感染有关，早年有研究学者认为此综合征与结核杆菌有关。现有研究学者在此综合征患者玻璃体中发现了 EB 病毒及巨细胞病毒，认为其可能为此病的触发机制。

（二）遗传易感性

近期有关遗传因素在国内外已有诸多报道,此病的易感基因为人类白细胞抗原(human leucocyte antigen, HLA),如伏格特-小柳-原田综合征与 HLA - DRB1 * 0405、HLA - DR4、HLA - DRw53、HLA - DQw3 抗原关系密切。研究表明,HLA - DQw3 抗原与 HIA - DR4 抗原有阳性连锁不平衡关系。可能的作用机制: ① 疾病的易感基因或致病基因与特定的人类白细胞抗原紧密连锁,这就是抗原个体易于患此种疾病的原因;② 免疫反应基因与一定的人类白细胞抗原紧密连锁,使得此种抗原阳性的个体易于对一些致病性抗原发生免疫反应和发生此种疾病;③ 人类白细胞抗原可以作为某些感染因子或化学物质的细胞表面受体而发挥作用;④ 人类白细胞抗原与某些病原有相似性,可以通过引起交叉反应而导致某种疾病。另外,有学者在实验中发现,伏格特-小柳-原田综合征患者血液样本中的 microRNA - 126(miR - 126)表达上调,这在一定程度上提示我们在伏格特-小柳-原田综合征患者血浆中异常表达的 miR - 126 可能通过某种途径参与发病。

（三）免疫调节异常学说

现多认为伏格特-小柳-原田综合征是自身免疫性疾病,患者对眼组织抗原有细胞免疫和体液免疫反应,并发现患者血液存在抗 S-抗原抗体和抗神经节糖苷抗体。近年来强调色素细胞的重要性,它既是抗原又是靶细胞,又与伏格特-小柳-原田综合征的发病和反复发作关系密切。

二、临床表现

（一）眼部表现

典型表现为双侧肉芽肿性葡萄膜炎,通常为急性发病,一般双侧同时发病,也可双眼先后受累。

以后节为主: 发病初期主要表现为眼后段的葡萄膜炎,可见脉络膜增厚、渗出,视盘肿胀和视盘水肿,后极部的视网膜水肿,甚至可发生渗出性视网膜脱离,黄斑水肿、渗出,可呈星芒状外观。病至晚期可见眼底视网膜色素上皮和脉络膜的广泛色素脱失,呈现"晚霞样"眼底,且此改变非白种人多见,白种人少见且不典型。部分病程较长,脱色素较严重的患者,可出现白色眼底改变,此为白色巩膜,亦可透过视网膜看到大的脉络膜血管。在视网膜的赤道部及周边部可见由巨噬细胞、类上皮细胞、淋巴细胞和萎缩的视网膜色素上皮层构成。急性期的 Dalen-Fuchs 结节眼底呈黄白色类圆形损害,外观光滑湿润,微隆起,边界较清晰;恢复期呈现萎缩样外观,病灶中央常有色素沉着,周围绕以脱色素环,此种病变最终成为有色素沉着的瘢痕。

以前节为主: 急性虹膜睫状体炎表现。睫状肌充血,炎症累及前节可见羊脂状的角膜后沉积物,前房闪辉和房水细胞,部分患者可出现虹膜 Bussaca 结节和 Koeppe 结节,但以 Koeppe 结节多见;瞳孔缩小,虹膜后粘连。部分亚洲患者还可以见到角膜缘周围脱色素(sugiura 征)。

（二）全身表现

1. 病毒感染的表现和其他表现

在葡萄膜炎发生的 2 周前,部分患者可出现发热、乏力、头痛、头晕、恶心等症状,也可出现颈项强直或头痛、呕吐等脑膜刺激征。也有患者可出现眼痛、眼眶痛、眼睑肿胀、畏光流泪等表现,但眼部检查无异常改变。

2. 皮肤和毛发改变

头皮触摸感觉异常,这是伏格特-小柳-原田综合征典型表现之一。其余皮肤和毛发的异常还有脱发,眉毛、睫毛或头发变白,白癜风或皮肤白斑等。

3. 神经系统的改变

包括颈项强直、头痛、意识模糊、脑脊液淋巴细胞增多、脑膜炎、横断性脑脊髓膜炎和睫状神经节炎,部分可出现人格改变、记忆力减退和精神异常。

4. 听觉系统改变

主要为听力下降和耳鸣。典型表现为耳蜗性听力减退,此种听力减退主要表现在高频范围。前庭一般不受影响,但也有一些报道称患者出现呕吐、眩晕等。

(三) 分期

1. 我国患者有典型的临床进展过程分为 4 期

具体内容见表 22-1。

表 22-1 我国患者有典型的临床进展过程分为 4 期

分 期	病 程	临 床 特 征
① 前驱期	疾病发生前的 1~2 周	头痛、耳鸣、感冒样症状、颈项疼痛或强直
② 后葡萄膜炎期	病程<2 周	弥漫性脉络膜炎、视盘及后极部视网膜水肿、黄斑渗出
③ 前葡萄膜受累期	病程 2 周至 2 个月	非肉芽肿性前葡萄膜炎、后葡萄膜炎、浆液性视网膜脱离
④ 前葡萄膜炎反复发作期	病程>2 个月	肉芽肿性前葡萄膜炎反复发作,缓进性肉芽肿性后葡萄膜炎,易发生虹膜后粘连、并发性白内障及继发性青光眼等并发症

2. 国际上亦将此病分为 4 期

(1) 前驱期:突然发病,常有感冒症状,如头痛、头晕、耳鸣,严重者有脑膜刺激症状,脑脊液淋巴细胞和蛋白升高。

(2) 葡萄膜炎期:前驱期后 3~5 天出现眼部症状,视力高度减退。

1) Vogt-koyanagi(VK)病:以渗出性虹膜睫状体炎为主,也伴有弥漫性脉络膜视网膜炎。前节炎症发展迅速,前房渗出遮盖瞳孔,虹膜后粘连,瞳孔锁闭、膜闭和继发青光眼视力高度减退。

2) Harada 病:双眼视力突然减退,前节炎症轻,但眼底改变明显,起初视盘水肿充血,其周围和黄斑水肿,逐渐全眼底视网膜水肿发灰,并表现为多灶性病变。相互融合形成局限性视网膜脱离,进而引起视网膜下方大片脱离。

(3) 恢复期:眼部症状逐渐消退,前节可遗留虹膜后粘连,视网膜下积液体吸收,视网膜复位。眼底色素脱失形成晚霞样眼底,并有大小不等的色素斑和色素脱失斑,视盘周围有灰白色萎缩晕。

(4) 慢性复发期:反复发作,迁延不愈,表现为肉芽肿性炎症,可发生严重并发症,甚至失明。

本病轻重程度不等,轻者为一过性炎症,虽可有视网膜脱离,但无明显"晚霞样"眼底,称为顿挫型;严重者炎症持续半年以上,称为迁延型。脱发、白发、白癜风多发生在眼病开始后数周或数月,一般 5~6 个月恢复。

(四) 诊断标准

伏格特-小柳-原田综合征是一种独立性疾病,在不同病程阶段表现各异。根据所出现的临床症状和体征的不同,将所有早期或晚期的伏格特-小柳-原田综合征分为完全性、不完全性和可疑性。诊断标准:完全性伏格特-小柳-原田综合征必须出现以下第1~5条表现;不完全性伏格特-小柳-原田综合征必须出现第1~3条表现,并结合第4或第5条的表现;可疑的伏格特-小柳-原田综合征(独立出现的眼部疾病),必须出现以下第1~3条表现。

(1) 首次发生葡萄膜炎之前无眼球穿通伤及内眼手术史。

(2) 临床表现和实验室检查不支持其他眼部疾病。

(3) 双眼发病[随就诊时病程所处阶段的不同,(a)或(b)至少出现一项]。

早期:弥散性脉络膜炎(伴或不伴有前葡萄膜炎、玻璃体炎症反应或视神经盘充血)的证据,伴有以下两项之一:(a)局限性视网膜下积液,或者(b)大泡性浆液性视网膜脱离。

晚期:① 病史提示曾出现过3(a),或以下②③或③中的多个表现。② 眼部脱色素(以下两项出现一项即可),(a) 晚霞样眼底,或(b) Sugiura 征。③ 其他眼部表现,(a) 圆形脉络膜视网膜脱色素瘢痕,或(b) 视网膜色素上皮沉着和(或)萎缩,或(c) 慢性或反复发作性前葡萄膜炎。

(4) 神经系统或听觉异常(就诊时可能已自行缓解):① 假性脑(脊)膜炎(单独或联合出现身体不适、发热、头痛、恶心、腹痛、颈强直);但若仅出现头痛,不支持假性脑(脊)膜炎。② 耳鸣。③ 脑脊液中淋巴细胞增多。

(5) 皮肤表现(在中枢神经系统或眼部疾病发作之后):① 脱发;② 白发;③ 皮肤脱色斑。

三、特殊检查

(一) 光学相干断层成像

(1) 急性炎症期可显示黄斑视网膜增厚,伴有多灶性浆液性黄斑视网膜脱离及视网膜下渗出,表现为视网膜下的高反射性物质。

(2) 恢复期光学相干断层成像上表现为黄斑神经上皮脱离消失,黄斑厚度恢复,下方的渗出性视网膜脱离也逐渐减退。

(二) 荧光素眼底血管造影

(1) 在后葡萄膜炎和前葡萄膜炎期时,造影静脉期,眼底后极部色素上皮平面有大量针尖样强荧光渗漏点,以后逐渐扩大;随着时间的延长,荧光素进入视网膜下,形成"湖泊样"的荧光素积存,即检眼镜下显示的盾形视网膜浅脱离,这是最典型的造影图像。中晚期视盘可呈强荧光渗漏。部分患者视盘周围可见脉络膜水肿皱褶所呈现的放射状的弱荧光。这些皱褶在吲哚青绿血管造影中因荧光着染而呈现强荧光改变。

(2) 前葡萄膜炎反复发作期时,造影早期可见弥漫性的背景荧光增强并呈斑驳状。晚期视盘多有荧光着染,下方和颞侧中周部为主可见多发的 Dalen-Fuchs 的荧光着染或萎缩性的窗样荧光缺损。吲哚青绿血管造影中新鲜的 Dalen-Fuchs 结节表现为强荧光斑点,而陈旧性的 Dalen-Fuchs 结节表现为弱荧光斑点。

（三）超声生物显微镜检查

超声生物显微镜（ultrasound biomicmscopy，UBM）检查显示有睫状体肿胀，睫状体与周边脉络膜浅脱离。

四、鉴别诊断

（1）视神经炎或中心性浆液性视网膜脉络膜病变：晶状体后间隙检查可早期发现葡萄膜炎。

（2）急性后极部多发性鳞状色素上皮病变：在后极部也有斑状病变，但早期荧光眼底血管造影两者有明显不同；伏格特-小柳-原田综合征很快就出现葡萄膜炎体征。

（3）交感性眼炎：眼外伤或内眼手术史，一般无神经系统症状及皮肤和毛发改变。

（4）其他肉芽肿性全葡萄膜炎：如梅毒、肉样瘤病、结核等，可根据血清学检查及结核菌素试验等鉴别。

五、治疗方法

（一）局部治疗

1. 睫状肌麻痹剂

根据此病炎症程度的轻重及虹膜后粘连的情况来选用睫状肌麻痹剂。严重的急性炎症可选用1%或2%阿托品滴眼液或眼膏，炎症较轻者宜选用阿托品，对阿托品过敏者可用0.25%~0.5%的东莨菪碱。若虹膜粘连较重，较难散大瞳孔者，可结膜下注射散瞳合剂，即1%阿托品注射液0.1 mL、0.1%肾上腺素注射液0.1 mL、1%利多卡因0.1 mL。

2. 糖皮质激素

（1）前房炎症者，可用糖皮质激素滴眼液和睫状肌麻痹剂滴眼液联合使用，一般2~4周。

（2）球周注射曲安奈德，后Tenon囊下注射曲安奈德是一种治疗急性期伏格特-小柳-原田综合征有效且创伤较小的方法。

（3）玻璃体腔内注射曲安奈德或者地塞米松缓释剂，这两种药一般用于治疗黄斑水肿，常用于不能耐受全身使用糖皮质激素的患者，行玻璃体腔注射糖皮质激素可控制炎症。

（二）全身治疗

1. 糖皮质激素

初始大剂量糖皮质激素治疗途径可选择口服或静脉冲击治疗后再改为口服。急性期口服泼尼松，起始剂量为每日80~100 mg，晨起顿服，于2~4周后开始减量，每次减5~10 mg，并早期辅以免疫抑制类药物，维持剂量为每日15~20 mg（成人剂量），且至少坚持治疗6个月，然后逐渐减药至停药，疗程为≥1年。对于病情较严重的患者，可予甲泼尼龙每日1 g冲击治疗3~5天，减量情况根据个体情况而异。

2. 免疫抑制剂

环孢素A（CyclosporinA，CsA）是最常用的糖皮质类固醇激素辅助用药，其主要用于调节T淋巴细胞，主要对肝、肾及神经系统等有毒副作用；环孢素剂量应控制在每日5 mg/kg内，从而减少对肝、肾的毒副作用。临床中，将糖皮质激素全身治疗与环孢素A

或苯丁酸氮芥联合用于有严重渗出性视网膜脱离的患者。环孢素 A 初始剂量为每日 3~5 mg/kg,而苯丁酸氮芥的初始剂量为每日 0.1 mg/kg,治疗持续时间通常为 1 年。还有细胞毒性药物,如环磷酰胺、甲氨蝶呤和硫唑嘌呤等也可用于伏格特-小柳-原田综合征治疗,但细胞毒性药物可造成泌尿生殖系统损伤,肝、肾毒性,骨髓抑制及致畸等副作用。

将几种药物联合使用,不仅能减少单一药物剂量及其副作用,而且能提高疗效。根据患者病情及对药物的耐受程度需对用药剂量进行合理调整,血常规、肝功能、肾功能必须每 2 周监测一次,异常者需酌情停止免疫抑制剂治疗。

3. 生物制剂

对于难治性复发性及激素抵抗性葡萄膜炎患者可考虑使用 TNF 制剂。IFNα - 2a 具有广谱抗病毒活性,能同时对 B、T 淋巴细胞的免疫功能进行调节,但它不能用于合并有丙型肝炎病毒感染的患者以防干扰素诱发伏格特-小柳-原田综合征样症状。

4. 抗血管内皮生长因子制剂

在使用糖皮质激素和免疫抑制剂未能取得良好疗效且患者有脉络膜新生血管出现时可考虑使用抗血管内皮生长因子类药物,多能获得较好的视力恢复。

5. 并发症的治疗

虹膜睫状体炎继发性青光眼需进行全身性糖皮质激素及局部降眼压滴眼剂治疗,病情恶化者需尽早实施激光虹膜切开术,严重者需行虹膜切除术。对于并发性白内障可行白内障囊超声乳化抽吸术,手术需在炎症控制稳定至少 3 个月后进行,并且在术后 10~14 天内需予糖皮质激素治疗。

第四节　中医学的认识

一、中医病名

我国现存中医古籍中,对于伏格特-小柳-原田综合征未有明确记载,根据临床症状,此病属于中医学"视瞻昏渺""瞳神紧小"或"瞳神干缺"的范畴。明朝王肯堂在《证治准绳·杂病·七窍门》中曰:"瞳子渐渐细小如簪脚,甚则小如针,视尚有光,早治可以挽住,复故则难。"这一描述与本病颇有相似之处。

二、病因病机

本病病位在葡萄膜,中医学称为"黄仁""眼帘""彩虹""睛帘",是气血循行旺盛之处,可滋润濡养眼内组织。又根据中医学的五轮学说,葡萄膜属风轮和水轮,即在脏多责之肝、肾。根据其发热、感冒样症状,在中医多属热性病,病因多与风、湿、热有关,虚实兼夹,外感风、湿、热,内伤脏腑而为病。究其病机在于肝胆湿热、热结津伤等,而久病则更容易耗伤体内阴液,从而虚火上炎,结合临床归纳如下。

(1)肝胆湿热证的患者主要由于感受外界湿热邪气,郁于肝经,再经肝经上扰人之清窍,灼烧神水神膏,进而熏灼瞳仁、视衣,最终导致神水混浊,瞳仁舒缩失常,目力受损。

（2）热结津伤证患者患病时间相对较长，热邪损伤人体津液，致眼底水轮干涸。

（3）随着病情的迁延反复，患者出现阴虚内热证，耗伤肾阴精血，虚火上炎灼伤目窍。

三、中医治疗

颜廷芹等提出，葡萄膜炎慢性期的特点是病情时轻时重，反复发作，此时机体多处于正气虚弱，邪气不盛的状态。长期使用激素易耗伤阴津，导致阴虚，则易出现真阴不足，阴虚阳亢；治疗予以扶正祛邪、滋补肝肾、滋阴降火为原则。刘绍燕等认为，慢性葡萄膜炎主要责之于肝、肾，主要病机是真精亏损，肾虚水乏，水不涵木，肝阳上亢，肝热内生，上扰目窍。

（一）急性期

1. 肝经风热证

临床表现：瞳神紧小，畏光流泪，目珠坠痛，头额痛，视物模糊，胞轮红赤，黑睛后壁灰白色点状混浊，神水不清，黄仁肿胀，纹理不清，发热恶风，头痛身痛，舌红，苔薄白或微黄，脉浮数或弦数。

治法：祛风清热。

推荐方药：新制柴连汤（《眼科纂要》）加减。方药：柴胡、蔓荆子、荆芥、防风、黄芩、黄连、栀子、龙胆草、赤芍、生地黄、甘草等；或具有同类功效的中成药（包括中药注射剂）。目珠红赤较甚者，加生地黄、牡丹皮、丹参、茺蔚子等凉血活血以退赤止痛；神水混浊较明显者，可加泽泻、猪苓、海藻等以利水泻热、软坚散结。

2. 肝胆火炽证

临床表现：瞳神紧小，目珠坠痛拒按，痛连眉棱、颞颥闷痛，视力锐减，畏光，灼热，多泪。胞轮红赤或白睛混赤，黑睛后壁灰白色沉着物密集，神水混浊重，黑睛与黄仁之间或见黄液上冲，或见血液沉积，口苦咽干，烦躁不眠，便秘溺赤，口舌生疮，舌红，苔黄而燥，脉弦数。

治法：清泻肝胆。

推荐方药：龙胆泻肝汤（《医方集解》）加减。方药：龙胆草、黄芩、栀子、泽泻、车前子、生地黄、当归、柴胡、甘草等；或具有同类功效的中成药（包括中药注射剂）。眼珠疼痛、白睛混赤或伴血灌瞳神者，可加赤芍、牡丹皮、茜草、生蒲黄以凉血止血、退赤止痛；若见黄液上冲者，可加蒲公英、紫花地丁、败酱草以清热解毒、排脓止痛；口苦咽干、大便秘结者，加天花粉、大黄以清热生津、泻下攻积。

3. 风热夹湿证

临床表现：瞳神紧小或偏缺不圆，目珠坠痛，痛连眉骨，颞颥闷痛，视物昏矇或自觉眼前黑花飞舞，羞明流泪。胞轮红赤持久不退或反复发作，黑睛后有灰白色羊脂样沉着物，神水混浊，黄仁纹理不清，多伴有头晕身重，骨节酸痛，小便不利，或短涩灼痛，舌红苔黄腻，脉滑数。

治法：祛风除湿清热。

推荐方药：抑阳酒连散（《原机启微》）加减。方药：生地黄、独活、黄柏、知母、羌活、白芷、防风、蔓荆子、防己、黄芩、黄连、栀子、寒水石、生甘草等；或具有同类功效的中成药（包括中药注射剂）。风热偏重，赤痛较甚者，去羌活、独活、白芷，加荆芥、茺蔚子等清热除湿；风湿偏重者，去知母、栀子、生地黄，加广藿香、厚朴、半夏等以祛风湿；若神水混浊甚者,可加车前子、薏苡仁、泽泻以健脾渗湿;脘痞、苔腻者,系湿邪为盛,去知母、寒水石,酌加豆蔻、薏苡仁等加强祛湿之功。

(二) 慢性期

1. 虚火上炎证

临床表现:病势较缓或病至后期,瞳神紧小或干缺,赤痛时轻时重,反复发作,眼干涩不适,视物昏花。检查见眼前部炎症较轻,头晕耳鸣,口燥咽干,五心烦热,失眠多梦,舌红少津或苔干乏津,脉细数。

治法:滋阴降火。

推荐方药:杞菊地黄汤(《审视瑶函》)或知柏地黄汤(《医宗金鉴》)加减。方药:生地黄、牡丹皮、山茱萸、白芍、枸杞子、菊花、黄柏、知母、黄连、茯苓等;或具有同类功效的中成药(包括中药注射剂)。眠差者加酸枣仁以养血安神;腰膝酸软者加女贞子、墨旱莲以补肝益肾。

2. 阴虚夹湿证

临床表现:起病较缓,反复发作,缠绵难愈或时轻时重,视物模糊,目珠干涩,白睛隐隐微红,黑睛后壁沉着物长久不退或间断发作,神水混浊,黄仁色泽不荣或后粘连,神膏混浊,眼底视盘水肿,视网膜渗出、水肿等;伴失眠、多梦,舌淡,舌体胖或边有齿痕,苔薄白,脉细。

治法:滋阴除湿。

推荐方药:甘露饮(《太平惠民和剂局方》)加减。方药:生地黄、熟地黄、天冬、麦冬、石斛、枇杷叶、茵陈、党参、枳壳、炙甘草等;或具有同类功效的中成药(包括中药注射剂)。

3. 正虚邪恋证

临床表现:病势趋缓,赤痛减轻,仍感眼酸痛,不能久视,瞳神紧小或干缺,视物模糊,体虚乏力,动辄心悸,气短,肢困,舌淡,苔薄,脉细。

治法:补益肝肾祛湿。

推荐方药:独活寄生汤(《备急千金要方》)或黄芪桂枝五物汤(《金匮要略》)加减。方药:独活、桑寄生、杜仲、牛膝、细辛、秦艽、茯苓、肉桂、防风、川芎、甘草、当归、白芍、熟地黄、黄芪、生姜、大枣等;或具有同类功效的中成药(包括中药注射剂)。

第五节 预防与护理

(1) 饮食调理,忌食辛辣、肥甘厚腻之物,戒烟酒。
(2) 情志调理,重视情志护理,避免不良情绪刺激。
(3) 外出戴有色眼镜,以防强光刺激。
(4) 注意休息,防止外感风寒,以免加重病情或诱发本病复发。

参 考 文 献

付安琪,2013.Vogt-小柳原田综合征的研究进展[J].临床眼科杂志,21(3):284-287.

葛坚,王宁利,2015.眼科学[M].3版.北京:人民卫生出版社:305,306.

黄果,杨培增,2017.Vogt-小柳原田综合征的治疗进展[J].国际眼科杂志,17(6):1082-1086.

刘家琦,李凤鸣,2015.实用眼科学[M].3版.北京:人民卫生出版社:454-456.

彭清华,2012.中医眼科学[M].9版.北京:中国中医药出版社:156-159.

吴勇,陈秀,谭华,等,2013.抗N-甲基-D天冬氨酸受体脑炎1例报告并文献复习[J].中国实用神经疾病杂志,16(3):81,82.

赵堪兴,杨培增,2013.眼科学[M].8版.北京:人民卫生出版社:189,190.

第二十三章 眼底黄色斑点症

第一节 概　述

眼底黄色斑点症(fundus flavimaculatus，FFM)，是一种原发于视网膜色素上皮层的遗传性黄斑萎缩性变性类疾病，常双眼对称发病，为常染色体隐性遗传，少数为常染色体显性遗传，临床亦有散发病例，较多发生于近亲婚配后的子女，好发于6~20岁的青少年。本病主要表现为进行性中心视力下降且不能矫正，最终可保存较低的周边视力。

我国古代医籍中对于此病虽无明确病名记载，但根据其患眼外观无异常，自觉色觉障碍，中心视力下降，有绝对或相对的中心暗点等症状，类似于中医学"视瞻有色""视瞻昏渺""视物易色"等范畴。本病为遗传性疾病，故其病机多涉及肝、肾，肝肾虚而先天不足。又因本病病位在黄斑，"色黄属脾"，且位在中央，故又责之脾。先天肝、肾及后天脾、胃皆虚，气血不能上荣头目，则发为本病。

第二节　现代医学的认识

一、发病机制

眼底黄色斑点症多数为常染色体隐性遗传病，少数为常染色体显性遗传病。研究表明：常染色体隐性遗传方式的 staragardt 病(STGD1)易感基因定位于染色体 *lp21—lp22.1*；呈常染色体显性遗传方式的易感基因有 *13q34*、*6q14* 和 *4p*。

(1) *ABCR* 基因：STGD1 的易感基因为 *ABDR* 基因，位于 *lp21—lp22.1*，其中 *ABCA4* 被克隆成功，已发现突变的 *ABCA4* 基因存在于所有的 STGD 患者中。*ABCA4* 基因的突变导致其编码产物 Rim 蛋白(RmP)的缺陷，致使 N-亚视黄基磷脂酰胺乙醇胺(N-RPE)堆积感光细胞层，感光细胞的外节盘膜被色素上皮细胞吞噬，在水解酶的作用下生成 N-亚视黄基-N-视黄基-乙醇胺(A2E)，从而导致视网膜色素上皮死亡和光感受器功能丧失。

(2) *RDS* 基因突变可导致眼底黄色斑点症，还可引发视网膜色素变性及黄斑变性等一系列遗传性眼底病，最终导致视力不同程度的下降。

(3) 通过 *ELOVL4* 基因突变融合蛋白诱导的细胞也许是眼底黄色斑点症黄斑变性中感光细胞变性的机制。

眼底黄色斑点症的视功能异常是由于异常的类视黄醇循环动力变缓慢所致。初期病理生理过程是在色素上皮细胞内有脂褐质的异常沉积，继则色素上皮细胞变性，最终光感受器变性导致视功能衰退。并认为该病中所见的不同临床表现型取决于脂褐质在视网膜内沉积的部位、范围和程度,以及视网膜不同区域的色素上皮细胞及光感受器变性的程度。

二、临床表现

（一）发病初期

视力下降是本病最早的表现,中心视力缓慢进行性减退,此时检眼镜检查眼底可能未见明显异常改变,因此易被误诊为弱视和癔症。

（二）进行期

① 黄斑中心凹反光消失,这是眼底改变的第一征象。② 进行性黄斑萎缩区,横径为 1.5~2 PD,垂直径为 1~1.5 PD,黄斑视网膜色素紊乱、萎缩,形成圆形或椭圆形的、双眼对称的黄斑萎缩区,视网膜呈青灰色或"金箔样"反光,甚至可透见脉络膜血管。③ 黄色斑点,这也是本病常见的体征之一,多见于后极部或者赤道部,呈豌豆状、圆形、线形或者"鱼尾状",为边界清晰,大小不等的黄色或黄白色斑点。

（三）晚期

病至晚期,后极部视网膜色素上皮、神经上皮及脉络膜毛细血管均萎缩,形成类似"牛眼样"的萎缩灶。

三、特殊检查

（一）蓝光自发荧光

（1）病程早期:蓝光自发荧光(blue light fundus autofluorescence , BL－FAF)表现为黄斑原有的弱荧光区消失,可见黄斑散在不均一、斑驳状强荧光。

（2）病程中期:可见低自发荧光或弱自发荧光中心,环以不均一的斑驳状强自发荧光改变。

（3）病程晚期:可见黄斑圆形或者椭圆形低自发荧光或弱自发荧光,而其周则可伴或不伴有少许点状强自发荧光。

（二）荧光素眼底血管造影

（1）早期:可见黄斑弥漫性斑点状透见荧光及视盘旁环形强荧光。

（2）中期:可见透见荧光面积扩大,正常区域脉络膜背景荧光湮灭,视盘旁出现斑片状弱荧光区域。

（3）中后期:可见黄斑椭圆形萎缩灶,弥漫性斑点状透见荧光,脉络膜毛细血管萎缩,脉络膜大血管暴露,视盘出现环形弱荧光区域。

（4）晚期:可见黄斑萎缩灶以外区域呈不规则强荧光,视盘周围呈环形弱荧光。

（三）视野检查

视野检查多表现为相对或绝对性中心暗点,偶有旁中心暗点或环形暗点。但周边视野始终正常。

（四）光学相干断层成像

光学相干断层成像检查随病程的进展,黄斑神经上皮层逐渐紊乱、变薄甚至消失。黄斑感光细胞内外节(IS/OS)光带逐渐减弱、中断直至消失。

（五）视网膜电图和眼电图

眼底黄色斑点症主要损害在视网膜色素上皮，故视网膜电图检查大多数有异常，提示中心凹损害严重。本病的眼电图检查大多数正常或下降。

（六）色觉检查

大部分患者视力逐渐下降至 0.1 左右，有绝对或相对性的中心暗点，轻度色觉障碍。本病色觉损害以后天获得性 I 型红绿色觉损害为主。在病程的早期色觉损害较轻，在较晚期阶段则红绿色混淆，或为一个全色盲表现。视功能损害与色觉损害之间有密切关系。

四、鉴别诊断

根据本病的发病年龄、症状、视功能检查，以及特征性的眼底表现及荧光素眼底血管造影所见不难做出诊断。临床上需注意与以下疾病做出鉴别。

（一）白点状眼底

白点状眼底患者视网膜中周部（很少在中心凹）可见弥漫、分散的白色小点，先天性静止性夜盲，黄斑无萎缩性病变，视力和视野正常，视网膜电图正常，暗适应时间延长。

（二）白点状视网膜炎

白点状视网膜炎临床表现与白点状眼底相似，但视力、视野及夜盲症状进行性加重，视网膜电图明显异常。

（三）玻璃膜疣

玻璃膜疣是位于视网膜深层的黄白色小点，有时有钙化，多发生于老年人。荧光素眼底血管造影有助于鉴别。

（四）视锥或视锥-视杆细胞营养不良

视锥或视锥-视杆细胞营养不良患者黄斑可有"牛眼样"外观，有显著的色觉异常和特征性的视网膜电图改变。

（五）神经元蜡样脂褐质沉积症和伏-施综合征

神经元蜡样脂褐质沉积症（Batten 病）和伏-施综合征（Spielmeyer-Vogt 综合征）患者可有"牛眼样"黄斑病变，为常染色体隐性遗传溶酶体积聚病，进行性痴呆，癫痫发作；不同程度的视神经萎缩，视网膜血管变细和周边视网膜色素上皮的改变。外周血和结膜组织电镜下可观察到特征性的曲线性或指纹内含物。

（六）氯喹或羟基喹性黄斑病变

氯喹或羟基喹性黄斑病变患者有药物服用史。

（七）癔症

癔症患者眼底、荧光素眼底血管造影、视网膜电图和眼电图检查均正常，通过特殊检查常能诱导癔症患者提高视力。

五、治疗方法

目前尚缺乏治疗该病的确切疗法。但随着科技的进步、技术的不断更新，目前已有一些新型的治疗方法正在研究中。

（一）干细胞来源的色素上皮细胞移植

视网膜退行性疾病的发病机制决定了细胞替代疗法可能是一种可以从病因上控制和治疗该类疾病的方法。

（二）基因治疗

基因治疗通过替代或纠正自身基因结构或功能上的错乱，从而改善造成疾病的病理基础，延缓细胞凋亡，并维持一定程度的生理功能。

（三）光学辅助

有研究调查表明光学辅助对大多数该病患者是有效的。对于远距离辅助器具，最有效的是8倍单眼可变焦望远镜；对于近距离辅助器具，最有效的是双焦、三焦双目镜或放大镜，压纸器式放大镜和手持式放大镜。

第三节 中医学的认识

一、中医病名

我国古代医籍中对于此病虽无明确病名记载，但根据其患眼外观无异常，但自觉色觉障碍，中心视力下降，有绝对或相对的中心暗点等症状，类似于中医学"视瞻有色""视瞻昏渺""视物易色"等范畴。明代王肯堂的《证治准绳》中有"视赤如白症"的病名，他这样描述"谓视物却非本色也，因物着之病与视瞻有色，空中气色不同，或观太阳若冰轮，或睹灯火反粉色，或视粉墙如红如碧，或看黄纸似绿似黄"。

二、病因病机

本病为常染色体显性遗传病，意为先天之病，故多与肝、肾两脏有关，而本病病位又在黄斑，"色黄属脾"，脾气虚弱、脾失健运是黄斑病变的发病基础，因此本病多责之肝、脾、肾三脏。目依赖五脏六腑精气的滋养，才能视万物，辨颜色。《灵枢·大惑论》曰："五脏六腑之精气皆上注于目而为之精。"这里的"精"是指精明，即视觉功能。肝开窍于目，目为肝之外候，《素问·五脏生成》有"肝受血则能视"之说，若肝肾先天失充，则精血不能上注于目，则眼的功能势必会受损。肝肾为先天之精，脾胃为后天之本，脾胃虚弱，气血不足，养目之源匮乏，则目不能视，结合临床归纳如下。

（1）脾气虚弱，运化失职，精微输布乏力，黄斑失养，目视不清。

（2）禀赋不足，命门火衰，阳气虚衰，目失温煦。

（3）素体真阴不足，阴虚不能济阳，阳气不能为用而病。

三、中医治疗

1. 脾气虚弱证

临床表现：中心视力缓慢下降，眼底黄斑色素紊乱、萎缩，有散在的黄白色斑点，呈"金箔样"反光，符合本病的特征。兼见面色无华，神疲乏力，食少纳呆，舌质淡，苔白，脉弱。

治法：益气健脾，补中明目。

推荐方药：补中益气汤(《内外伤辨惑论》)加减。方中可加川芎、丹参、三七等,以助活血通络之功。

2. 肾阳不足证

临床表现：眼部症状大致同前,伴腰膝酸软,形寒肢冷,夜尿频频,小便清长,舌淡,苔薄白,脉沉弱。

治法：温补肾阳,益肾明目。

推荐方药：右归丸(《景岳全书》)加减。方中酌加川芎、鸡血藤、牛膝等以增活血通络之效。

3. 肝肾阴虚证

临床表现：眼部症状大致同前,伴头晕耳鸣,舌红,少苔,脉细数。

治法：补肝肾,益精明目。

推荐方药：明目地黄丸(《审视瑶函》)加减。方中可加用川芎、丹参、牛膝,以增活血化瘀通络之功;眼干涩不适者可加天花粉、玄参以养阴清热活血。

第四节　预防与护理

(1) 避免长时间的户外紫外线的直接照射,必要时佩戴合适的墨镜。

(2) 平素多食用富含叶黄素、B类维生素、维生素C的食物。

(3) 对于有家族史的人群,可定期行必要的眼底检查。

参 考 文 献

葛坚,王宁利,2015.眼科学[M].3版.北京:人民卫生出版社:349.

刘家琦,李凤鸣,2010.实用眼科学[M].3版.北京:人民卫生出版社:454-456.

刘影,安建斌,周娜磊,等,2014.SD-OCT联合FFA诊断Stargardt病分析[J].中国实用眼科杂志,32(11):1342-1345.

曾磊,王立,2000.Stargardt病的研究现状[J].中华眼底病杂志,16(4):275-277.

Trapani I, Puppo A, Auricchio A, 2014. Vector platforms for gene therapy of inherited retinopathies [J]. Progress in Retinal and Eye Research, 43:108-128.